老化與心理健康

作者：Michael A. Smyer & Sara H. Qualls

主編：余伯泉博士與洪莉竹博士

校閱：黎士鳴

譯者：王仁潔・李湘雄

弘智文化事業有限公司

Aging and Mental Health

Michael A. Smyer & Sara H. Qualls

Chinese edition copyright © 2001
By Hurng-Chih Book Co.,LTD.
for sales in Worldwide

ISBN 957-0453-38-9

Printed in Taiwan, Republic of China

目　錄

圖次

表次

對話框

序言

> 知識的內涵在於質，而非量。重要的是，我們必須分辨
> 有意義的、較具代表性的、或一般性的知識。
>
> ── Leo Tolstoy

我們希望以Tolstoy的銘言作為編輯本書的最高準則，我們將由眾多老化與心理健康的知識當中，汲取有意義且具有代表性的資料。當我們編輯本書時，考慮到兩個閱讀族群：一是目前的臨床醫師，二是未來的臨床工作者。第一個目標族群已在臨床工作中發揮所長，希望本書能夠使其更進一步瞭解如何面對老年病患。第二個族群，也就是現在的學生，他們將在不久後投入專業的臨床工作（心理諮商、社會工作、及護理工作），希望他們能藉由此書更深入瞭解老年族群。

以上提及的兩個閱讀族群都必須面對Michel Philibert（法國哲學家）所提出的老年議題：「我們對老化過程的瞭解能有多深入？我們又能為老化過程做什麼？」（Philibert, 1979, p. 384）。老年族群及其家屬也必須面對上述兩個問題。而就某層面來說，臨床醫療機構通常也須面對各種不同的問題。試想以下的例子：

貝蒂非常擔心艾力克。他的記憶力似乎有日益衰退

的情形，不但如此，這種狀況還影響到他的自尊。他常常一進商店門口就忘了老婆交代要買的東西。他似乎比從前更容易感到疲倦，他對從前的休閒嗜好也提不起勁。他也不想和他的朋友外出晚餐或看電影。但是艾力克自己並沒有感覺到任何異樣。貝蒂於是打電話給你，尋求建議：「我應該帶他去鄰近的阿茲海默氏症中心做檢查嗎？」

　　你該如何回答貝蒂？你還需要知道何種訊息？在她的描述中，哪些內容提供了足夠的訊息，讓你能理出頭緒來回答她的問題？哪些內容屬於比較沒有意義的描述？

　　在回答這些問題的同時，你其實已經不知不覺地回答了Philibert的問題。因為，你在回答問題的過程就已經為艾力克的狀況下了診斷。究竟是屬於正常老化過程的一部份？或是一種病理現象？還是正常老化與病態綜合的結果？（我們對老化過程的瞭解有多深入？）

　　你的答案也可能暗示著你接著要採取的步驟。回答貝蒂的問題代表著：診斷該狀況，並決定最適合的治療方式。（我們能為老化過程做什麼？）

　　要完全回答貝蒂的問題，我們必須知道更多有關正常老化的知識、心理健康與各種心理疾病的模式，同時也必須知道艾力克個人的疾病史與生活型態。一旦閱讀本書，就能獲得思考上述各項問題的要素。

　　在第一單元，我們概述老化學的基礎，就是老化過程的各種研究。這個背景知識包含了病患及家屬們最常問的幾個

基本問題：我是否該為這類行為擔憂（例如，艾力克記憶力顯著衰退的問題）？要回答這個看似簡單的問題，我們必須要區分疾病的影響、老化的正常過程，以及個人過去的經歷與社會潮流對老年生活機能的影響。在第一單元中，我們說明了老年心理健康的基本觀念。

　在第二單元，我們談到心理疾病的基本理論。每一種理論模式都會提出一個引起心理病態與心理問題的假說，並提供診斷評估與治療介入的方法。這些假說影響著臨床工作人員對老年族群及其生活機能的認知。譬如說，假設艾力克目前記憶力退化的現象並不是因生理機能衰退造成的，行為學派可能就會強調老年族群表現行為當時的情境背景。第二單元的各章節就提出幾個重要的心理健康與心理疾病之理論模式；而在各章中，我們又特別重視老年族群，以及相關的臨床工作者：我們將考量這些理論與老年族群之間的關係，並思索該如何將之應用於老年族群所面臨的問題。

　第三單元，我們將注意力放在老年族群最常發生的幾種心理疾病：憂鬱症、認知障礙、嚴重的心理疾病和常見的心理障礙。在每一個章節中，我們將會說明以上各種疾病的盛行率、適用於老年族群的評估方法、及有效的治療方式。對於這些課題，我們非常榮幸地請教了兩位慢性病專家（Steven Bartels與Kim Mueser），他們為此等議題提供了寶貴的意見。

　最後，我們在第四單元強調老年心理健康的實際應用情形。目前照顧老年健康最主要的機構是護理之家。雖然護理之家並非專為此一目的而設立，但他們卻是照顧老年心理健

康最重要的臨床機構。當然，還有其他影響老年人心理疾病（包含病因、診斷與治療）的學科。我們也將在本書中討論這些專業領域（例如，公共政策、臨床機構、專業人員的角色定位）。

在此一併感謝許多對本書之完成有極大貢獻的研究機構、夥伴與朋友：賓州州立大學人類發展學系、科州大學春田分校心理學系、及波士頓學院藝術暨科學研究所的師生們。我們同時也由Jim Birren和兩位著名學者處得到相當寶貴的資訊。任職於波士頓學院的Nicole Simi和Maureen Wilson在參考文獻與口語資料的整理上給予我們無價的幫助。最後，波士頓學院的Stephanie Autenrieth幫助我們完成本書的編輯與校稿。我們由衷感謝他們的協助，並將大眾對本書的讚美與這些人共享，而我們也將完全承擔本書的缺失所帶來的批評。

本書的目的在於為醫療工作者與老年族群的家屬提供一套完整的理論架構。我們希望讀者能夠從本書中得到以下的結論：老化的過程並非一片黑暗，事實上，我們的確能在老年族群之心理健康與疾病方面做出許多貢獻。

第一單元

導論

1
老化與老年心理健康

請閱讀下列的個案報告：

Grace是社區內老人中心的執行長，她在電話中提到T先生。她說，往常T先生每週都會固定到老年中心三或四次，但在四個月前，他的朋友W先生過世之後，T先生就再也沒有出現了。Grace因此打電話去T先生家裡，告訴他老人中心裡的人有多想念他。Grace問及T先生不再造訪老年中心的原因是否與W先生的逝世有關，T先生回答說，並不是這個原因。T先生說他其實是很想再去老年中心的，可是他身體非常不舒服。事實上，T先生身體的疼痛讓他無法繼續講電話，所以他就掛上了電話。Grace當時就擔心T先生是否沒有得到適當的醫療照顧。所以Grace打電話請你到T先生家裡做家庭訪問，你也同意了。然後，你就致電T先生，約了一個拜訪的時間。

當你拜訪T先生時，你會以何種問題來瞭解他的情況？哪些重要的因素有助於深入瞭解T先生的心理狀況？你將如何綜合評估T先生的狀況？以上三個問題的答案，正代表你心中對老化與心理健康的預定假設。在本書中，我們將會以各種不同的概念模式來解釋老化與病態的心理狀況。同時我們將強

調初步假設與後續策略間的關連，以評估並治療病態的心理
狀況。你本身對老化或心理健康的邏輯假設將影響你研究老
年人及其親屬的推理過程（Philibert, 1979）。

　　T先生目前的生理與心理狀況引起了一個基本的問題：他
的行為是否為正常的老化現象？或者只是一個純粹需要專業
醫療服務的健康問題？我們對於這個問題並沒有確切的答
案，因為不同的評估模式會導致相當不同的結論。

什麼是正常的老化？

　　要瞭解老化與心理健康，必須先瞭解兩個觀念：第一是
老化學（gerontology），這是一門研究正常老化現象的學科。
第二則是老年醫學（geriatrics），以醫學的角度來探討並治療
老化所引起的疾病。

　　在上述的個案報告中，我們想知道的是，T先生的行為反
應是一種正常的憂傷反應，還是隱藏著一個真正的疾病，譬
如憂鬱型疾病（depressive disorder）。要回答這個問題，必須
先定義正常的老化現象。

概念上的定義

　　在最近的學術討論中，已經將注意力放在三個不同的老
化模式上：第一個模式是正常的老化（normal or usual
aging）、第二個模式是成功的老化（optimal or successful
aging），以及第三，病理性老化（pathological aging）（如
Rowe and Kahn，1987）。Baltes與Baltes（1990a）對正常的老

化與成功的老化提出了更進一步的解釋：

> 正常的老化是指生理上或心理上無疾病狀況的老
> 化。所以，正常的老化就是一個人在社會生活中自然地
> 老化，並且沒有罹患明顯的生理疾病（manifest
> illness）。成功的老化過程為一種烏托邦式的老化狀態，
> 是在一個歡迎老年人的社會結構下漸漸變老。最後，病
> 理性的老化是指個人遭受疾病病原和疾病徵兆侵害的老
> 化過程，最典型的例子就屬阿滋海默氏癡呆症。

統計上的定義（Statistical Definition）

　　要區別正常的老化與成功的老化，我們必需在完全理想的狀況下尋找統計數據。譬如說，上述Baltes與Baltes的定義指出，正常的老化不具有明顯的生理疾病。而事實上，在目前的美國老年族群中，罹患慢性疾病是一種普遍的現象。數據顯示：六十五歲以上的老人，有超過80%患有一種或多種慢性疾病（US Senate Special Committee on Aging, 1987-8）。舉例來說，有將近一半的六十五歲以上老人患有關節炎（Cassel, Rudberg and Olshansky，1992）。而在年齡更高的族群中（超過七十五或八十五歲以上），關節炎盛行率就更加明顯。所以，由統計學的觀點來說，關節炎可視為一個特定的模式，屬於正常老化的一部份（在統計上，正常的意義是沒有偏離常態，簡單來說就是與大多數的個體一樣）。我們將會在第二章針對此一問題做討論。

機能上的定義（Functional Definition）

　　另外一個定義正常老化的方式，是以解釋何謂「明顯的疾病」來定義老化。我們毋需將焦點放在老人是否患有慢性疾病，而以慢性疾病（如關節炎）的影響來探討老化，我們或許就能重新詮釋「正常老化」的意義。但同樣地，字面上的意義可能反而會影響我們對正常老化的認識。

　　若參考老年族群之失能盛行率，機能性失能（functional disability）應該可作為老年疾病的代表性指標。然而，我們該如何定義機能性失能呢？這個答案將左右我們如何定義老化過程中的「正常」或「不正常」。再一次地，T先生的狀況將替我們釐清此一問題：

　　　　在T先生的家中，你看見一位消瘦、無精打采的81歲老人。他看起來幾乎完全與社會隔絕，只有屈指可數的親友在身邊。「他不但未婚，也沒有仍在世的兄弟姊妹。」雖然他的健康狀況看起來應該有能力自己料理食物，但是他卻說他很久沒有正常且規律地吃飯睡覺了，甚至，他自己也不在乎是否一而再、再而三地過這種不規律的生活。

　　究竟T先生的狀況是否屬於機能性失能？若答案是肯定的，那麼，對該年齡層的老人來說，這種情形是否正常？根據美國商業部（the US Department of Commerce）1994年的統計，大多數75歲（包含以上）的老年人，至少會喪失一種生活機能：在75-84歲的族群中，64%的人喪失一項機能；而有

42%的人「嚴重地」喪失機能。相反地，Manton及其同事在
1993年的報告中卻指出，75-84歲的族群中，有67%的人「並
未失能」。這些調查為什麼會出現截然不同的結果？

　　這個問題的答案就在於我們如何定義失能。商業部的統
計強調個人在從事機能性活動時，是否會發生困難。而機能
性的定義相當廣泛：譬如說，提起一個十磅重的東西並帶著
走；當行三條街；在平常的報紙中找出特定的單字或字母；
能夠聽到別人以一般音量交談的內容，以及爬上陡峭的樓
梯。相反地，Manton及其同事則強調老人之日常起居活動
（activities of daily living, ADL）與工具性的活動（instrumental
activities of daily living, IADL）：吃東西、上床或起床、進出
房門、整理床鋪、更衣、使用衛浴設備、簡單的房屋修繕、
洗衣服、準備食物，以及到一般的雜貨店買東西等等。

　　因此，我們對失能的不同定義將導致我們對正常老化的
不同定義。我們評估機能性活動之標準有兩個重要的考慮因
素：第一是特定活動本身的特性；第二為個人是否有能力完
成該項活動（譬如說，前述之ADL與IADL等活動）。若具備
完成某項活動之能力，即代表個人具有生理性、認知性，及
社會性的技能（Kemp & Mitchell, 1992）。所以，依我們評估
機能性活動的方式不同，我們可能會將T先生的情況判定為正
常，或失能！

什麼是不正常的老化？

　　至此，我們只討論了事情的一面：什麼是正常的老化？

卻同時也將自己侷限在生理與機能性的定義上，迴避了心理
健康或失調的臨床問題。

　　你發現在你提到W先生之前，T先生並未抱怨有什
麼地方疼痛。但是當你談及W先生時，T先生立即緊抓
著衣角，然後告訴你提起W先生令他有多痛苦。於是你
建議他躺下來休息幾分鐘，他照辦了。

　　T先生躺在沙發上就開始講述有關W先生的事。原
來這兩個男人不只是Grace所說的普通「朋友」，如果沒
有更親密的形容詞，你可以說他們就像親兄弟一樣，而
且，這份友誼從他們的孩提時代就開始了。T先生說，
「我只擅長兩件事：一無是處、什麼都不會。但是Ed
（即W先生）是我的哥兒們。我也不知道為什麼他會跟我
混在一塊兒。我的生活枯燥無味。我只知道沒有了他，
狩獵季節就一點也不像樣。我就是沒辦法一個人去打
獵，也沒有正常人會想和我這個沒用的老頭子一起打
獵。」

　　T先生又為我們出了一道難題：他的心理健康嗎？這個答
案取決於以下命題：我們如何定義老年族群的心理健康。在
本書的第三單元，我們將會由診斷評估到治療介入法來探討
幾個特殊的心理疾病。不過，我們要在此先定義心理健康與
心理失調。

心理健康與心理疾病

　　老年族群之心理健康不是單一理論，而是多面向的概念，反映應了臨床與研究方面的部份現況（Lebowitz & Niederehe, 1992）。要定義老年族群的心理健康必須綜合幾個複雜的因子：統計常模、個體機能與常模間的關係、能有效處理或控制特定疾病的程度，以及積極性機能的理想模式（Butler, Lewis, & Sunderland, 1991; Lebowitz & Neiderehe, 1992）。

　　相反地，有關老年心理疾病的定義就比較統一。以臨床或研究工作來說，心理疾病的操作型定義通常以美國精神醫學學會（American Psychiatric Association; APA）的標準爲依歸（American Psychiatric Association, 1994）。因此，老年族群的心理疾病就以美國精神醫學學會手冊所列舉的疾病模式作爲操作型定義的標準。

　　流行病匯集發生地區（Epidemiologic Catchment Area, ECA）之研究爲老年族群之心理疾病的模式提供了完整的描述（Rabins, 1992; Regier et al., 1988）。這些研究數據突顯了兩個重要的議題：第一，心理疾病並非正常老化的一部份。居住在社區內的老年人約有12%診斷出患有心理疾病。值得注意的是，老年族群的心理疾病盛行率還屬於所有年齡層中比較低的（參見圖1.1）。第二，這些數據也反映出一個事實，要精確地分辨正常老化與病理性老化其實相當困難。以憂鬱症爲例，老年憂鬱症就有多種表象。若以診斷標準來看，在

蒐集數據的六個月中，老年族群之重度憂鬱症（major depression）與低落性情感疾患（dysthymic disorder）的盛行率都較其他年齡層爲低（各爲0.7%與1.85%）（Regier et al., 1988）。然而，老年族群出現憂鬱症狀的比率就高得多：至少有8%的社區老年人有嚴重的憂鬱症狀，也有至少約19%出現輕度地煩躁不安症狀（Blazzer, 1993）。

　　同樣地，臨床工作者面臨的挑戰就在於如何區分正常老化與病理性老化：T先生的進食失調與睡眠失調是否爲憂鬱症的徵兆？或屬於正常老化的一部份？抑或兩種情況共同作用的結果？

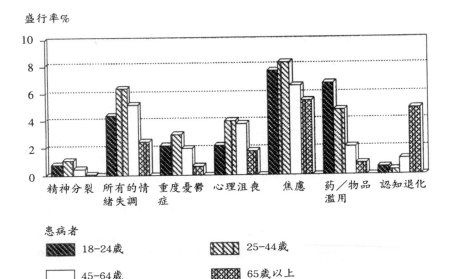

圖1.1　各年齡層的心理疾病盛行率
資料來源：Rabins, 1992.

　　ECA的數據同時也指出，不同醫療機構或安養機構內的疾病發生率並不相同。舉例來說，制度化療養院中的老年族群就出現截然不同的情形：約40-50%之住院治療老年人出現心理方面的問題（Rapp, Parisi, & Walsh, 1988）；而在護理之家的住戶就有65-90%診斷出患有心理疾病。這些統計數據當然也因採用的評估與診斷方式不同而有差異（Burns, Wagner, Taube, et al., 1993; Lair & Lefkowitz, 1990）。

老年期的生理與心理：共發病症

　　T先生的症狀形式—厭食、逃避社會，以及其所聲稱的疼痛症狀—提醒了我們共發病症的重要。所謂「共發病症」（comorbidity），即不只罹患單一生理或心理疾病，可能是結合生理與心理疾病的綜合性病症（Cohen, 1992; Lebowitz & Neiderehe, 1992）。

　　Stewart及其研究小組曾評估慢性生理疾病與六大類生理功能之間的關係。所謂的六大類生理功能有：身體功能（類似ADL與IADL）、角色功能、社會功能、心理健康、對健康的認知與身體的疼痛。他們分析內科診療結果的數據發現，這些主要功能之間的交互影響相當耐人尋味，彼此之間的關係也依不同的生理疾病而異（參見圖1.2）。他們在結論中強調了這些功能的交互影響：「慢性生理疾病對健康的影響深遠，不同的疾病狀況會帶來不同的影響，並且，絕大多數的疾病都會影響各別之身體功能與心理健康」（Stewart et al., 1989）。

標準化得分

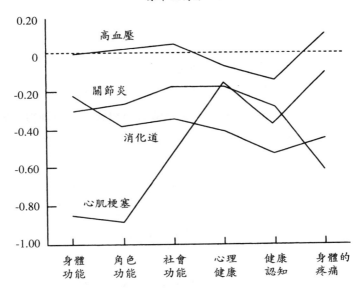

圖1.2 四種不同疾病患者的生理功能剖析圖
註：虛線代表無慢性疾病纏身的病患
資料來源：Stewart et al., 1989.

　　Cohen（1985, 1992）以四種老年人之生理與心理健康交互運作的模式為這個發現提出解釋。Cohen指出，我們可能會因為發現老年人明顯的生理或心理問題才開始關心他。

　　心因性壓力也可能導致生理方面的問題。在T先生的案例中，他的腹腔疼痛就可能起因於對好友離世的過度哀傷。相較於情緒上的哀傷反應，T先生的生理疼痛可能是一種比較能為社會接受的表達方式。

　　不過，這樣的因果關係也可能反過來：因為生理疾病而引起心理問題。我們來看下面的例子：

　　五官感覺容易隨老化而退化。

　　若將上述這句話的唇齒音與輕音移去。試試看解釋這句話：

　　干敢節仍易為老襪會襪。

　　此例模擬老年族群常見的聽力喪失狀況（Butler, Lewis, & Sunderland, 1991），也試圖讓你瞭解，一旦聽力喪失後，老年人多麼容易發生幻聽與意識混淆。

　　第三個模式為生理與心理疾病的交互作用。ECA數據指出，老年心理疾病中影響力最為顯著的就是，認知功能退化（cognitive impairment），其中包括老年癡呆症。

　　老年族群的認知退化一直是各分科在診斷與治療上的一大挑戰。出現癡呆徵兆的病患，若能早期診斷早期治療，大約有20%的恢復率（McKhann et al., 1984）。若要能夠有效地鑑別診斷與早期治療，則需要將各種可能引起意識混淆的病因一一排除：像是使用藥物的反應、情緒失調、代謝失調、聽力與視力受損、營養不良、腫瘤或創傷，以及感染等原因。這需要各學科相互合作以清楚地鑑別診斷各種複雜的疾病。

　　目前，學界正致力於研究阿茲海默氏症之生物機制與相關疾患（如Banner, 1992）、這些疾病對社會的衝擊（如Light & Lebowitz, 1990），以及可能的預防介入法，以減少癡呆症對個人與家庭經濟帶來的莫大災難（如Gatz, Lowe, Berg et al., 1994）。

　　再次地，ECA數據顯示出該研究對個人與社會的重要性：65歲以上罹患嚴重認知退化的盛行率高達4.9%（Ragier

et al., 1988）。不過，在最老的年齡分組中，其盛行率是以我們相當熟悉的模式―隨年齡增加而遞增的模式增加：65-74歲為2.9%；75-84歲為6.8%；85歲以上則為15.8%。據估計，目前有將近四百萬的美國人患有阿茲海默氏症及其他類似的癡呆症（Alzheimer's Disease and Related Disease, ADRD），這其中有二百五十萬到三百萬人是真正罹患阿茲海默氏症者（Alzheimer's Disease, AD）。保守估計顯示，阿茲海默氏症患者在2040年會達到六百萬人（Advisory Panel on Alzheimer's Disease, 1993）。

另一份對癡呆症盛行率的評估，是以居住在瑞典哥廷根之85歲以上老人為研究對象（Skoog et al., 1993）。該份報告與ECA研究有三點不同處：取樣方式不同（年齡85歲以上住在郊區的老人）、調查方法不同（心理狀況評估與資料性面談），以及明確的癡呆症分類標準（如阿茲海默氏症、血管性癡呆症等）。

顯然，採行的調查方式將影響研究結果。Skoog及其同事的研究得到一個相當高的癡呆症盛行率：29.8%。其中有88.3%屬於輕微的癡呆，10.3%為中度癡呆，而有11.1%屬於重度的癡呆（Skoog et al., 1993）。

最後，就算出現了癡呆症狀，社會與心理社會性的支持都會影響病程的發展。就如Cohen在1993所描述的：「生長歷程與個人的生理狀況一樣重要。」也就是說，生理與心理共同造成的老年癡呆與退化現象是受社會環境的影響所致。

個體差異與風險評估

藉由T先生的例子,我們描述了一般性的老年心理健康與心理疾病的模式。在此過程中一直隱藏著一個問題:T先生與其他同齡老年人的狀況是否類似?在本節中,我們將轉移重點到另一個議題上:T先生與其他同齡的老人的差異情形如何?

我們知道T先生與其他81歲的老人有差異,但究竟有哪些差異?若要將這些老人分類,我們該採用哪些個人基本資料?我們已經知道社會經濟地位(socioeconomic status, SES)對老化的過程有戲劇性的影響。請試想,老年族群之社會經濟地位與慢性疾病的關連性(參見圖1.3)。House及其同事發現,社經地位最低的族群罹患慢性疾病的比率最高。這些人在中年(55-64歲)的罹病人數甚至與社經地位最高族群(75歲以上)的患病率相當(House et al., 1992)。當評估年齡、行動不便,以及社會經濟地位的關係時,也出現另一個類似的模式(參見圖1.4)。社會經濟地位最低的族群發生行動不便的比率最高,該族群在中年(55-64歲)的行動不便發生率最高。

在老年族群中,發生各種生理疾病或機能失調的可能性並不相同;而心理疾病的發生率也有相同的模式。讓我們來討論自殺的風險。

下面是一段T先生的談話:

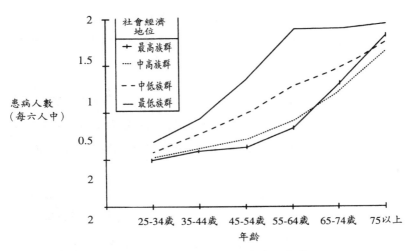

圖1.3 年齡與社會經濟地位對罹患慢性疾病的影響

每六人中，罹患慢性疾病的人數（依年齡分組）
資料來源：House et al., 1992.

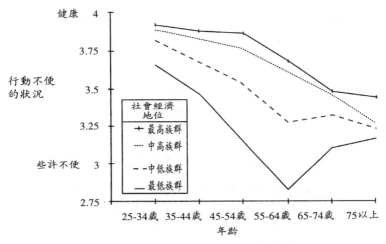

圖1.4 年齡、社會經濟地位對行動不便的影響

資料來源：資料來源：House et al., 1992.

　　…「我的生活枯燥無味。我只知道沒有了他，狩獵季節就一點也不像樣。我就是沒辦法一個人去打獵，也沒有正常人會想和我這個沒用的老頭子一起打獵。」

　　這段話不禁讓人聯想到一個悲劇。當你聽到這些話的同時，可能會懷疑T先生的生存意志，以及他未來的打算。而你究竟該不該詢問他這些事情的可能性，問他是否有自殺的打算？

　　精神流行病學的研究數據有助於觀察整體老年族群之自殺模式，也可以看出不同模式發生的可能性：老年族群確實存在著高自殺率的危險，自殺率的高峰出現在80-84歲的老年族群（十萬人中有28人，而一般大眾則十萬人中只有12.4人）。老年族群的自殺成功率遠超過任何一個年齡層，而憂鬱症與自殺的關係相當密切。老年人的自殺事件約有90%與可診斷的心理問題有關（大多數是情緒障礙）（Conwell, 1994）。

　　自殺率最高的族群出現在80-84歲的白種男性，其自殺率是全國平均值的六倍（以年齡分組，參見圖1.5）。不幸地，大部分的自殺者都在事件發生前一個月內看過當地的內科醫師。因此，內科醫師就有必要作好篩檢與治療老年憂鬱症的準備，還要確實篩檢並注意預防老年自殺事件（Conwell, 1994; NIH Consensus Panel, 1992）。

　　瞭解族群間的差異後，特別是超過80歲的白種男性——你與T先生討論他眼前與未來的計畫：

　　「你聽起來很憂傷，有沒有想過如何改善這樣的情

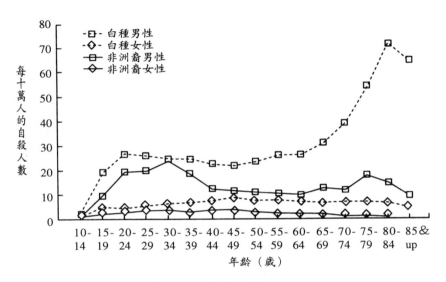

圖1.5　自殺與年齡、種族、及性別的關係：United States, 1988
資料來源：Conwell, 1994.

形？」

「我可能很低潮，但是我還不至於發神經！」

T先生很快地就對他目前的狀況下了結論，於是你能夠再繼續追問下去。然而，你們的對話也可能轉向另一種完全不同的情況：

「你聽起來很憂傷，有沒有想過如何改善這樣的情形？」

「我無時無刻不想著如何結束。」

「你想怎麼做呢？」

「我想拿起隔壁房間裡裝了子彈的獵槍，伸出窗
口，對準牛舍，將所有的乳牛一掃而盡，然後享用一頓
全牛大餐…」

這樣的對話確定了你的擔憂——他的情緒不穩定，有機會
就可能發洩，並且毫不顧慮後果。

這兩段對話內容突顯了老年族群內的差異性—個體差
異。這種差異是老化的註記：隨著年齡增長，我們與同齡之
間的差別也越來越明顯。老年族群內的差異（通常稱為個體
間差異，inter-individual differences）導因於個人生命過程中
之生物機能與生長歷程兩者複雜的運作型式。

生長歷程的重要性表現在兩方面：個人之疾病史與生長
史。以T先生的自殺傾向為例，我們希望知道T先生過去的經
驗，以理解他如何構成現在的自殺傾向：他是不是許多年前
就有自殺的念頭，還是隨年紀增長才出現？是不是因為年齡
到了，就會想到自殺？這兩個原因都可能造成老年人的自殺
行為，但若考慮不同起因之治療建議時，就需要提出不同的
社會與情感支持，以及可能有效的介入法（Kahn, 1975）。

總之，我們希望將來能瞭解更多有關T先生過去的重要經
歷：他的社會與經濟狀況、他目前與過去的生理健康情形，
以及目前與過去的心理健康和生理機能（NIH Consensus
Statement, 1988）。在本書的第二單元將討論取得上述資訊的
方式。

醫師與病患的互動：現在我們該做什麼？

現在，我們與T先生聊過了，也在談話過程中蒐集了相關的資訊：他目前的生理機能、過去的經歷，以及未來自我調適的能力。接下來，我們該作些什麼？

我們對T先生的認識來自於幾個相關的因子：我們對他是軟弱或堅強的認知（譬如說，他的情況有多危急，他對自己或他人會不會構成威脅，他過去處理個人危機的方式如何等等）；評估他所具備的能力，確認他是否主動參與健康醫療決定的過程，以安排治療計畫；再考慮我們所身處的醫療機構與工作環境。這些議題將在本書的第三單元與第四單元中討論。

過去的廿年來，老年心理健康醫療機構的環境已經有了實質的改變。在消弭僵化條文之公共政策的推行下，已經增加許多心理健康的住院療養與門診醫療單位。

住院療養方面，住院部份的服務已經由公立心理醫院轉移至私立精神病院、綜合醫院的精神部與住院部。而另一個日漸重要的老年心理疾病收容機構則非護理之家莫屬（Gatz & Smyer, 1992）。而在專科機構與綜合醫院接受療養的民眾當中，老年族群只佔11%（Rosenstein et al., 1990），而護理之家的心理病患卻有90%為老年人（Lair & Lefkowitz, 1990）。這些數據反映的事實是，一般人太過於依賴護理之家來管理罹患心理疾病的老年人。

門診服務方面，老年族群仍然習慣於社區心理健康中心

（community mental health centers, CMHC）就醫。但是，這些老年人只佔了CMHC門診數量的6%，若將一般門診與其他醫療的病例一併計算，總數也不及8%。老年族群的心理疾病醫療服務只有56%是經由心理健康專科部門執行的，另外44%則是由一般健康部門提供，大部分是由內科部門負責（Burns & Taube, 1990）。

　　這種基本上偏向門診與藥物治療的醫療模式，描繪了一部份老年心理健康醫療的提供與管道。而另一個部份則與老年心理健康之資金來源有關：老年醫療保險、醫療補助，以及私人保險（Smyer & Shea, 1996）。

　　1985年，美國主要的老年心理疾病支出為一百七十三億美元（這是所能取得完整之財金報告的最近年份：Rice, Kelman, & Miller, 1992）。這些開銷包括醫療照顧的直接支出，以及與發病或死亡相關的間接開銷。因此，由經濟觀點來看，老年心理健康醫療應該受到重視，並期盼能減少開銷。

　　老年醫療保險（Medicare）是美國聯邦政府為老年族群設計的保險制度。其保險審查標準與給付範圍由美國聯邦政府統一訂定。但不幸地，醫療保險的給付方式在近幾年雖然有所改善，卻仍然不夠完備。舉例來說，保險給付只負擔精神科、心理科，或其他心理健康專科門診醫療的50%，卻負擔同樣醫療單位住院部門80%的支出（Smyer & Shea, 1996）。

　　醫療補助（Medicaid）則是美國政府為清寒者設計的健康保險制度。其經費來自於聯邦與州政府的基金，而保險給付的項目則由各州自訂。醫療補助的出現成為護理之家照護

老年族群的最後經濟支援。在美國每年超過六百億美元的護理之家支出中，約有51%是由醫療補助制度資助的。

　　私人保險對罹患心理疾病的老年人也提供了相當的幫助。這些老年族群有兩種選擇：一為「跨越醫療」（Medigap）政策，給付醫療保險政策B項目中的共同支付部份；二是由雇主為僱員負擔的退休醫療保險。「跨越醫療」政策現在一共有十套保險項目，給付範圍只限於心理健康門診部份，沒有一項能負擔心理健康住院醫療的支出（Rice & Thomas, 1992）。而由雇主為退休員工投保的醫療險，其給付範圍一般較「跨越醫療」廣（Jensen & Morrisey, 1992）。

　　上述的環境因素—醫療單位所能提供的醫療形態、保險給付，以及醫療費用—這些都影響著T先生所能選擇的醫療單位。若你期望為T先生帶來實質的幫助，就必須瞭解T先生之健康保險內容、當地社區的醫療機構，以及你能由投保單位申請給付的醫療項目。這些內容將在第三單元中詳細討論。

摘要與結論

　　我們已經在本章中介紹了幾個貫串全書的議題。首先，我們提出正常與不正常生理機能的邏輯假設，這關係著評估策略、介入目標，以及治療成功的定義。其次，我們點出了個別差異的重要性，這將增進我們對老年心理疾病之病原學與徵兆的瞭解。而後，我們簡單地討論了老年心理健康機構的費用與政策問題。這些議題—由個人生理機能延伸至社會政策—都顯示出照顧老年心理健康的複雜性。我們希望這些

議題能反應一個不滅的熱誠：試著在複雜的老年醫療需要與所能提供之醫療服務中理出頭緒，嘗試瞭解老年族群的需要，以及能幫助他們的醫療服務。

2

基礎老化學：面對老人

引言

　　想像你是當地護理之家聘請的顧問。院方如獲至寶地向你提出兩個棘手的病例：

> 　　Max一直都是病懨懨的。他原本是一名成功的會計師，然而，自幾年前他開始忘東忘西後，就無法再工作了。現在，他幾乎不願意別人叫他起床、更衣⋯他的身體機能看起來不錯，但他就是在護理人員鼓勵他進行活動的時候，顧自叨唸著「我不行我不行」。他看起來非常憂傷。若讓他翻閱相本，他會一個人花很長的時間低著頭一頁頁看著照片，一邊喃喃自語。他日日如此，讓人印象深刻，無法忘懷⋯（Cohn et al., 1994, p. 152）。
>
> 　　Molly喜歡蒐集湯匙，無論是否乾淨，她會將餐廳裡、餐車上、或櫥櫃裡的湯匙小心地收藏在她的化妝台裡。護理人員若想將這些湯匙拿走，她會生氣地抗議。無論護理人員花多久的時間向她解釋湯匙不能亂拿，她都聽不入耳，並且她堅持是護理人員偷走她的湯匙（Cohn et al., 1994, p. 179）。

　　試想，當你們的醫療顧問公司剛簽訂「退休社區醫療照顧」，或「安養社區」的合約，社會服務部就轉來下面的病例：

　　　　G女士在髖部整型手術後遷入該社區，接受支持性的生活方式。在手術前四年，她一直都獨自居住在公寓裡。那段時間，她主動參加當地學校的朗讀課程、成為「極速美食」俱樂部的成員（每個月在成員家中聚會、自己準備晚餐），並且還是橋牌愛好者。現在，G女士要求搬回她的公寓。她抱怨她的自由時間太少，希望她能再度自己料理食物，而且也強調她不需要「任何幫助」。社工人員十分擔心G女士的身體狀況，也懷疑她是否有能力自己決定這些事。G女士要求更多「自由」，究竟是心理健康狀況良好的徵兆，或是對生理與心理健康狀況改變的一種否認態度？

　　身為一名優秀的心理諮商顧問，你所面臨的挑戰是：我所具備的知識與技能是否能回答這些問題？對那些照顧老年健康的專業人員來說，下面的問題通常會有不同的答案：若要為這些老年人提供適當的照顧，我需要具備何種知識與技能？

　　本章即針對此等看似簡單的問題而撰。本章開頭將簡單地敘述基本的心理發展議題，以全盤暸解老化與心理健康的內涵。之後以一個兩階段的問題結束本章：照顧心理失調之老年族群與照顧其他年齡的心理疾病患者，有何不同之處？又，為何會有這些差異？

心理健康與老化的發展議題

　　Shaie（1995）爲老年醫療的臨床工作原則提出了幾個發展學上的重要關鍵。她認爲下列問題可以描繪出心理健康與老化的概況，這些問題包括：正常與病理性的老化、老化過程中的個體差異、不同年齡層的差異與老化造成的改變、個體與環境互動的改變，以及隨年齡改變之行爲的可回復性。

正常與病理性的老化

　　正如第一章提過的，老化學是一門研究老化過程的學科；老年醫學則是一門與老年族群罹患之疾病和治療相關的學科。在研究人員與臨床工作者探尋發展過程的基本假設時，老化學與老年醫學之間的界限已經越來越模糊。

　　但我們該如何分辨正常或病理性的老化？如同第一章所述，若以統計學的角度觀之，我們可能會認爲罹患慢性病是正常老化的一部份。以關節炎爲例，有超過50%的65歲以上婦女患有關節炎，而75歲以上的男性也有將近50%罹患相同的病症。然而，這種狀況也不是每個人老化必經的過程，因此，罹患關節炎並不能算是正常老化過程的一部份。

　　同樣地，在第一章提到的心理疾病在不同年齡層之盛行率的流行病數據（參見圖1.1）也應該列入考量。我們在ECA數據中看到幾個重要的趨勢：首先，排除認知退化的情形，在所有的年齡層中，老年族群罹患心理疾病的機率最低；第二，無論任何一個年齡層，尤其是老年族群，罹患心理疾病

的成年人都屬少數，因此，我們認為心理疾病絕對不是正常老化的一部份。65歲以上之成年人約有22%符合心理疾病的標準，包括情緒失調或認知退化，或兩者共發的情形（Gatz & Smyer, 1992）。即使如人人聞之色變的認知功能退化－可能是阿茲海默氏症或其他癡呆症的指標，也只有極少數的老年人為此而苦。

　　總之，回想正常老化、成功的老化，以及病理性老化之間的差別相當重要。將老與病劃上等號，其實是老年醫學誤解老化內涵的結果－這是研究人員或臨床工作者的錯誤觀念。

個體差異

　　終其一生，有三個系統共同影響老化過程中的個體差異：年齡、時代背景，以及非常態因素（Baltes, Reese, & Lipsitt, 1980; Marsiske et al., 1995）。

　　年齡的影響其實相當一致，是隨時間衍變的生物常態，也是影響個體發展的環境歷程。各年齡層的常模或個體發展的結果都與年齡有關，顯示了這個因素的影響力。舉例來說，美國大多數的兒童都在六到七歲之間進入小學。

　　而時代背景的影響就同時具有生物性與環境性，因為這兩個層面都與特殊的歷史環境息息相關。譬如說，經濟大蕭條時代（Elder, 1974）與學校隔離政策（Coles, 1967）皆為特殊歷史環境之重大社會發展事件，深深地影響了當時的成年人與孩童的個體發展（參見對話框2.1）。

　　全球社會的老化狀況也是另一個時代背景對個體發展的

影響（參見**圖**2.1）。人口分布統計學的數據顯示出兩個事實：再過幾十年後，我們將親眼目睹全世界老年人口數量與老年族群比例增加。同時，最高齡的人口（85歲以上）是老年族群中增加最快的一群。舉例來說，1994年美國老年族群佔總人口數的1％，最高齡則佔老年族群的1％；估計到2050年，美國有5％的人口是老年人，而其中有24％是超過85歲的高齡老者（US Department of Commerce, 1995）。人口分布統計的模式，會影響個人一生的老化經歷。

非常態因素的影響，包括非年齡或時代背景所造成之生

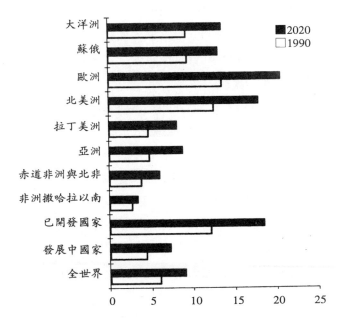

圖2.1　65歲以上老年族群之百分比
資料來源：修改自Malmgren, 1994.

物與環境方面的影響，這類影響具有個體特異性。比如說，具有預測性的基因、家庭組成，以及個人經歷的生活事件（像是中了彩券、被收養，或是劫後餘生）（Martin & Smyer, 1990）。

　　而重要的是，這三類形式的影響對個人的作用都是終生的。除此之外，同樣的影響因素可能會依個人當時的年齡（如，Elder研究大蕭條時代對個人造成的不同影響），或這些因素之間的交互作用而造成不同的結果。舉例來說，Grundmann（1996）就曾探討德國男性若在不同的時代背景喪父，會對其成長過程帶來不同的衝擊。那些在二次世界大戰之前或之後失去父親的男性，會比較晚承擔父親的責任，因為喪父並非當時的社會常模。而在二次大戰期間喪父的男性，卻因為當時的社會常模是無父，所以會加速這些男性提早擔負父親的責任。

　　個體差異的另一個面向是人與人之間，或個人本身的差異。舉例來說，患有心理疾病的老人必定擁有一些個人特質。我們必須學著辨別三種老年心理疾病模式：一是年輕時就罹患心理疾病者；二為年老後才發生心理疾病者；三則是因老年生活強化患病傾向（可能由於基因、生活壓力等影響），而出現心理疾病者（Kahn, 1977; Gatz, Kasl-Godley, & Karel, 1996）。

　　總歸來說，在面對臨床工作時必須瞭解，老年人因處於多變的環境背景而形成個體差異。這些環境因素包括「社會」、「歷史」，以及「個體特異性」。我們必須知道，這些因素會影響個人一生的心理發展，進而造成老化時的個體差

異。

對話框2.1　大屠殺倖存者的老化與創傷後壓力疾患（PTSD）

　　全國各地護理之家的熄燈時間，護理人員都會協助護理之家內倚賴輪椅行動的住戶上床休息。某一天晚上，在護理人員過來要協助S女士進寢室休息時，交誼廳內坐在輪椅上的她卻發了瘋似地，開始痛打自己的手腳。她拒絕離開那裡，並且毫無理由地叫嚷著，她決不會讓任何人帶走她，然後將她殺死。對她來說，護理之家每晚將同伴帶離交誼廳的例行動作，都隱隱刺傷了她在大屠殺時的痛苦經歷，那些被帶走的人總是一去不返。

　　M先生到醫院接受簡單的手術。可預期的是，在手術後的幾天，他可能會比較虛弱，需要看護幫忙他盥洗更衣。當看護在第一天早上攙扶他進入浴室，並打開蓮蓬頭時，M先生的臉色突然轉白，然後就拒絕進入淋浴間。這就是看護所不知道的事，M先生從不淋浴。他使用浴缸，並且以手持式的蓮蓬頭洗澡，因為，立式的蓮蓬頭會讓他想起集中營裡的毒氣浴。

　　F女士在丈夫過世後參加了一個喪親團體。第一天聚會的時候，各成員自我介紹，並且分享一些最近的傷心事。但是，F女士不但一字不提她的先生，卻滔滔不決、情緒激動地述說她被納粹殺害的雙親與兄弟姊妹。這是她第一次開口說

這些，可是她一旦開始回憶，就停不下來。

　　雖然納粹及其支持者在二次世界大戰期間所犯下的暴行已經超過五十年，然而，這些暴行對S女士、M先生，以及F女士等大屠殺的生還者所造成的傷害並未隨時間而停歇。許多生還者都罹患了診斷與統計手冊第四版（DSM-IV）定義之創傷後壓力疾患（PTSD）：他們都經歷過創傷性事件，而這些創傷經歷不斷地重複發生，他們也一直迴避與創傷有關的刺激，並使自己麻木，但對這類刺激的醒覺症狀卻不斷地增強。他們經歷之創傷強度確實可能導致這樣的結果，但令人不解的是，像S女士、M先生，以及F女士的PTSD為什麼直到晚年都沒有被診斷出來。或許隨著年紀漸增，使正常的老化過程與大屠殺的經驗相互重疊且加成，然後就引發了這些症狀。

　　退休、生理性的退化，以及機能喪失都屬於老化的一部份，但是，這些經驗會迫使老人家回到戰時歲月，引出那些未解開之心理創傷所帶來的問題。許多生還者將自己埋首於事業，不僅為了賺錢以維持戰後的家庭生活，同時也以這種方式逃避失去親人的創痛與不堪的回憶。而退休生活卻讓這些老年人從忙碌的工作中解脫，也使他們深埋的回憶湧現。

　　對許多人來說，在當時若出現明顯的病兆就難逃一死。集中營裡的同伴若生病了，不是直接送入毒氣室，就是被迫接受可怕的醫學實驗，沒有人獲得應有的治療。這些生還者即使在五十年後，對於生病或生理性退化的潛在恐懼，都足以讓他們憶起戰時的經歷。也許正因為如此，有些生還者會有意無意地忽視他們的健康狀況與醫療需求。而且，他們及

其家屬可能也會否認老年疾病的嚴重性，都不願意相信在經過躲藏、貧民窟，或集中營而生存下來的人，也會罹患「一般」的疾病，例如肺炎、癌症，或心臟病。尤其是阿茲海默氏症或其他癡呆症，對這些生還者來說，只會加增痛苦。當他們失去短期記憶，又無法分辨過去與現在時，他們長期潛藏的痛苦記憶就會像狂風巨浪般湧出。對於那些年齡夠大，得以擁有戰前美好記憶的老者，若能使他們的記憶轉移至年幼時期，已屬不幸中之大幸，但是，對年歲較少的老年人來說，他們最早的記憶不幸就是戰時的痛苦回憶。

　　醫院、退休者之家，以及護理之家的燈光、聲響，以及氣味，似乎時時刻刻都會喚起貧民窟或集中營的記憶。這些消毒水的味道、醫師的白袍，或警衛人員的制服，還有長夜裡病患孤寂的呻吟或哀號，生病或畏懼之他人都可能會引發老年人的退縮行為或攻擊行為。其他的誘發物還包括強光、職員的工作服、大型犬，以及口音重的人……。事實上，某些有效的介入法可以降低病患被引發出來的恐懼感。以M女士的狀況來說，護理之家的工作人員就可以將先前帶離的同伴刻意地帶回同一個房間，讓M女士冷靜下來。這個動作等於是向M女士保證被帶離開的同伴並沒有被殺害，然後，M女士也許就會同意讓護理人員在這位同伴的陪同下自己推著輪椅回到房間休息。另一個病例中的病患在房間裡囤積食物，每次用餐過後，一定會帶一些東西回房間。護理之家的工作人員嘗試執行房間內不可儲藏食物的規定，並且提醒她每日三餐絕對不會停止供應。但是，這位女士並未友善回應工作人員的要求將食物留在餐廳，因為她是在回應記憶中食

物短缺、時常挨餓受苦的日子。但是，若這位女士繼續將食物藏在房間裡，院方則擔心腐敗的食物會招來惡臭與鼠蟲。若要魚與熊掌相顧，可以建議院方同意讓該女士在房間裡存放罐頭食物與罐裝飲料，以避免會腐敗的水果與牛奶，又能滿足該女士的需要。在這兩個例子當中，院方的彈性措施與意識到所發生的事情，都使護理之家滿足老人的需求，即使並不完全遵照院方的標準規定。

　…該文章的作者並不認為所有的大屠殺倖存者都會罹患PTSD，或對前述的各種刺激產生反應。然而，臨床上若出現PTSD病患，臨床工作者的警覺性與敏感度就能有效終止病患再度為過去的經歷受苦。

　Ann Hartman，MAJCS，MSW LCSW是Hineinu計畫的協調者，隸屬於芝加哥老年猶太人召集會，該計畫關切的重心為受到納粹迫害之倖存者及其家屬的老年境遇。

資料來源：Hartman, 1997

不同年齡層之差異與年齡帶來之改變

　要瞭解老化及其所造成的影響，需要同時評估各個影響因素。試想老化學與老年醫學的基本問題：智力是否隨年齡降低？老年族群的自殺率是否比年輕的成年族群為高？你該如何著手探討這些問題？

　有一種研究方法為，比較同一時間點不同年齡層之成年人的情形。但是，這種橫斷面研究（cross-sectional approach）

會將數種因素混淆在一起，諸如：年齡的差異、年代的影響，以及觀察當時的評估方法。橫斷面研究的假設為，不同年齡層的差異來自於年齡造成的改變。但是，這種假設並未考慮該時間點之前的差異，也並未考慮觀察當時可能受到的影響。

第二種研究方法就是長期追蹤同一批人，觀察這些人在不同年齡的變化。這種縱貫面研究（longitudinal approach）可讓你觀察到年齡對個體機能所造成的真正影響。但是，這種研究方式的限制在於只追蹤觀察同一組人。這樣一來，你可能會將特定的過去經驗視為一般的老化模式。

橫斷面研究與縱貫性研究的觀點比較一生的智力變化，會得到令人難以想像的結果（參見圖2.2）。圖中的數據代表

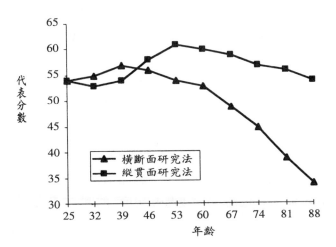

圖2.2　年齡與口語理解試驗，比較橫斷面研究與縱貫面研究的結果
資料來源：修自Schaie & Willis, 1991.

口語理解試驗（verbal meaning test）的結果。橫斷面研究的結果顯示了年齡的差異性。若我們將之解釋為年齡帶來的改變，也許就可以認為口語理解力在46歲左右就會迅速地下降。相反地，我們若以縱貫面研究的結果來看，在53歲以前，口語理解力事實上還有改善的現象，在這之後的下滑趨勢也不似橫斷性研究的結果強烈。因此，就縱貫面研究而言，年齡所帶來的改變並沒有橫斷面研究呈現的戲劇性，也不如橫斷面研究結果嚴重。

譬如老年自殺發生率。最近由Murphy及其同事編整的數據可以看出幾個有意思的模式（參見圖2.3）：第一，自殺發生率一直具有年齡差異性，自1920年代以來，最高齡族群（65歲以上）的自殺率居冠；第二，最近五十年來，最高齡族群的自殺率已經下降，但是在最年輕組的（40歲以下）自殺率卻維持不變。因此，即使不同年齡層的自殺率仍有顯著的差異，但過去與現在的經驗也有顯著的改變。

基於以下兩個理由，我們要求醫師辨別不同年齡層之差異與年齡造成之改變。第一，醫師必須謹記，評估病患目前的生理功能要與病患本身的基礎條件相比，而不是僅與同年齡之他人，甚或不同年齡層相比。第二，要記得將病患放在大環境之下作評估－就是回顧病患過去的歷史、教育與社會期待（social expectations），及其面臨之機會（opportunities）和挑戰（challenges）。我們來看下面的例子：

此次訪談是在一座鄉下的農莊－一間農夫的屋子裡進行的。Smith老太太現在已經將近90歲，與兒孫們同住

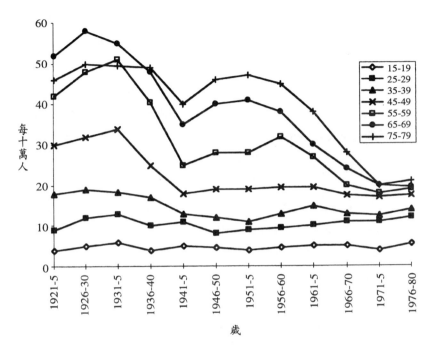

圖2.3　男性每十萬人中的自殺人數
資料來源：修改自 Murphy et al., 1986.

（孩子也有五、六十歲了）。此次的多面向評估由心理狀態測驗開始。Smith老太太的表現都很好，直到訪談人員開始要求她從100開始作「連續七」的減法（減七作業--請個案從100開始一步一步地連續減七）。她變得支支吾吾，並且解釋著：「我的算術向來就不行，因為我只念完小學三年級。」

　　Smith老太太的例子顯示她過去的農莊生活根本無法提供

她受教育的機會。顯然，Smith女士所受的教育並不完整。因此，我們並不能說她認知功能受損。在她自陳（self report）的敘述當中，我們可以她過去的機能（「我的算術向來就不行」）與目前的狀況對比，並且由她的子女證實她的算術能力一直不好。簡單地說，她目前的失能情形與年齡增加導致的退化並沒有關係。

個體與環境互動的改變

Lewin（1935）早在六十多年前，就提醒大家要致力於研究個人與環境之間的互動關係。自那時起，許多學者就將研究重心放在環境對老年族群之持續性機能的影響上。

在建構個人與環境之間的互動時需注意幾個重點。有人認為，適當的環境能為老年人提供最「合宜」的改變能力（如Kahana, 1982）。而有些人則認為，「合宜」的觀念包括一個成功的挑戰性環境－就是一個能讓人有一點緊張，並且發揮他或她所有能力的情境（如Lawton, 1980, 1982）。

Baltes及其同事（如Marsiske et al., 1995）認為，老年生活的基本動態，反應著兩個微妙且影響深遠的轉變：個人得失的平衡（包括社會、心理及生理的退化），以及個人將潛能全用於維持機能（而未用於成長）。當然，這些基本原則為我們提供了一個評估老年人個別之得失平衡，以及他或她個人特殊的生理、心理、社會成長與維持狀況的雛形。

Gatz等人（1996）描述了當環境與個人之脆弱性（vulnerabilities）的動態平衡改變後，對老年人心理健康的影響。他們以Zubin和Spring（1977）之潛質－壓力模式（the diathesis-stress model）爲藍本，更進一步強調三個與心理發展有關的因素：生物脆弱性（包括基因的影響）、壓力性生活事件（包括實質的，或社會性的損失或挑戰），以及個人的心理特質或壓力。Gatz及其同事認爲，這三個因素互動狀況的改變就形成了文獻報告常見之年齡與憂鬱症狀的曲線關係（參見圖2.4）。就我們的目的而言，要成功地評估並治療老年族群的心理疾病，最基本而簡單的方式就是瞭解老年人與社會、生理、心理及環境之間的互動。若將個人獨立於環境之

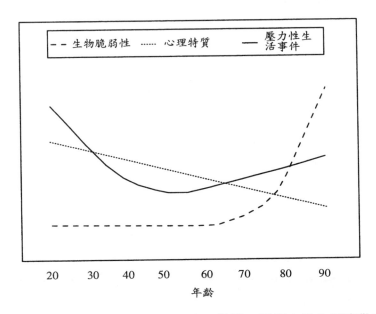

圖2.4　不同年齡與生物脆弱性、心理特質、及壓力性生活事件有關的憂鬱徵兆

資料來源：Gatz et al., 1996.

外，相信任何治療方式都不會有效。

隨年齡改變之行為的可逆性

因老化而出現的退化是否真的無可避免？你是否能教會老狗學新把戲？面對老年族群最常見的心理疾病，我們能做些什麼？前人之研究與臨床工作留下來的知識告訴我們，關鍵在於治療可預期的機能退化，並且要儘早在失能狀況惡化前開始治療。

不過，近年來治療最常見之老年心理疾病的重心已經轉移到預防介入法與調適策略。常見的關鍵字是：老年人行為表現的「彈性」（Baltes & Baltes, 1990b）。簡單來說，各領域的研究結果均認為，有許多心理策略和方法能有效地減少老年的退化。

若以智力的衰退為例，有效地訓練能增進老年人該方面的機能。有幾份研究已經報告了該類介入法帶來的震撼。Schaie與Willis的報告指出，無論是小團體或個別訓練，五小時的老年實驗室測驗之認知功能訓練療程就足以產生不小的影響。在長期追蹤之後發現，該訓練的影響甚至可以持續七年（參見Schaie, 1996，此篇研究的摘要）。

有許多方法可以減緩老化無可避免之機能衰退。對醫師與老年人來說，精確地評估所投注的時間與精力所帶來的實質進步，也的確是一大挑戰。在本書的第三單元將更詳細地討論這些議題。

老年族群之心理醫療：與一般族群的異同點

　　許多照顧老年族群的心理健康治療師，他們大多不是老化學或老年醫學的專科醫師。許多治療師在接觸其他年齡族群之後，才發現老年心理醫療的特有問題。即使是受過專業老年心理學訓練的心理治療師，在照護老年心理障礙時，也必須注意於一個問題：評估與治療老年心理健康的方法是否與其他族群不同，或是與其他族群都相同？我們的答案與Yogi Berra的看法相似：當你面對選擇時，正視它。老年族群的心理醫療與其他族群相比，有所同，也有所不同。本節將扼要地介紹正反兩面的觀點（若需要更詳盡的內容，參見Knight, 1996）。

與其他族群不同之處

　　治療老年人與治療其他年齡族群病患的差異主要來自於：老人經歷過時間的洗練，且老年人與年輕人所處的環境條件並不相同，並且，在醫病關係上也有潛在的差異性。

　　生理共發病症　老年人面對各種的生理挑戰與共發病症。先不提一般程度的中樞神經系統退化所造成心理發展之改變，老年人與心理健康專業人士面對的主要生理挑戰是，生理健康與心理健康的交互作用。正如第一章所提，Cohen（1992）認為有四種模式可以檢驗心理與生理健康的關係，同時也反映了心理與生理間的相互影響在老年人身上之複雜性。其中包括心理性壓力引起之生理問題、生理疾病可能造

成之心理障礙、共發的心理與生理疾病可能會相互影響，以及社會與心理支持會影響生理疾病的病程。

這種發生在老年人身上之生理與心理健康的複雜互動，需要醫師謹慎地觀察病患的生理狀況。這些現象也不但要與老人周遭的親朋好友密切合作，同時也需要其他健康醫護人員與社會服務的合作。

人與人之間的互動 老年人可能有兩方面的機能與年輕人不同：認知功能的增進與時間觀念的改變。

Knight（1993; Knight & Qualls, 1995）認為，老年人的一生經歷了家庭、工作，及社會關係的發展經驗。此外，老年人表現的複雜情緒可能會比較多，因為他們對自己感情的瞭解較深，也比較能控制情緒。就醫療的角度而言，這種情形可能為治療與照護老年人的醫療人員提供了治療機會，因為過去成功「解決問題」（problem-solving）的經驗可以反映在目前的問題上。醫療人員會這樣問：「從前你是如何處理類似的狀況？」

另一個老人與年輕人的相異點在於老年人對時間的概念。首先，老人家當然比年輕人經歷過較多的時間，這使他們比較有經驗，也比較有前瞻性（也許是某些人錯失的經歷）。

我們的一位老朋友時常以某個時間作為決定點，充分反映了上述時間概念的差異性。當他面臨問題時，通常會問：「一年內會有改變嗎？」如果答案是否定的，他就不會太擔心那個問題。

另一種時間觀念的改變反映在老人家對時間計算的微妙變化：他們通常會將所剩的時日浪費在懷念過去。對某些人來說，混淆過去與未來的時間會引起治療方面的問題－就是如何將老人的注意力放在現在與未來上，而不是一昧地否認過去，或受歷史束縛。

互動環境的複雜性　要能成功地治療老年心理病患，就必須體認到他們所處環境的複雜性，以及環境對他們的影響。我們之前已經討論過物理環境的潛在影響。在此，我們將重心放在社會與人際環境的兩個複雜面向：老年人的家庭成員與能支持並照護他們的人。

一個人的年齡可以透露一些他們所屬的時代與遭遇。瞭解老年人所處世代交替的位置也可以告訴你，家屬對他們的支援與要求，以及朋友親屬對他們的付出與需索（Bengtson, Rosenthal, & Burton, 1996）。以下有兩個男性的例子可供討論：

> Bryce是一間身價上億之公司的總裁，今年67歲。他是家裡的中生代，需要照顧89歲的老母親與兩個20出頭歲的孩子。而Charles則是一名38歲的專業人員。他也是家庭裡的中生代，並且投入相當多的時間與精力在80歲的母親與學齡的孩子身上。

雖然這兩名男性的年齡與所處的生命階段並不相同，但是他們處於同樣的世代交替地位，這會影響他們的心理健康。若是只注意到他們的年齡不同，就會忽略世代交替地位之心理與社會的複雜性。

　　那些有心理或生理疾病的老年人都非常需要協助，而家庭成員就是最主要的協助者。但是，家人通常只能補足各種正式與非正式之內科醫療、社會工作，或是朋友援助的缺失。治療師為瞭解老年病患的生活環境，必須評估老年人在醫療與情感支持兩方面的取得性：平日可能獲得之情感支持，以及緊急狀況所能獲得的援助。另一方面，心理健康專業人員也必須瞭解老年患者對家人付出的情感與支持。

　　在許多病例中，治療師的任務在於嘗試拓展老化學的專業知識，並造成影響。照護老人、最常與老人接觸的家人、朋友與提供醫療服務的人員，尤其是基層內科醫師等人都需要學會「解決問題」的方式。但終究，共同合作才是能否成功評估與治療老年心理疾病的關鍵。

　　過去經驗的差異　我們每個人都帶著各自生活之文化與時代的印痕（imprint）。想想今日年紀最老的長者，他們生於1980年代，甚至更早；他們見證了最不可思議的科技變革；身經世界大戰與冷戰時代；渡過經濟大蕭條而存活；同時也是最早因老年醫療保險與醫療補助受益的人。這些經歷都會影響他們面對晚年之生活挑戰的方式。

　　舉例來說，擁有不同之過去經歷的人們可能會對類似的事件做出不同的解釋。

　　Hazel說，當醫院的社工人員告訴她，老年醫療保險無法給付她的醫療費用時，她感到十分「沮喪」。

　　心理健康專業人員因而深入調查她感到挫折的理由。因為年輕一點的病患極可能會以另一個字眼形容該狀況：「氣

急敗壞」。

　　擁有不同過去經歷的人們也可能會有不同之尋求援助的模式，或定義問題的模式。今天的老年人若有心理健康方面的問題，可能會先尋求基層內科醫師、主管，或鄰居的建議，但卻不會去找心理健康專家。而未來的老年人可能會很自然地接受心理健康醫療，很可能就因此改變目前提供老年心理健康醫療的形式。至少，心理健康專業人員應該瞭解，老年人的過去經歷將深刻地影響他們對問題的定義、尋求援助的模式，以及對改變的期望。

　　反向移情的問題　面對老年病患時，治療師可能會表現出各種反應，包括對老化或老年族群的成見、假想，以及投射（Knight, 1996）。這種反移情（counter-transference）現象的發生，有時候是因為治療師將自己與父母，或與祖父母的互動關係投射出來，或以為自己的家庭在未來也可能出現這種狀況。同樣地，在治療老人的同時，治療師不禁也會想到自己的老化、瀕死，以及死亡。無論是何種情形，治療師必須先自我警惕，以免發生反移情，然後藉助於其他同事或前輩的經驗，將治療師自身的心理投射與病患的真實狀況區分開來。

與其他族群相同之處

　　然而，老年族群的照護也不盡然與其他族群完全相異。我們將在本書中討論那些依臨床技巧建立，並應用在其他年齡族群之心理評估與醫療方法。有時候，這些方法需要依年齡層而稍事修改（例如各版本的心理評估工具），而有些時

候，這些評估或治療方式可以直接應用在老年族群的問題上
（像是認知行為治療法）。我們目前的假設是，一名成功的臨
床醫師不但需要基本的心理治療技巧，也需要為老年人準備
適當的醫療照護，不過，也並非絕對必要。除此之外，治療
師也必須謹記，影響心理發展之因素對老年生活的重要性。

　　在治療師的一生中，其所持有的病原學、診斷評估，以
及疾病治療的理論架構影響著醫師的治療取向。在下一單元
中，我們將介紹幾個理論模式，並強調其中最特別的部份。
我們現在認為，無論病患的年齡多大，治療師心中認定或倡
導的理論模式，將影響其對疾病問題的定義與治療。因之，
我們的挑戰就在於分析每個理論的優劣得失。現在，我們一
起來接受挑戰吧！

第二單元

老年的心理健康模式

簡介

　　無論探討何種年齡層的心理健康，一開始都不會發現我們對於心理健康或心理疾病的定義如此曖昧不明。當你認眞地與同儕交換意見如何定義「心理健康」時，就會發現許多不同的觀點，也因此無法避免一番爭辯。有關疾病或健康的概念本來就會不太一樣，因爲人性與環境互動的複雜歷程衍生了許多不同的假設與理論。

　　在變態心理學（abnormal psychology）教科書（如 Davison & Neale, 1994）的導讀部份，通常會先簡要提出一些定義不正常或正常行爲的主要步驟；譬如使用一套原則，包括變態的統計定義（例如非—常態的定義）、道德性的定義（例如什麼是「不適當」）、失能或機能障礙的定義（造成社會機能受損或職業失能的原因），以及對個人之不幸的定義。而心理疾病之診斷與統計手冊第四版（Diagnostic and statistical manual of mental disorder, DSM-IV）對心理疾病的定義爲：

> 　　個人在臨床上出現明顯的行爲，或心理之症候群，或模式，該行爲與當時個人遭遇之不幸（如痛苦的徵兆），或失能（如失去一項或更多的生理功能），或者面臨可懼期的死亡、疼痛、失能，或失去自由的危機有關。此外，這些症候群或行爲模式並非社會文化允許之特殊事件（例如面臨摯愛的人離世）的反應（American

Psychiatric Association, 994, p. xxi）。

　　以上的定義內容可用於檢查老年人心理是否不健康。每一項細則都有其可取之處，但是每一項都會引起概念上的混淆。若85歲的老年人罹患疾病或出現器官退化的情形屬於常態，意思是否就是這兩種情形屬於正常？我們能否更清楚地說出哪些發生在85歲老年人身上的事情屬於正常，但若發生在25歲年輕人身上就屬於不正常（譬如說，年齡條件本身就是我們定義正常與否的標準）？我們或許會承認記憶力與注意力的確有年齡差異。但是憂鬱症之類的疾病又如何？就道德上的定義而言，那首著名的詩——「當我老了，我要穿上紫色」——所描述的老婦人可能會被認為不正常，但若以生物性的定義來看，她可算是相當有活力的老年人。

警告
當我老了，我要穿上紫色
戴上不適合這一身，也與紫色不搭的紅帽子
我要用老人年金買白蘭地與夏天的手套
還有緞面的涼鞋，然後嚷著沒有錢買奶油
當我累了，我就席地坐在人行道
粗俗地收刮商店的贈品，還順手按下火警鈴
沿著大街的欄杆溜我的手杖
補償我年輕時的嚴肅
我要在雨天穿著拖鞋出門
摘別人花園裡的花
還要學會吐痰

你可以穿著邋遢的上衣、吃得很胖

可以一次吃掉三磅的香腸

也可以一星期只吃麵包和醃黃瓜

可以將原子筆、鉛筆和小東西擺進箱子裡收藏

但是，現在我們得穿乾淨衣服、按時付房租

不能在大街上咒罵

要為孩子們做榜樣

我們必須定期和朋友聚聚，也要翻翻報紙

不過，也許我應該小小練習一下？

這樣，如果有一天我突然老了，開始穿紫色的時候

認識我的人才不會感到太驚訝

（Joseph, 1991）

　　定義心理健康（mental health），或心理安樂（well-being）比定義心理變態（abnormality）還困難。定義心理健康的重點可能為：行為能力（competence）、成熟度、責任感，或戀愛與工作的自由。Jahoda（1958）為心理健康的定義提出六大準則：正面的自我態度、成長與自我實現、人格整合、自主、體認現實，以及不受外在環境控制。我們也推崇Birren與Renner（1980）為心理健康所下的精闢定義：「能對他人負責、能愛人與被愛，和他人維持良好之施與受關係」（p. 29）。

　　照護老年人的心理健康有時候相當具有挑戰性，只因為臨床工作迫使我們表明對正常心理健康的認知，然後依老年人的需要做修正。就如Birren與Renner（1980）所說，心理健

康常用之患病與健康的二分法若套用在老年人身上，其實只會讓情況更複雜。「二分法的觀念……健康與生病、能與不能、內心的掙扎，以及人際關係——就目前筆者的想法來看，在老年族群似乎有更多的意含，因為在老年人身上通常會同時出現許多共存的病徵」（p. 7）。下面的例子可以更加釐清我們對「正常」的定義。

病例研究

　　Joan Rankin是一位74歲，居住在鄉間社區自己房子裡的女士。他的先生Jim，與癌症奮鬥五年之後，於兩年前過世。現在，獨居的Joan想搬到離子女們比較近的地方居住，但卻遲遲無法做出最後的決定。她的房屋貸款已經繳清，可是無法確定賣了這間屋子之後，是否有能力在城裡也買一間相當的房子。她的老人年金其實足夠她花用，除非有大筆額外的醫療開銷；但她卻時常擔心入不敷出。於是她過得相當節儉，只有偶而讓自己痛快地喝一杯。

　　Joan參加當地的園藝社團，不過也並不活躍。她喜歡在溫暖的季節，到小花園裡種花除草。她幾乎每週都上教堂，也有幾個聊得來的朋友，只不過，這些友誼關係都在Jim生病的那幾年弄得很緊張。即使Jim已經過世兩年了，Joan還是不曉得該如何安排她的生活。對Joan來說，漫漫長夜通常都很難熬，有時候她會在半夜裡醒過來，然後就躺在床上闔不上眼。那些失眠的夜，對她

來說，只有無限的空虛和恐懼。

Joan的身體還算健康，只有一點血壓高，以及甲狀腺和關節炎的問題。她服用Tylenol治療關節炎的疼痛，以propanolol控制血壓，並以synthyroid應付甲狀腺失調的問題。

Joan的兩個孩子住在離她300哩的大城市。她的女兒Jeannie已婚，擁有三名子女（分別為4歲、7歲與10歲），目前在學校教書。她的兒子John，是一名成功的房地產經紀人，最近剛訂了婚，即將準備結婚。他在四年前與結婚18年的妻子離婚，前妻擁有兩個孩子的撫養權，孩子分別為8歲和13歲。Jeannie與John總是合不來。John也和他的父親不合，不過，他總是私下與母親分享他的麻煩與喜悅。

Joan的兩個妹妹也還健在，而兩個哥哥早在五年前就已經分別離世了。Joan的妹妹Betty住在幾條街外，每天都會打電話給她。有時候，Joan很痛恨這些電話，因為Betty總是逍遙自在且熱愛生命。Betty時常拉著Joan參加社交活動，不管Joan是不是覺得疲倦或不舒服。Betty總是興高采烈地鼓勵她周圍的人享受生命。近來，她一直暗示Joan想搬去與她同住，不但可以作伴，又可以彼此分擔生活開銷。

Joan的另一位妹妹Vivian與她的先生住在離她30哩的農場。他們忙著管理農場的事務，也與自己的子女和孫兒們同住。Joan只有在假日的家族聚會時才看得到他們。Vivian一直是家裡最安靜、最踏實的一份子。Joan很

希望能多和她在一起，但是，顯然她必須管理農場的日常工作，也無法空出時間社交。

她的哥哥們，Elwood與Milt共同在離Joan 150哩的城市裡經營事業。他們在一年內相繼因心臟病發過世。他們家裡的經濟狀況相當不錯，兒孫們則繼續經營他們的事業。Joan只有在每年夏天家族團聚的日子才會去看她的兩位弟妹和哥哥們的兒女孫輩。

請問，Joan的心理是否健康？醫師們已經在這段簡短的描述中辨認出幾個可能具有臨床意義的徵兆。舉例來說，她無法做決定、憂慮、有輕微的失眠症（insomnia），還有輕微的社交退縮。她是否會被診斷出患有某種心理疾病？她現在的不幸是否因為喪夫、微恙、期待對別人有意義、或來自家庭與社會結構的衝突，或者只是她人格上的一些弱點讓她一時無法調適？就她的情況來說，你覺得像是什麼問題？你希望能從什麼地方獲取更多的資訊以幫助你瞭解Joan的心理健康狀況？

系統化地檢驗老年心理健康的觀念，才能帶領我們更深入地瞭解心理學典範（paradigm）。典範是一個用來建立我們所瞭解之世界的理論架構。這些心理學架構為人類本性提供了基本的假設，包括動機、認知、情緒、人格，以及行為等。而理論或假說則是依這些假設建立的，以試圖解釋特殊的行為模式，像是定義心理健康或不健康的模式。

本單元將以一連串的章節描述四個心理學常用的基本典範：心理動力學（psychodynamics）、行為、壓力，以及系統

組織典範。並將以獨立的章節討論每一個典範之基本假設與核心理論。特別會加強描述可稱爲心理健康狀況良好的情形，也會定義並建構心理失調的要件。由於疾病評估與醫療介入法根植於心理健康或失調的基本假設，所以，每一章的後半部將描述依據該典範衍生之評估與介入方法。

老化學尚未完全建構出新的典範以定義並檢驗人類的生命。因之，老化學即利用現有的架構來處理一般與特殊之老年問題。對於之前提到Joan Rankin的例子，我們並沒有唯一的答案與解決方法。我們會愈來愈確信這一點，因爲每一種典範對Joan的心理健康情形都有不同的解釋（雖然可能會有相似之處）。

姑且不論這些典範或理論，研究老化的學者已經建立精闢的概念，以解釋影響個人心理健康之社會文化及過去經驗。次文化爲心理健康與心理失調，提供了特殊的原則與機制。這些影響心理健康之原則與機制也隨個人出生與成長的年代而異。若Joan Rankin是中國人、德國人，或印第安卻洛奇族人，會如何影響你對其行爲的瞭解，或對其心理狀況的分析？又，若是她生在十七世紀、廿世紀，或廿一世紀，她的經驗又會有何不同，其行爲背後潛藏的意義又有何不同？

當你在閱讀本單元中的章節時，試著投注心力去建立有意義之老年心理健康與心理失調的模式。何種典範能夠較合理地解釋老年的行爲，何種典範又顯得不完備？何種典範的主張顯得較符合實情？你可以依據每一種典範爲Joan Rankin的病例寫下臨床上實用的診斷分析。當你閱讀這四章後，相信你可以寫出一篇整合性的短文，以說明你個人對老年心理

健康與心理失調的看法與模式。

3
心理動力學模式

　　描述心理運作機制的心理動力學模式（psychodynamic model）是最早深入探討心理安樂與心理失調的模式之一。該理論沿襲弗洛伊德（Sigmund Freud）的精神分析理論（Freud, 1940）而來。後續的支持者（如Jung, 1933; Erikson, 1963; Horney, 1945; Sullivan, 1953；以及Kohut, 1977）則發展出各種探索內在人格運作的方式，但仍支持精神分析理論的核心假設，認為內在精神運作具有一定的重要性，相信遺傳與環境間的平衡會影響人格，以及這些運作關係對發展正常或變態精神狀態的重要性。因之，本章所提之理論雖然提供許多觀念與說法，但是這些理論面對人類情緒與人格的觀點畢竟還是相同的。一起檢視下面的例子，並以你的觀點解釋這位病患的不幸遭遇。

　　Maria Jiminez變得越來越孤僻，而通常她只是因為覺得不想出門而情願自己一個人待在家裡。就在幾年前，她們家還經常舉辦家族聚會。但她丈夫過世之後，侄子姪女們就不再到家裡來拜訪了。她的兒女與孫子們雖然會來看她，但是他們似乎很不願意造訪。整個家族仍舊相當懷念離世的Juan，因為他是家族裡最慈祥、和藹、也很風趣的長輩。雖然Maria一直在為全家準備食

物，但是她並不是個容易相處的人。在家庭聚會裡，她通常獨自一人，總是安靜地等待別人注意她的需要或滿足她的願望。她的女兒們覺得有義務照顧媽媽，但是這對雙方來說，都不是一件愉快的事情。這些「女孩們」總是拿不到訣竅。如果她們做了蘋果派，她說她想要水蜜桃的。如果她們將廚房清理乾淨，她卻嘆著氣說房間裡有灰塵。而醫師們無法花太多時間在她身上，家庭醫療看護又「只是為薪水而工作」，從不體會她的感受。每個人都知道Maria情緒很低落，也都極力勸她向心理健康專業尋求幫助。她又拒絕接受，搪塞說「任何過著像她那樣的生活的婦女都會變得憂鬱。」然而，她今天卻來到你的辦公室，說她的傷心事給你聽。顯然她希望你聆聽她的故事，卻又很肯定地告訴你，你幫不上她的忙。

　　心理動力學模式會如何描述並解釋Maria的憂鬱？就一個理論模式而言，解釋人類行為之基本假設深藏於該理論的核心概念。心理動力學理論的核心概念著重於人格結構之間的互動，以及人與人之間的互動。這些互動是構成行為的基本要素。在下面的章節裡，將會詳細地描述有關人格結構的心理動力學取向、人格發展的過程，以及造成心理失調的機制。同時還會特別強調應用於老年心理運作的理論，並討論評估與治療老年心理問題的方法與取向。

人格：動態的交互作用

　　有關人類的心理動力學概念，強調人格形成時之認知、情緒、動機，以及外在現實的複雜關係。這些高度演化的人類特徵，讓人類在面臨基本的需求時（例如果腹、居所、繁衍後代等），擁有其他動物所不及的優勢。但是，這些能力也被認為是焦慮的來源。譬如說，一旦個體瞭解到生命的微小與脆弱，卻又掙扎著求生存時，就會產生焦慮（Becker, 1973）。

　　內在人格之間的衝突，以及個體與外在世界的衝突也會引起矛盾。心理動力學理論假設，人格由許多核心慾望所組成（例如性慾、動機、情緒等，即弗洛伊德所謂之「本我」，id），加上良知（例如文化禁忌、家規、道德標準等，即弗洛伊德之「超我」，superego），還有理性整合的部份（自我，ego，幫助個體管理慾望與良知間無可避免的衝突），共同運作以滿足個體的需求。「自我」另一個重要的任務還必須調解個體在真實世界的真正需求。發展完備之「自我」是情緒管理的重要調解媒介，因為「自我」能理性地評估情況，決定以最合宜的方式達成個體的需求。Vaillant（1993）在（圖3.1）中整理了各種衝突的來源。就如圖中所示，「自我」，或者稱為「執行者」，位於四個來自內在與外在衝突的中心。

　　不幸地，在真實世界中，焦慮經常在不知不覺中啃食「自我」的功能，使之無法完全發揮功能。在個體受到威脅的狀況下（例如當個體無法信賴「自我」管理慾望時所面臨之

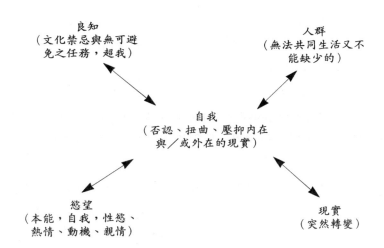

圖3.1　人類衝突的四個來源
資料來源：Vaillant, 1993, p. 29.

外在或內在的危險），就會產生強烈的焦慮，而這種情緒足以
摧毀「自我」之正常功能。

　　因此，由「本我」驅動，受「超我」管轄的「自
我」，又受限於現實，努力地在外力與環境的影響下，以
最有效的方式平和地達成任務；所以，我們就能體會為
什麼我們時常無法克制地咆哮：「生活本來就不容易！」
如果「自我」被迫承認它的軟弱，就會在焦慮的情緒中
失控──與外在世界有關的焦慮、與「超我」有關的道德
焦慮，以及在「本我」熱情慾望下的神經性焦慮。
（Freud, 1933）

　　當個體產生焦慮的情緒時，「自我」就會自動進入稱為

自我防衛機轉（self-defense mechanism）的心理進程（Freud,
1937）。這些機轉處理焦慮的方式為：避免焦慮的出現，而非
直接解決衝突問題。（表3.1）中列出幾種防衛機轉，包括其
處理焦慮之策略，以及應用該機轉的心理成熟度。舉例來
說，「壓抑」（repression）不過就是以「良知」避免無可忍受
的想法、衝擊，及感覺，但卻沒有正面地解決這些想法背後
的真正需要。這些防衛機轉在個體面對立即之威脅或長期之
心理安樂時的實用性都不相同。不過，最不成熟的防衛機轉
對即時或長期之心理健康而言並沒有絲毫益處，而比較成熟
的防衛機轉就可以增進個體的心理健康。

人格發展

　　心理動力學理論強調，「自我」或「自己」的發展能力
會在人與人的互動環境中出現，並且還會演變為截然不同的
形式（如，Sullivan, 1953）。在嬰兒時期與孩提時期早期所經
歷的需求與外在世界的回應，就已經建立了人格的基本形
態。嬰兒時期依賴的基本關係是我們已知的依附關係
（attachment relationships）（Bowlby, 1969）。依附的對象幫助
嬰兒與學步的小兒瞭解外在的世界（如，安全感、信賴感，
以及父母提供的養育）。

　　對所有的人類來說，依附的對象尤其重要，因為無助且
無法獨立生存的人類都經歷過生存引起之焦慮不安。依據該
模式的理論，提供良好之養育照顧的成人能教導孩子：「他
人」是值得信賴的，不但有能力照顧他們的需求，還能提供

表3.1　調適機轉簡表

成熟度	防衛機轉	內涵
病態機轉 （psychotic mechanism）	否認 （denial）	將不愉快的事實忘卻以保護自己
	扭曲 （distortion）	認定幻想的外在事物可以安慰自己，或者內心的慾望是可行的，可以被滿足的
	妄想 （delusional projection）	內心的衝突外顯，將無法接受的動機歸因為自己所幻想他人的怪異行為
不成熟的機轉） （immature mechanism）	幻想 （fantasy）	想像慾望已經付諸實行而達到滿足
	投射 （projection）	內心的衝突轉化，將無法接受的動機歸因為他人可能實現的行動
	疑病症 （hypochondriasis）	將對他人的責備轉嫁到自己身上，並抱怨有生理上的疼痛或不適
	負面性攻擊行為（passive-aggressive behavior）	將內心的慾望轉變成懲罰自己與他人的行為
	行動 （acting out）	直接將潛意識的慾望不顧後果地表現出來，以避免面對慾望之下的情緒
神經性機轉 （neurotic mechanism）	理性化 （intellectualization）	將感覺或相互矛盾的動機從理智中斷絕，並為動機製造合理的解釋
	潛抑 （repression）	直接或間接依照潛意識殘留的動機和情緒行動
	抗拒 （reaction formation）	密集地評估無法接受之慾望的缺點以避免面對思緒與情緒
	轉移 （displacement）	將想法與情緒從無法接受的目的轉換到另一個比較不具爭議的目的上
成熟的機轉 （mature mechanism）	昇華 （sublimation）	將投注在慾望與情緒的能量轉用在比較可令人接受的活動上，並且也從該行為中獲得愉悅感，也不會有不良的後果
	利他 （altruism）	不顧自己的慾望而高興地為他人的需要而付出，並感到滿足
		半意識地將感知到的衝擊或衝突延後
面對 （anticipation）	壓抑 （suppression）	在意識感知到情緒與想法的情形下，有計畫地面對未來的不愉快
幽默 （humor）		以遊戲的心情面對想法、情緒與目的，並讓人或物感到愉快

資料來源：修訂自 Vaillant, 1993; Carson & Butcher, 1992.

超過基本需求的其他需要。這些依附對象提供了世界的基本
信賴結構，「自我」將來的心理發展就是依此而建立
（Erikson, 1963）。相反地，若這些「他人」的行為只是增加孩
子的焦慮或憤怒，不僅教會孩子外在世界不但不可信賴，更
是不安全的，另外也使孩子建立了一個不安全、不可靠之內
在事件的「自我」（Bowlby, 1969）。因此，孩子會依照與發育
初期照顧者的相處經驗來定義他們所瞭解的內在與外在世
界。

　　綜觀整個廿世紀，人格結構的發展與演化似乎只屬於兒
童心理學家的範圍，而他們所關切的，確實也著重於生命開
始的前五年—人格開始建立的時期。的確，兒童時期的經驗
將影響個人終生的心理發展，因為早期經驗會影響個人處理
內在衝突，或調適外在改變的策略與模式。舉例來說，實驗
證明了兒童時期的依附形態影響著成年後的性關係與關心他
人的模式（Shaver & Hazan, 1988）。兒童時期經歷之安全的依
附形態（secure attachment style），在成年之後會表現出互惠
平等之關心他人、親密關係，以及性關係上。而在逃避之依
附形態（avoidant attachment style）中成長的兒童，個人會不
自主地失去接受或付出的能力，或不願意接受與付出，或無
法建立親密的性關係（導致疏離或濫交）。兒童時期建立的人
格形態雖然與後續發展的形態息息相關，不過，許多成年時
期多變的關係卻無法以兒童時期的人格發展來解釋。

成年期的心理發展：老化的進程

近年來，成年期以後的心理發展歷程也是心理動力學家的研究重點。成年人面對任務與危機時的反應會造就心理成長（心理發展），也可能會導致病態心理。Colarusso與Nemiroff（1979）提出七個有關成年期心理發展的假說，這些假說可以視為成年期心理動力學觀點的基本條件（參見表3.2）。這些主張宣稱，兒童期與成年期心理發展過程的相似處比相異處更令人感到意外。換句話說，心理發展的基本結構終其一生都沒有改變。

究竟是什麼雕塑了成年時期的人格發展？以心理動力學的架構來看，成年期的發展過程大致上與刺激—改變的階段任務有關（例如結婚、孩子的出生；Erikson, 1963），與成年期的經驗對人格發展的影響有關（如Jung, 1933），或者與內

表3.2 成年期心理發展的心理動力學模式

假說一	成年時期的心理發展歷程基本上與兒童時期相同
假說二	成年時期的發展是持續的、動態的過程
假說三	兒童期的發展重點主要是在精神結構的「形成」，而成年時期的發展重點則持續「發展」既存的精神結構，以及其「應用」
假說四	成年時期發展的中心概念延續兒童時期的基本發展主題，不過形式有所改變
假說五	成年時期的發展歷程同時受到成年的過去和兒童時期的影響
假說六	無論是成年期或兒童期的發展，都深受生理改變的影響
假說七	成年期心理發展的中心、特殊階段的主題是認知到，並且接受的常態性危機—生命的有限與每個人皆無可避免的死亡

資料來源：修訂自Colarusso & Nemiroff, 1979.

在結構的發展有關，譬如防衛機轉的發展（如Vaillant, 1977;
1993）。

發展階段與任務

　　解釋心理發展理論最有名的是將生命期劃分為不同階段
（stages），並以常見之發展任務（tasks）描述各階段的特色，
尤其是與家庭和工作角色相關的特質（Gould, 1978;
Levinsonet al., 1978）。而Erik Erikson早期（1963）之終生發
展理論模式就是這種階段或任務模式中最重要的一個觀點。
該理論強調，個體在面對生命歷程之重大任務時表現的反
應，就是重建內在世界、轉趨成熟的機會。在Erikson等人最
近（1986）提出的理論架構中，描述了特殊的發展重點
（themes），雖然這些發展重點可能會出現在生命中任何一個
發展階段，但是在生命週期的特定時間點上，內在與外在壓
力會突顯出當時最要的發展重點（表3.3）。當兒童或成年人
奮力地應用人格之優點與弱點以追求生命的任務時，人格的
變動就會使個體經歷這些發展重點。舉例來說，當學步兒童
第一次感受到意志力（will）的能力與挫折時，自主性
（autonomy）在他們的經驗中就會變得十分重要，之後青春期
會再次追求此發展重點，而在老年期又會再追求一次。雖然
在各階段啟動追求發展的事件不同，但相同的是，追求的重
點都是自主性。依照Erikson的說法（1963），面對生命挑戰
時，個體在兩個相對之發展重點間掙扎猶疑，形成個人性格
與美德的可能。若學會在兩個相對的重點間取得平衡，個體
於是發展成熟。

Erikson認為（1963）老年期有一個特別的發展方向：發展出智慧（wisdom）的潛力。當個體到了某個年齡，且他或她感到生命的祥和時，就會將他或她一生中的得意與懊悔整合成一篇令人接受的故事。若在回顧生命（life review）的時候覺得懊悔，個體又體認到生命無法重來，可能就因此出現絕望（despair）的心理狀態。當然，回顧生命並不是首度於老年期出現。就像Erikson其他的發展重點一樣，在生命的各個階段都會出現回顧生命的任務，同時在「自我」之統合（integrity）與絕望兩端的掙扎，不過，一般相信這兩件事發生在老年期有其獨特之發展特點（developmental salience）。

終其一生，個體多多少少會預期老年生命的終結，而且經歷一種「在世上消失」的恐懼，同時經歷一直都存在的行為與限制、選擇與拒絕、實質之能力與弱點的整合過程。以上經歷組成了我們在世界上稱為「我」的感覺。而到了老年期，這些拉鋸關係達到巔峰。老年人的挑戰是：將所經歷但卻尚未完成的生命描繪出來，為往後的生活方式加強自己的智慧，將自己安置在新生代的未來裡，並且接受自己在不停轉動之歷史巨輪底下的位置。（Erikson et al., 1986 p. 56）

當個人仔細回想過去，會極力維持一個完整且連貫的故事，無論過去發生的矛盾事件是否挑戰了故事的連貫性，並且也無須考慮未來的事件，像是個體的死亡。而過去或未來的事件對有智慧的老年人來說，是「有待研究的問題，而不必揣測事件的結果」（Cohler, 1993, pp. 119-20）（參見表

3.3)。

　　許多心理動力學家都支持Erikson模式的基本原則：人類
應用隱藏在人格結構中不同的模式與策略追求他們生命各階
段的心理社會任務。雖然每一個階段的心理課題都不專屬於
該階段（譬如說，重大的心理任務需要一生的努力），但是，
當時的社會需求會使得該階段任務之重要性增加。社會結構
賦予的任務或成年期面臨的危機，事實上挑戰著相同的人格
形態與策略，可能會導致焦慮，進而使處於該發展階段個體
之人格成熟發展，或造成心理退縮。

內在的發展進程

　　其他的成年期心理發展理論，則著眼於內在動機的改
變。Jung（1933）推論，人在中年期會漸漸開始警覺到生命
有其終點，進而引發個人追求未完全發展（underdevelopment）
之人格的興趣。Neugarten（1979）則假設，人們在中年左右
會開始改變計算生命期的方式，由計算經過多少年轉變成計
算距離死亡的年限。由於生活已經穩定，又體認到生命的有
限，人們就會急切地重新檢討他們錯失的機會與自己未知的
人格與潛能。Jung（1933）發現，無論是男性或女性，都傾
向往他們生命的後半期開始變為男女性格兼具，探索自己另
一性別方面的特質。他認為男性會探索他們的女性特質，而
女性也會被自己潛在的男性特質所吸引。舉例來說，慣於掌
握權力的主管可能會在中年開始從事繪畫、園藝，或與家人
建立更親密的關係。外向的人可能會探索他們的內向性格，
從事寫作、冥想，或對引導內在資源的創造性活動產生興

表3.3　生命發展的各階段與發展重點

老年期 57	58	59	60	61	62	63	64 統合與 絕望 智慧
中年期 49	50	51	52	53	54	55 生產與 停滯 關心	56
青年期 41	42	43	44	45	46 親密與 疏離 愛	47	48
青春期 33	34	35	36	37 認同與 混淆 忠實	38	39	40
學齡期 25	26	27	28 勤勉與 自卑 能力	29	30	31	32
遊戲期 17	18	19 進取心與 罪惡感 目的	20	21	22	23	24
學步期 9	10 自主與 羞愧／ 懷疑 意願	11	12	13	14	15	16
嬰兒期 1 基本的 信賴與 不信賴 希望	2	3	4	5	6	7	8

資料來源：修訂自 Erikson et al., 1986.

趣。

　　Gutmann（1987; 1992）將這個議題延伸，提出人格在後半生發生轉變的理由。他認為扮演父母的角色是一項相當吃重的任務，個體在成年期早期的生命模式有制定的標準，就是我們所稱的「性別角色」。他認為夫妻雙方分別扮演兩性傳統的角色其實具有相當的效能。而一旦這種「長期的父母非常時期」結束，個體就能自由地重新開始全方位地發展，無論是男性或女性人格傾向的能力。

防衛機轉的發展

　　心理動力學家提出之成年期發展中的第三個歷程是Vaillant的觀念，他認為防衛機轉在生命週期中成熟。在1940年代，有一個研究試圖檢驗哈佛大二學生防衛機轉的終生成熟度（Vaillant, 1977）。雖然該研究有明顯地採樣問題（例如這些學生都是優秀、富裕的白種男子，在二次世界大戰期間就讀於貴族大學，而且是由哈佛大學院長挑選出之品學兼優的學生），但其縱貫性研究之本質，為我們提供了一個經由深度訪談來觀察人格結構隨時間改變的機會。引導該研究的一個指標問題是，這些在青年期擁有社會最理想之心理發展條件的男性（經濟與教育資源、社會地位與人格優勢），是否會在成年期繼續成熟發展。在何種情況下他們會成熟，何種情況又會阻礙成熟的歷程？特別是他們在經歷成年期之挑戰時，是否會依前述之防衛機轉的成熟順序發展（注意表3.3內各項防衛機轉是以其成熟度依序排列的）？在這些男子分別為25歲、30歲、47歲與57歲時所作的訪談結果顯示，隨著年

齡的增加，他們的確傾向於逐漸應用比較成熟之防衛機轉。對話框3.1中就描述了一個個案發生轉變的過程。

晚年的心理健康

　　心理動力學家通常專注於探討個體面對喪失與退化時，心理功能之病變或維持的能力，鮮少有人期待心理動力學家探討這些心理作用的正面意義。不過，就心理發展的取向而言，人格的動態發展暗示著心理健康的正面意義需要更豐富的定義，而不僅是「無病狀態」而已。心理發展本身就暗示著個體趨向於某種完全、成熟之狀態的過程。是什麼引導著人格發展的方向？有些心理發展學家認為情緒整合與人格成熟是老年族群正向發展的潛力（Butler, Lewis, & Sunderland, 1991; Ryff, 1982）。Vaillant（1993）則認為，「自我」在一生的經歷之後，自然會獲得智慧，就如同防衛機轉漸趨成熟一樣。Kivnick（1993）認為，我們可以從老年人的活力觀察到正向之心理發展，因為存在的意義就表現在每天的活動裡。

　　我們也許可以這樣形容一天的心理活動：個體嘗試在特定的社會與環境條件下，藉由特殊的資源與支持而活得有意義。簡單地說，我們全都在努力以我們擁有的資源做到最好。這份努力與企圖包括發展內在生命能量與能力：一部份在發現與應用外在的資源，另一部份則用於彌補個體的軟弱與不足。（Kivnick, 1993, p. 24）

　　個人的意義也必須在生命週期內完成，以一種連貫的故

事呈現，在面臨打擊與逆境時，可解釋個體生命延續的意義
（Cohler, 1993）。其他的心理動力學家則強調，當心理功能在
有焦慮與喪失的情況下仍舊維持運作，就是個體心理安樂
（mental well-being）的證據（Horney, 1945; Sullivan, 1953）。
換句話說，在面對嚴重之生理功能衰退時，還能維持其人格
的完整性，就是心理成熟的明證。

對話框3.1　心理防衛機轉之成熟

　　Vaillant（1977）描述了一個大研究計畫中的參與者——
Godfrey Minot Demille，一位醫學博士的故事，解釋防衛機轉
在生命中的成熟過程。根據Godfrey在校時的第一份訪談資料
顯示，當時的研究小組一致認為他的性格相當不穩定，而且
也相當不適合他選擇的醫學專業。Godfrey經常進出校園的健
康中心，有超過20次的門診記錄（雖然沒有一次診斷出問
題），以及五次住院記錄。他的主要防衛機轉為疑病症
（hypochodriasis）。在醫療訓練期間，他將重心由生理問題轉
移到心理不適上，當他自醫學院畢業之後，情況惡化至谷
底：他企圖自殺，並住進精神療養院。雖然他花了許多年才
完成令他恐懼的住院實習，不過卻也真的開始關心病人，最
後還開了一間私人診所。他的人格已經成熟得足以應用「對
話」（他的生理徵兆已經被確認為情緒壓力的結果）和「轉移」
（例如，將自己所願所想施予他人）作為主要的防衛機轉。當

他在30出頭歲再度病倒時，Dr. Demille終於有機會接受醫療人員全心的照護，這種體貼的治療方式是他一生從未有的經驗。當他好轉之後，開始認真地接受精神分析，那是一種使其心理功能維持成長的照護方式。最後，他終於能夠全心地照料病患，成為過敏症患者最佳的醫師兼心理治療師。他很快地就能應用「利他」作為他防衛焦慮的心理機轉，也開始參與所有人都會經歷的事（譬如說，結婚、享受娛樂生活）。

心理疾病的發展

　　致力於研究生命各階段特定任務的學者，通常會將晚年生活與失去生活重心相連，譬如說，哀慟親密愛人之離世、失去社會角色、失去生理功能而導致依賴，以及失去改變生命的機會（Busse & Pfeiffer, 1969）。這種以為老化過程的重點在於喪失的觀念，經常造成該領域之新手對老化有錯誤的認知，認為老年族群罹患憂鬱症的比率特別高。但是，老年族群之憂鬱症臨床病例數相較於大部分成年族群，實在少得令人意外（參見第八章）。老年時期的發展任務顯然無法解釋心理疾病出現的原因。

　　心理動力學理論指出，造成心理疾病的原因應該來自內在因素而非外在因素。因為老年人所經歷過的外在事件或是因老化而來的挑戰，相較於出現精神徵兆之成年人所經歷的，實在多得太多（Gutmann, 1992）。心理病理學

（psychopathology）的病原學假說推測下列（或更多）的因素造成心理疾病：1）晚年的喪失讓個體再度經歷兒童時期的重大喪失經驗（Gutmann, 1992）；2）一個未完全開發的自我，或是不成熟之心理防衛機轉都會讓個體失去面對晚年心理挑戰的能力（Vaillant, 1993）；3）失去生理、認知，以及情緒的功能，再加上個體越來越老，無形中哨食了「自我」的功能；以及／或4）個體一生的事蹟無法有意義地與老年期的生活事件或改變相整合（Cohler, 1993）。

喪失

傳統精神分析理論認為，喪失（losses）若激起個人在兒童期失去，但又未解決的強烈挫敗感，對老年人來說就會成為極嚴重之心理威脅（Bowlby, 1980）。該理論強調兒童期之喪失對精神內在結構的形成絕對有負面的影響。尤其是缺乏依附的對象，特別容易引發幼兒強烈的挫敗感，進而擊潰其適應能力。結果，如此不穩定、缺乏安全感的世界所引起的焦慮，會在幼兒心底刻下一道明顯的傷口，可能永遠也不會痊癒，或者會留下情感性的傷疤。心理防衛機轉可能會保護個體免於憂鬱症的侵害，直到某一天，心理結構中的防衛機轉無法承擔生活事件或太過沈重之任務所帶來的負荷為止。

精神分析理論假設，人在晚年之重大喪失會使人特別容易再次經歷兒童期的挫敗經驗，而引起無法控制的情緒（Gutmann, 1986）。當個人因為失去重要之依附對象而哀慟，就會再度經歷兒童期的喪失。該模式預測個人將出現機能性的退縮（regression in function），而形成某種程度的心理病

變。喪失模式在生命週期的最後階段顯得相當重要，在這個時期，社會與生理功能喪失的情形相當普遍，而在老年時期的早期反而不會引起問題（Gutmann, 1986）。

就該喪失模式的說法，兒童期早期的創傷會形成永久性的人格傷瘢，到了晚年，這個傷口就特別容易出問題。Gutmann（1986）以免疫系統的功能類比喪失的侵害與人格結構抵禦的關係。病原（喪失）只有在免疫系統（人格結構）功能低落，對病原易感的時候才具有侵害性。對那些曾經以不成熟之人格結構適應早期喪失的個人來說，晚年生活發生的喪失特別致命。因此，一個未完全開發的自我，會加速老年期之喪失引起的心理病變。

Maria Jiminez事實上在成年期並沒有對孩子付出太多的心力，這讓心理動力學的臨床醫師認定她在兒童期也沒有接受到足夠的關愛，因此使她無法發展出成熟之「自我」。果然，Maria是家中九個孩子中的老六，不但家境貧困，父母又忙於操持家務。她的母親在她出生後重病了幾個月，把她交給僅八歲大的姊姊照顧。這種在關鍵時期（critical period）長期且全面地失去父母關愛，阻礙了她在依附關係方面的發展。Maria總是在尋找照顧她的人，但卻很少付出關愛。

未完全發展之自我與不成熟之防衛機轉

終其一生，若個體之內在心理結構無法支援其適應，那麼，發展任務就會顯得特別困難。Erikson（1963）在他的連

續任務模式（model of successive tasks）中提出，那些無法控
制前一期之發展挑戰的個體，在面對下一次任務時，其適應
力就不足以承擔該挑戰。如同前面討論過的，Vaillant指出那
些在青年期應用較原始之防衛機轉的男性，晚年的遭遇就比
較悲慘。關於女性方面的數據，目前也有證據顯示，男女兩
性若在生命週期中發展出成熟之防衛機轉，晚年生活就會較
健康（Vaillant, 1993）。

　　Gutmann（1987）在提出父母關愛對心理發展之限制的
理論時，採用常態發展歷程以解釋成長的障礙。心理發展受
阻的成長過程，即使是像父母關愛這麼「一般」性的原因，
仍然會對心理健康造成不良的影響。當剛邁入老年期之成人
急切地盼望發展未完全開發的「自我」時，他們就會發現，
屬於個人的事蹟（或是描述他們之自我定位的故事）其實受
到未整合之自我威脅的迷思影響（例如自己的弱點）。瞭解了
新的自我需求，以及將這些部份整合入過去完整事蹟所引起
的焦慮，會使個體產生病理性反應，像是焦慮、憂鬱，或更
原始的精神反應（psychotic reactions）。

　　　Maria為了保護自己免於危險的世界，以及無法受到
　　照料的恐懼，採用了原始的防衛機轉。她經常將自己的
　　感覺投射在家人與鄰居身上，大家都知道她患有疑病
　　症，也常以負面的攻擊行為表達她的憤怒。她的孩子們
　　都知道不要直接與她爭辯其對真實世界的觀感，不然她
　　就會退縮迴避幾天，然後出現另一種身體不適的症狀，
　　理由只是因為「家人給我壓力」。在她丈夫過世之前，她

的生活其實過得相當不錯，因為她順利地嫁給一位溺愛她的照顧者，時常給予她無限的溫暖與愛情。就像孩子們都瞭解的，他是「給予者」，而她是「接受者」。Juan從未埋怨過，但是孩子們可以看出，他時常因為她希望掌控情況以確保自己的需求而感到挫折。在丈夫過世後，Maria的表現就像一個失去強壯依靠的小孩。

失去自我的補償心理

心理動力學家描述了許多伴隨老化而來的經歷，像是失去體力、失去認知能力，及活力對個人產生之破壞性影響（Gutmann, 1992）。日漸消失的能力與活力正侵蝕著自尊（self-esteem），迫使個人為其所失去的尋找替代或補償。若環境條件不足以維持「自我」的功能，意志不夠堅定的老年人就可能會應用補償機轉，表現出一些病理性的行為，像是不斷地陳述過去輝煌的事蹟，或者將自己所失去的怪罪在他人身上。然而，若環境能支持個人，即使再脆弱、再空虛的老人都可以從中獲得理性、堅強的自我。的確，支持性治療與非專業所能及的介入法（譬如親切的訪問）都具有一個概念性的目的，就是為脆弱的「自我」提供外在的支持。

在Maria的丈夫過世後，她的生活環境裡頓時失去足以維持其心理運作之照顧活動與心理結構。即使她不斷地責罵女兒做得不夠，也無法讓她覺得好過些，反而讓她脫離現實，更加認定世界上沒有完美的保護者。她認為，如果她能夠看住女兒們的表現，她們就會將她照顧

得很好。

失去保存或確立一生事蹟的能力

老年期是個人面對他或她整合畢生價值與意義的艱難時期,不但要能將一生的事蹟連貫,內在精神也必須與整個故事相符(Cohler, 1993)。Erikson的理論認為,當個人驚覺到生命的結局原來尚未定案時,就會刺激個人回顧生命,並檢視過去所作的選擇。Cohler的說法是,當個人意識到自己終將離世,就會急切地想完成與過去章節相連的生命篇章。

> 所謂老年的智慧乃是由維持過去事蹟之連貫性的能力所組成,包括對過去的記憶、現在的經歷,以及面對未來需要解決的課題。問題並不在於老年人是否能夠領悟到智慧,而是當人格統整能力喪失,以及感覺到一生事蹟只剩斷簡殘篇等共變因素的干擾時,個人是否有能力繼續維持其經驗的整體連貫性。(Cohler, 1993, pp.110-20)

Cohler更進一步假設,成年期早期的人格結構並不足以使個人在老年期將經驗與期待整合成為個人的畢生事蹟,而是必須經過真正之「心理發展轉換」(developmental shift)。舉例來說,當一名野心勃勃又苛求人的婦女,在退休後無奈地選擇擔任義工負責人以逃避照顧體弱丈夫的責任,但她也因而陷入沮喪的情緒。儘管該婦人口口聲聲說她滿足於目前以照顧他人為重的生活,但是她卻很辛苦地讓自己接受事實:長年苦心累積的主管經驗現在毫無用處。若問及她生命

之價值與意義的來源，她很清楚地知道，她與丈夫之間的關係最為重要，但是她在社區的服務工作也是她認同自己的一個重要部份。心理治療師鼓勵她保留一或兩件社區的工作，讓她既不會完全與世界脫節，又不致於影響她照顧丈夫的義務。她也注意到，增長的年歲也逐漸限制了她在社區的活動，不過，她比較能接受漸漸地淡出而不是突然中斷所有的活動。就這樣，她在照顧工作中所得到的肯定感，同時因熟悉的社區服務角色，以及較生疏之照顧丈夫的角色而保留下來。我們觀察到，當該婦人願意改變在社區服務機構中所扮演的角色時，她的心理發展就出現了「轉換」。雖然之前她認為自己必須做一名領導者，不過當她意識到在工作團體中要繼續維持有意義的身分時，她就必須將「權力轉移」視為首要責任。

若個人之心理轉換無法成功地與其過去事蹟維持一貫性，就會出現性格分裂（personal fragmentation）之心理病理特徵，個人可能會漸漸地出現精神病思考模式，以及抑鬱或安靜型的焦慮。這樣的分裂來自於「自我」無法維持自己或自身事蹟的連貫。以Erikson的用詞來說，就是當個體面對生命尚未完全表現前就要結束的現實時，「自我」欠缺整合的能力。

Maria的青春期與青年期簡直就是灰姑娘故事的再版。Maria生長在婦女也要勞動的貧困家庭中，後來被吸引人的王子拯救，而這位王子是唯一認出她公主真正身分的人。但不幸地是，他將她帶往一個小鎮的藍領階級

家庭，而不是夢幻中的城堡。因此，她的失望決不會讓
公主輕易地原諒他。她認為如果外在環境的條件不對，
這個世界永遠也不會知道她究竟是何許人物，現在，真
的無法知道了。今天她不但是個老去的公主，她的王子
也已經不在人世。沒有人以該有的方式對待她，如果她
不要求多一些，他們全都敷衍了事。Maria認為她深陷在
錯誤的童話故事裡，而這個故事中邪惡的同父異母姊妹
永遠都看不到她公主身分的美麗。對Maria來說，老年故
事裡應有的：滿足於過去的小康生活、平心面對溜走的
機會，以及有限的成就等等，似乎是另一個世界的語
言。

評估方法

　　心理動力學家與臨床醫師著重於評估內在的人格結構：
信念、一生的事蹟、情緒反應、價值觀、意義，以及內在人
格結構藉由行為模式的表現。心理治療師主要由兩方面來推
測個體之人格結構：病患談論他或她生活方式的態度，以及
病患將其推論的世界運作方式（與應該運作的方式）投射在
治療師身上的互動關係。個人生命週期中的心理發展歷史
（developmental history）是評估個人內心世界的起點，其中包
括發展的階段、任務，以及發展重點（Nemiroff & Colarrusso,
1990）。在假設早期發展會限制未來發展之模式理論下，兒童
期早期的經驗顯然具有相當的重要性。發生在所有早期經驗

中的事件，創傷，以及依附關係又顯得特別重要。而取得個
人發展歷史之過程，可能就會引發個人對生命的回顧，使病
患特別注意到過去錯失的良機、差勁的選擇，以及未實現的
計畫。因此，在蒐集病患過去背景資料（發展歷史）的同
時，也使治療師有機會洞察病患如何以複雜的情緒與細想連
貫之生命故事或事蹟的能力來回顧自己的一生。

　　這個評估過程也可以看出病患尋求心理治療的理由。
King（1980）認為下列的因素是成年人尋求治療的一般原
因：1）害怕失去性功能；2）害怕失去工作效能；3）擔心退
休；4）因小孩離家而對未來的婚姻關係感到焦慮；5）意識
到老去、生病，以及失去自主性；6）體認到死亡是無可避免
的。到目前為止，並無證據顯示年輕人與老年人尋求心理治
療的理由有任何差異。然而，不同的生活背景很可能會造成
個人一生發展重點的重要性不同。

　　投射試驗技巧（projective testing techniques）是心理動力
學家常用的一種評估潛意識的方法。投射試驗技巧提供多個
模糊不清的刺激（例如圖片、墨漬），受試者必須以其基本人
格特徵組成他們的反應，這些特徵包括了防衛、扭曲、「自
我」的能量等等。這些刺激物通常是標準化的，而受試者的
反應形式一旦確定了之後，就可以與常態數據進行比較。有
些投射試驗工具發展出複雜的計分系統（例如羅夏克測驗
〔Rorschach test〕的Exner評分系統；Exner, 1974, 1984），但
是有些如「畫一個人」的測驗則完全依直覺，或臨床經驗來
評估結果（如Groth-Marnat, 1984）。老化之投射評估試驗
（Starr, et al., 1979）是專為老化相關反應而設計的。圖片卡反

應出老年人日常活動與人際互動的模式（如圖3.2）。然而，
這種試驗並沒有統計上之常態或標準化的評分系統。投射試
驗的爭議性雖然很高，但在臨床，或心理學研究上仍因各種
理由而有採用的必要（Hayslip & Lowman, 1986）。

　　評估方式的另一個重心是病患的洞察能力（capacity for
insight）。心理動力學的治療方式依病患對他或她自己人格的
洞察，幫助治療師認清病患之人格結構，以及影響行為和自
我感知（self-perception）的心理歷程。因之，洞察力是決定

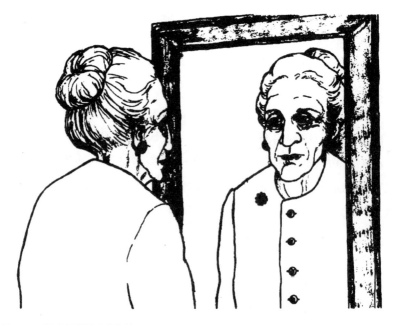

圖3.2　投射測驗刺激範例
資料來源：Starr et al., 1979.

治療介入法（therapeutic intervention）之型式與重點的關鍵。
若病患的洞察能力不足，就需要支持性較高的治療
（supportive therapy）方式，而比較不適合洞察力導向治療
（insight-oriented therapy）——種以改變人格爲目標的治療方
式。基本上，洞察力與防衛機轉之成熟度相關，擁有較不成
熟之防衛機轉的個人就比較缺乏洞察力，也就是說，該病患
較需要支持性治療，同時也需要較長的治療期才能達到成熟
的發展階段。

　　爲了分別個人之心理疾病與人格上的弱點，心理動力學
治療師希望能評估個人之生命能量。Kivnick（1993）建立了
一套訪談表格，專用來蒐集有關個人生命能量的資料。
Kivnick利用一份縱貫面研究與老年受試者面談的經驗
（Erikson et al, 1986），建立該測量工具，用以反映老年心理運
作典型相關之溝通方式與發展重點。設計這套訪談表的用意
在於誘導出心理發展之積極面，就是Erikson之心理發展各階
段應出現的成長。表3.4摘錄了該訪談表的部份內容。有關人
格積極面的資料會被用來確立「自我」之生命能量，以及人
格發展尚未健全部份的發展資源。

治療方式

　　老年心理動力學治療的目的在於：1）養成個人洞察力；
2）修正人格結構；或，3）建立更成熟的防衛機轉（Newtin
et al., 1986）。但是，當改變人格結構所必需的洞察力，因人
格異常（personality disorder）或認知退化（cognitive

表3.4　生命力訪談指引－摘錄

前言
你生命中的：
　…最有意義的是？
　…讓你感到充滿活力的事？

希望與信心（信任與不信任）
在你的生命中，是什麼帶給你希望？
道德信念與價值如何融入你的生活？

任性、獨立與控制（自主與羞愧／懷疑）
在你生命中哪一部份是最重要的，而你仍然擁有主導權？
何種控制慾最容易放棄？若你堅持握有主控權，什麼是最重要的？

關心與生產力（生產與停滯）
何人，或何事是你最關心的？
你如何表達你的關心？
近來，你可以依靠的人是誰？誰又依賴你？

資料來源：Kivnick, 1993.

impairment）而無法建立時，支持性心理治療（supportive treatment）於是成為替代療法。一般來說，老年人之治療歷程和接受精神分析或心理動力治療之年輕人所經歷的，其實相仿。

支持性治療

如同前文討論的，個人在成年期常用來防衛重大焦慮之心理補償結構，到了敏感度較高的老年期可能就不足以提供相同的心理保護。但是，有兩種治療介入法有助於恢復個人之心理防衛機轉。心理治療師可以提供保證、安慰，以及確定支持個人的「自我」。另外，環境也可以更多的外在支持以維繫日常機能的運作，譬如強化記憶力，或降低生活環境之

要求（包括地面樓層的居住空間），以避免個人時常想起自己的無能。舉例來說，支持性治療就適用於人格結構異常的老年人，或者是過於防衛以致於無法建立洞察能力的長者，甚至適用於那些防衛機轉不足以彌補各種「自我」之內在或外在威脅的老年人。更明確地說，支持性治療可應用於早期認知退化的老人，或是髖關節骨折等病患，即無法維持其競爭性與獨立性之「自我」的個人。基本上，當環境無法改善或不足以使個人建立「自我」之功能時，支持性療法應該是最適當的治療法。

　　由於「自我」之運作功能會因老年期的各種喪失而破壞，因此，支持性治療就有最佳的開始時機，而且在「自我」重新獲得力量，並能接受自我深入探索的工作時，療程就會轉為洞察力導向的治療（Gutmann, 1992）。一旦「自我」夠堅強，能重建心理補償結構，或者，當環境能提供更多維持基本「自我」功能之外在支持時，支持性治療就可以結束，或是將治療目標轉移至建立心理發展的重心上。

　　Maria Jiminez是公認為接受支持性心理治療的最佳候選人。因為她的洞察能力可能有相當程度的缺損。她長期以來都採用不成熟的防衛機轉面對焦慮，而現在的低潮則是環境無法繼續支持其心理狀況的反應。當她變得越來越依賴他人，她就顯得更沮喪，除非環境能給予她足夠的支持。支持性治療也許能幫助她調適自己是個流浪在外地，沒有人認出來的公主。若Maria能由治療師處得到充分的鼓勵，她的「自我」也許就能夠投入比較

不具破壞性的人際關係。舉例來說，Maria雖然視治療師
的鼓勵為理所當然，但是她也許會因為心情好而減少對
女兒們的言語苛責。

心理治療歷程

　　就如青年人的心理治療一樣，醫病關係（patient-therapist
relationship）是治療的主要工具。傳統精神分析理論認為，
治療應包括使病患克服拒絕改善病情的態度。一般相信，這
種抗拒的態度源自於避免個人意識到潛意識的力量原來是引
起焦慮的來源。克服潛在的抗拒需要病患長期投入談話式治
療，因其能在過程中意識到他或她原來一直不斷地與治療師
發生衝突。移情（transference）就是形容病患將內在衝突投
射到治療師身上的辭彙。

　　心理動力學家認為「移情」是病患將某位重要人物投射
在治療師身上的過程，而病患對人類及其互動之基本信念的
建立，來自於病患與這位重要人物（例如父母）間的互動
（Butler & Strupp, 1991）。這類投射不但建構於病患與治療師
之間的真實互動關係，也建立在病患對此關係之功能的期望
上。人際關係治療師（interpersonal therapist）也強調，病患
的移情投射顯然深受治療師的影響，而會將互動關係具體
化。也就是說，治療師對移情投射的反應，在某些方面來說
更強化了病患的人格結構，因為病患的投射取自於特定的、
類似的與他人相處之經歷。因此，人際關係學校
（interpersonal school）更加重視醫病關係間定期的、雙向式的

互動，而不再只重視病患對內在事件反應之傳統精神分析理論（Butler & Strupp, 1991）。

　　將這些理論應用於老年族群之治療，不但著重於內在動力學，也強調人與人之間的關係。人到了晚年，大多數會尋找新的適應方式以面對心理創傷、限制，以及人格結構的能力。然而，老年生活的危機會破壞這些個人熟悉的、似乎有一些效果的運作模式。舉例來說，「自我」的正面扭曲能力也許能保護「自我」免於絕望的恐懼，直到有一天，老化使這種防衛機轉消失，留下「自我」面對焦慮的惶恐。

　　值得一提的是，Newton等人（1986）認為醫病關係對那些孤單的獨居老人具有莫大的影響力。這些老人經由一個全心投入、十分關心人的角色身上獲得自我的確立。然而，對許多老年病患來說，這種來自於移情作用的關係，才是使治療得以進行的原因。移情的過程可能相當複雜，因為對老年病患來說，他擁有一生的人際經歷可以投射在治療師身上。治療師可能被認為是他或她四十年前的情人、父母、孩子、孫子，或某位重要的精神導師。治療師應該去辨認病患「神祕的內在年齡」，因為那才是產生移情投射的關鍵（Berezin, 1972）。這個年齡可由治療師與病患在投射互動中的細微表現中看出來。

　　反向移情（contertransference）指的則是治療師將自身感覺投射到病患身上的過程，這種投射也是基於實際的互動，但卻來自於治療師本身從前與某位重要人物相處之概念與情緒結構。反向移情若發生在治療老年病患的過程就會顯得相當複雜，因為治療師通常比病患年輕，也尚未經歷過病患的

年紀或心理發展階段（Knight, 1996）。而當治療師必須面對
自己因老化、死亡，或眷戀肉體產生之焦慮時（Newton et al.,
1986），從前的發展經驗可能也就會表現在治療關係中
（Grotjahn, 1955）。

　　在心理治療的過程，醫師會應用各種方法或技術來激發
個人的洞察力，以使心理狀態進入前述的發展歷程。生命回
顧或回憶錄是一般常用來協助病患整合生命經歷成爲一篇連
貫故事的方法。病患可能每隔幾年就會因經驗不同的生命回
顧歷程，而在治療期間改寫他或她的故事。傳統的策略，如
解夢與矛盾探索也是常用於治療老年心理的方法。

　　當以心理動力學理論治療脆弱的老年人時，確認病患克
服弱點之能力就成爲心理治療師的重要任務（Newton et al.,
1986; Gutmann, 1986）。「自我」被擾亂的個人可能需要治療
師舉起一面反射病患人生的鏡子，讓老年人容易看出支撐其
一生之力量與資源。治療師幫助病患重新拾回生命的希望，
這個過程一如往常讓漸漸失去能力的脆弱「自我」獲得鼓
舞。有時候，治療師還需要鼓勵特別消沈的病患投入自我提
升（self-enhancing）的活動（例如爲家庭成員講述過去的成
就），以重獲過去神采奕奕的樣貌。

評論與總結

　　人格之心理動力學理論基本上是在質化研究與臨床研究
之背景下接受檢驗的。直到目前，針對人格之心理動力學取
向的批評主要還有兩大重點：1）該理論本身並不容易以實驗

室方法檢驗；2）心理動力學各派別理論的分野並不明確。許多心理動力學之核心理論都與潛意識之運作有關，使這些理論難以藉由實驗室檢驗獲得支持。但是，近年來的努力已經證實，認知過程的運作不在意識控制焦慮的範圍內，進而支持了心理動力學的核心理論（如Greenberg et al., 1994）。事實上，心理動力學理論數十年來已經發生演變，不但複雜性增加，理論假說之驗證難度也增加。

不過，儘管心理動力學理論的基本主張缺乏實驗室的研究證據，卻有越來越多的治療成效研究顯示其有效性，包括老年病患的治療。控制治療結果之研究（controlled outcome studies）指出，短期的心理動力治療與認知行為治療法（cognitive-behavior therapy）（Gallagher-Thompson, Hanley-Peterson, & Thompson, 1990; Thompson, Gallagher, & Breckenridge, 1987），或藥物治療（Sloane et al., 1985），對成年人之治療效力其實是相似的。而老年病患對短期心理動力治療的反應與中年人一樣好（Reynolds, Frank, Kupfer et al., 1996）。傳統之精神分析法雖然在臨床報告上有許多成功治療老年病患的文獻，卻一直未經過這一類嚴格的臨床試驗（參見Rechtschaffen, 1959的早期精神分析理論之回顧）。

總結來說，心理動力學模式適用於所有的生命階段。由治療師密切注意早期事件、目前喪失，以及醫病關係對病患之持續性影響，該理論架構為人類行為提供了深度的概念。該理論模式在實驗證明上的立場比較薄弱，但發展心理學、社會心理學，以及人格心理學家都已經開始提出可驗證的假設。由於心理動力學強調潛意識的歷程，所以，治療師都不

傾向採用自陳報告（self-report）作為評估工具。而治療師對
病患的評估，決定於不斷由治療過程之基本結構（例如移
情、抗拒等）所演繹的行為。治療成效研究已經顯示短期心
理動力精神治療的有效性，但是，傳統之精神分析治療卻尚
未有控制結果研究的報告。心理動力學理論試圖以檢驗人格
特徵與處理喪失的策略，解釋老年族群對老化過程之反應的
多樣性。若與其他治療方法相比，以短期心理動力治療老年
病患的效果並無差異。

4

行為模式理論

　　護理之家的職員對Anna Tweed的行為感到十分困擾，因為她經常跑到護理站來問問題。即使他們回答了她的問題，她仍然不願意離開。職員試過轉移她的注意力，但她總是過了幾分鐘之後，又回到護理站。護理人員都抱怨Anna在他們整理記錄或回電話時不停地在一旁說話，讓他們覺得很困擾。職員都瞭解她患有嚴重的記憶問題，但是他們卻不曉得該如何讓她不再反覆詢問同樣的問題。

　　Joanna Jenkins在女兒的勸誘下，來到心理健康門診。她的女兒相當擔憂母親的問題，並且對此感到相當無力，因為她母親對生命的態度相當消極，什麼都提不起勁。Joanna自己並不認為你能改變什麼，因為她不覺得她有什麼問題。她覺得自己就是老了，只能靜候死神的降臨。

引言

　　行為模式理論一如其名地將注意力集中在行為（behavior），而捨棄無意識的動機或生物性因素（Kazdin, 1975）。一般相信，行為本身受控於環境事件（events）與線

索（cues），直接反映在學習理論有關行為之獲得（acquisition）、表現頻率（performance rate），以及特定行為消失（termination）的論點。雖然該模式的重點在於可觀察的行為，但是有些非外顯的事件（如思想與感覺）同樣適用於學習理論，因此也可以經由行為改變技術加以修飾。

　　行為模式強調實驗科學研究的優點，並以實證主義的思維建立評估方法與治療介入法。行為主義的心理健康工作者經常大量引用那些證實介入法之效力的實驗報告——這些介入法的影響都經過嚴格的科學評估（就是包括控制組之實驗設計）。單一受試者實驗（Hersen & Barlow, 1976）與群組研究一樣，需要考量實驗設計之有效性與行為介入法之評估。

　　有關老年族群的行為介入法文獻包含了各種行為，像是自我照護（self-care）、社交活動（social interaction）、記憶和語言、健康照護、破壞性行為（disruptive behavior）、憂鬱、焦慮，以及性行為失調等（Gallagher-Thompson & Thompson, 1996; Wisocki, 1991; Zeiss & Steffen, 1996）。雖然許多已發表之單一受試者實驗設計（single-subject designs）的文獻採用不同標準的研究方法，但是也有越來越多的單一受試者研究與組間比較研究（group comparison designs）採用相同的研究標準。實驗的結果相當清楚：許多被認為是因老化產生的行為，事實上是可以在改變環境背景的情境下加以修飾。行為矯正計畫的施行效果在收容生理機能低落之老年人的機構裡，也許是最戲劇化的。但是我們通常無法評估或呈現這些效果的持續性，以及不同環境下的普及性，因此，在設備與人員無法維持密集性計畫的現實條件下，行為介入法的應用

層面就很有限。還有，要將行為介入法融入真實世界的環境相當具有挑戰性，因為需要密集地評估與回應個人的行為，並評估行為的結果。

行為學之評估法與介入法的重心通常都放在可觀察的行為上－也就是人們所表現的外顯行為。許多行為學家都採用認知行為取向，因為他們主張認知在調控環境與行為關係的功能上佔有重要地位。這些可觀察之行為特徵與其他模式的重點相當不同，那些與病患有關，卻無法直接觀察的特徵包括動機、慾念、傾向，以及無意識的歷程等。行為學家在環境中觀察人類的行為，因為「行為」是生物體在特定環境下，為滿足其需求所產生的適應反應。

行為學家描述人類行為的原則，將行為與生物體在環境中可獲得之資訊連結在一起，尤其是行為表現後的訊息。前項資訊指的是生物體在表現目標行為前可獲得的資訊，後一項指的則是行為發生後所帶來的新訊息。傳統的學習理論（traditional learning theory）為人類行為表現之獲得與維持提供了兩個解釋：古典制約與操作制約反應。古典條件制約（classical conditioning）的定義為，原本無意義的中性刺激（neutral stimuli）在引發一個自然刺激（natural stimuli）後產生反射（reflexes）或自主反應（automatic response）。在Pavlov最著名的實驗中，讓狗兒學會在鈴聲響後流涎（因為鈴響後立刻會出現食物），他因此創造了兩個辭彙－自然刺激與條件化刺激（conditioned stimuli, CS）。非條件化反應（unconditioned response）是因自然刺激（或非條件化刺激）產生的反射或自主反應。當中性刺激（此時已成為CS）在非

條件化刺激（unconditioned stimuli, UCS）不存在的情況下也能引起目標反應時（譬如說狗兒流涎），就稱為古典條件制約。當Pavlov的實驗狗兒只聽到鈴聲（CS）就會流涎時，該目標反應就稱為條件化反應（conditioned response, CR）。古典制約理論以條件刺激控制行為的實驗，解釋了為何生物體在中性刺激後會表現出行為。

操作制約（operant conditioning，又稱為操作型學習理論，operant learning theory）則認為，行為的獲得與表現受控於一連串的行為結果（Skinner, 1953）。增強物（reinforcement）的原則強調，行為表現後若緊接著有正面的事件發生，則行為出現的頻率將會增加。這種正向的經驗事件，若能增加行為表現的頻率，就稱為增強物（reinforcers）；而降低行為表現頻率的負面事件，則稱為懲罰（punishers）。老年護理之家的住戶會因為表現自我照護行為後，立即受到護理之家工作人員的注意，或其他隨即發生之正面結果，而學會增加該目標行為的表現（參見Wisocki, 1991的回顧性文章）。

隨著行為理論的進展，我們也就越來越明白腦與行為之間的關係有多麼複雜，而需要比古典制約理論或操作型制約理論更詳盡的解釋。有幾個認知行為取向的理論描述了不同之認知歷程如何影響行為的獲得與表現，例如期望（expectancies）、內化規則（internalized rules）、表現標準（performance standard）、自我指導（self-instruction），以及心像（imagery）等（Bandura, 1977; Mahoney, 1974）。

認知治療理論學家已經將認知行為理論直接應用於心理

健康問題的治療，包括Aaron Beck及其同事。他們的工作重點在於引起情感失調（例如憂鬱和焦慮）之思想扭曲（thought distortion）（Beck, Emery, & Greenberg, 1985; Beck, Rush et al., 1979）。這些理論學家與臨床醫師定義出引發並維持心理失調狀況的假設：個人擁有一套不正確之特殊世界觀及其相關的扭曲思想。Beck與其他學者發展出重建認知型態的介入法，能改變憂鬱患者典型的思考模式，產生較具有適應性、較實際的自我、世界，以及未來觀。

心理健康

　　行為模式理論該如何定義「心理健康」？就技術層面來說，該理論並未提供精確的定義。行為學家之工作重點在於「適應」，即個人在環境中有效地尋求自己需要的能力，並尋找一個比「心理健康」更恰當的辭彙。在特定之相關環境中若能表現出符合個人之生理、社會，以及情緒需求的行為，就稱為適應（adaptation）。個人若無法有效地達成自己的需求，就會出現生存問題。有以下三個原因可能導致個人適應不良：

1. 他們學得錯誤的適應行為或態度；
2. 因為學習環境太差而無法學得有效的，或適當的行為或態度；
3. 對環境結果產生錯誤的反應，或是自律不夠。

　　認知行為學家必須在個人的沮喪，以及判斷是否能適應

當前環境之間找到平衡。當個人無法達成他或她的目標（包括以標準或期望型式呈現之內化目標）時，就會感到沮喪。舉例來說，當無法達到所設定之完美標準時，沮喪的個人就會表現出常見的問題—負面的自我評價（self-evaluation）。也有一些目標純屬認知層面。總結來說，認知行為學家以個人的適應和沮喪程度來評估心理是否健康。

本章開頭所呈現的兩個例子，顯示了以多重標準定義疾病的意義。Anna Tweed並非沮喪得異常，只不過她表現出無法適應環境的行為。或者，事實並非如此？也許她不斷問問題的行為只是要吸引職員的注意，以獲得護理之家所欠缺之人際互動與認知型刺激。她的行為對職員來說較具有破壞性。當然，為了醫療機構本身之利益而介入個人行為的做法的確堪議，所以一定要小心謹慎地評估。Joanna Jenkins則是一個沮喪但卻不尋求幫助的例子，因為她並不相信任何人可以幫助她。她的行為也算一種適應不良，由於她精神不繼，使其不再嘗試滿足自己的社會需求。

老年的心理健康

有關老年心理健康的定義，也和其他族群的一樣——為達成需求而適應環境。然而，因為所經歷的前提與結果，前提—行為—結果的偶然關係，以及個人的需求可能會隨年齡增長而有所改變。在比較年輕的老年族群（約六十歲到七十歲初），他們的生活環境與可能遭遇之偶發事件和中年期比較相近。當年齡再大一些，生理機能的喪失可能就會迫使活動

減少、感覺變遲鈍，並需要改變居住環境成為適合老年的生活空間，以符合當時的需求。

　　改變生活環境可能只需要改變生活中之前提與結果即可，或者可以增加或減少偶發事件的次數或頻率。舉例來說，由郊區的房子搬入老年綜合大樓公寓，也許能豐富老年生活中的社會刺激，也或許能以穩定且具有正增強效果的社會關係，改變老年人的社會人際關係。換句話說，大樓裡其他的100名住戶也許無法替代失去聯絡的舊鄰居與密友。

　　生理上的疾病可能會限制虛弱的老年人所能參加的活動。活動力降低、視力與聽力衰退，或是認知功能受損，都可能改變老年人對偶發之環境事件的反應能力。但是老年生活也解放了社會對青年期與中年期的角色要求。這種自由也許能增加老年人對環境刺激的反應，也可說明為何甫自工作結構中解脫的退休族群會對鄰居和朋友比較友善。

　　偶發事件的模式也可能會發生改變。正增強性質之偶發事件可能會改變，如此一來，個人就需要另一套截然不同的行為模式，以獲取相同的環境反應。舉例來說，一位年輕貌美的女性所獲得的正增強（受到注目），可能在她年紀漸長，失去文化標準所定義的美貌後就消失了；除非，她學會其他吸引人的行為。

　　Bales與Bales（1990a）認為老年人表現出高度的適應力與行為可塑性（behavioral plasticity）。我們回顧早期的行為研究，那些經常被視為老化之典型行為，實際上受控於環境的偶發事件。Bales與Bales更進一步認為，老年人會很自然地以一種可預測的方式，去適應自身能力或環境的改變，這個過

程反應了心理健康的適應力。他們特別強調，老年人本性即具有競爭力，可以補償他們所失去的功能，或用以抵抗惡劣的環境。適應的過程與「帶有補償作用之選擇性趨於完美」有關。然而，一個關於依賴性行為（dependent behavior）適應力的病例需要我們仔細地檢驗，這種行為在長期看護機構特別常見。

　　護理之家的生活為某些老人家帶來嚴重之適應力與心理安樂的挑戰（Smyer, Cohn, & Brannon, 1988）。像護理之家等醫療機構，其能提供的自然增強物確實不多，因為這些機構有排定的日常生活方式，包括盥洗、更衣、就寢時間表，以及用餐時間和餐點選擇，甚至還有計畫地安排社交活動（Goffman, 1961）。於是，護理之家的老年人不但生理方面之功能退化，其認知功能通常也會受損，這使他們更加無法享受娛樂生活，也限制了他們回應環境偶發事件的能力。這也許是護理之家的老年憂鬱症比例如預期地高於其他老年族群的原因之一。除了因為生病而造成的生理機能衰退外，許多護理之家的住戶都出現過度失能（excess disability）或高度依賴性。

　　過去廿年來，Margret Baltes及其同事在美國與德國所進行的一系列實驗顯示，許多依賴性行為，即便是護理之家中的行為，都會受到環境偶發事件的控制。看似機能失調的行為（例如生理功能正常，但卻需要他人協助以維持基本照護的情形），可能還是會回應環境的刺激，即使這些動作無法為個人帶來滿足與歡愉感。Baltes與其同事在實驗初步階段指出，操作制約可以增加獨立行為表現之頻率，譬如說，自己

進食、自己更衣等自我照護活動（Baltes & Barton, 1979）。後續之積極性研究結果也顯示，依賴性行為會不斷地受住戶與職員互動所帶來之強化刺激影響（Baltes, 1988）。相反地，獨立性行為反而無法引起社會互動。他們在這些行為模式中發現，依賴性行為一方面造成個人的損失，卻同時也使個人獲得益處（Horgas, et al., 1996）。

　　所以，依賴性行為究竟能否適應環境？若個人能由依賴性行為中獲得好處，那麼個人在何種條件下才會願意增加獨立性行為的表現？Horgas等人建議（1996），除了檢驗依賴性行為發生之前提與結果外，也需確認該行為是否會成為問題行為（若是，對何人有害？）。若個人為特定目的主動選擇了依賴行為，該行為就可能被視為一種適應行為，但若老年人因護理之家的職員容許且強化其依賴性，又成為其依賴行為存在之根本原因，那麼該行為就不應該視為適應行為。依賴性行為的適應不良在某種程度上來說，會被其他的理論模式定義為一種心理疾病，但該行為一直是行為理論應用於適應能力的實例。行為理論顯示出依賴行為是對類似護理之家之惡劣環境的一種適應，當環境偶發事件改變時，該行為就可以矯正。

診斷評估

　　讓我們回頭檢視本章前言所描述之個案。若你身為該兩名婦女之心理諮商師。為要幫助Anna Tweed與Joanna Jenkins，該進行何種診斷評估以設計最佳之介入法？花些時

間回想我們提過之原則，並建立有關上述兩個例子的理論概念與假設。當然，你面對這些問題的態度會影響你如何開始進行診斷評估。上述兩個例子顯然還需要更多的參考資訊，你需要知道些什麼，又該如何蒐集這些資訊？

診斷評估之目的

　　行為評估的進行完全是為了協助治療介入之設計與後續評估。若評估之目的只是為了更深入地瞭解病患，或為了完成更精確的診斷，就一點也不足取，除非評估結果對介入法有直接的助益。行為學家不一定要以DSM-IV之診斷模式為基礎，但在為特殊目的進行團體病患之介入法測試時，還是需要統一的分類方式。

　　診斷評估之基礎在於以下三個重點：行為模式、指出調節行為之認知變因與環境變因。評估結果就可作為訂定適當介入法的參考（例如可決定認知技能是否有效），也可作為度量介入法之進行速度與進度基準。若論及特殊介入法的影響，診斷評估也可同時作為治療師或病患的回饋。

行為評估的原理

　　行為導向之心理健康提供者以一般臨床指引為老年人診斷時，會先檢視手邊的內科數據，判斷問題是否導因於疾病或用藥的結果。舉例來說，行為治療師可能會認為Joanna Jenkins的情形符合憂鬱症之一般徵兆。不過，她的情況也包含了可治療之生理疾病部分（例如因藥物引起的瞻妄）或老年痴呆症。若Joanna Jenkins尚未接受全套理學檢查以排除可

回復之內科病因，這是首要之務。只有在排除潛在之生理疾病因素後，才適宜進行積極之行為取向評估與治療介入。若Joanna Jenkins患有不可回復之慢性疾病，而又無法鑑別其心理症狀是否來自於生理疾病本身，或是她對疾病的反應。此時，行為介入法可能就是治療的首要考量。但為了簡化問題，我們假設Jenkins女士已經接受了全套的檢查，並且確定她的身體健康狀況良好，沒有服用任何可能導致行為問題的藥物。

行為導向之心理健康提供者為了蒐集與行為有關的實驗數據，會將診斷評估的重點放在特定之行為問題上。若護理之家的職員或家屬認為「她任人擺佈」或「她的生活沒有重心」，行為學家就會一直詢問與特定行為相關的問題，直到找出確切的問題所在，並以專業名詞定義，使其可以直接觀察為止。究竟Joanna每天都在做些什麼？這些事和五年前做的是否不同？究竟她經歷了多少苦難？她會表現何種自我照護的行為？而Anna Tweed究竟在什麼時間會站在護理站，又會停留多久？她問了幾個問題？問題的內容為何？若能謹慎地詢問職員所觀察到的行為模式，將可為心理健康諮詢師提供充足的訊息，以建立有關正增強偶發事件的假設。

行為評估也強調問題行為的本質。究竟Anna Tweed會在何種情況下離開護理站？而當她在問問題時的環境背景究竟如何？（即當時有什麼人在場？而她是在別人說話的同時發問，還是等其他人談話結束才開口？）另外，一天當中的什麼時刻她的問題最多，又在什麼時段比較少發問？行為評估將指出環境變因中的正增強物與懲罰物（就是增加或減少特

定行為表現之頻率的變因)。

行為學家同時也希望知道,在什麼時候行為不會表現?Anna Tweed何時會離開護理站?她的注意力是否有轉移至其他事物的時候?重要的是要瞭解病患的行為模式是否具有其他尚未表現之替代行為,或者確定有無替代行為。她對社會暗示的敏感度有多高?她也許能夠表現適當的行為,只是這些行為不受適當之暗示與偶發事件的調控。也許看到Joanna Jenkins的例子時,有人會問,究竟她在什麼時候活動性最高,活力最旺盛。是否有某些日子,或某些特定時段是她覺得比較愉快的?

取得行為評估的過程通常需要借助幾種蒐集資料的方法。悲觀的自陳報告可能來自病患本身或照護者。舉例來說,Anna Tweed可能會被問及有關她問別人問題的目的。Anna可能是因為癡呆症嚴重損及記憶力的緣故,所以她不清楚究竟相同的問題問了幾次。然而,檢查病患實際的生理狀況也很重要,因為她的行為很可能是目標導向的表現。在Anna Tweed的例子裡,她有癡呆症的問題,而她不斷問人問題的行為,顯然是因為記憶受損的結果。

為了評估病患的沮喪情形及適應力,Joanna Jenkins可能要作一份自陳憂鬱評量表。該份量表也許有助於診斷性的評估,也可作為治療進度評估的基準。第八章將會詳細地討論憂鬱症之自陳報告評量。而Jenkins女士對老年憂鬱量表(Geriatric Depression Scale, GDS; Yesavage et al.,1983)的反應記錄在表4.1。

花些時間重新檢查由該量表所得到之特定症狀的敘述。

表4.1　Joanna Jenkins的老年憂鬱症量表

			是	否
1.	你對你的生活大致還滿意嗎？	N	0	1
2.	你是否曾放棄了許多活動與興趣呢？	Y	1	0
3.	你是否覺得生活空虛？	Y	1	0
4.	是否經常感到無聊？	Y	1	0
5.	你是否對未來充滿希望？	N	0	1
6.	你腦中是否有揮之不去的瑣事攪擾著你？	N	0	1
7.	你是否時常精神飽滿？	N	0	1
8.	你是否擔心壞事臨頭？	N	0	1
9.	你是否經常感到快樂呢？	N	0	1
10.	你是否經常覺得很無助？	N	0	1
11.	你是否經常坐立難安？	Y	1	0
12.	你是否寧可待在家，也不願出門做些其他的事？	Y	1	0
13.	你是否經常擔憂未來？	Y	1	0
14.	你是否覺得你的記憶問題最糟糕？	N	0	1
15.	你是否覺得活著真好？	N	0	1
16.	你是否經常垂頭喪氣、鬱鬱不樂？	N	0	1
17.	你是否擔心你現在的情況？	Y	1	0
18.	你是否經常擔心過去的事？	N	0	1
19.	你是否覺得生活相當刺激？	N	0	1
20.	對你來說，進行一項新的計畫是不是很難？	Y	1	0
21.	你是否充滿朝氣？	N	0	1
22.	你是否覺得你的處境沒有希望？	N	0	1
23.	你是否覺得大多數的人都比你還幸福？	N	0	1
24.	你是否常因為一點點小事而生氣？	Y	1	0
25.	你是否經常想哭？	N	0	1
26.	你是否難以集中精神？	Y	1	0
27.	喜歡早晨起床的感覺嗎？	N	0	1
28.	你是否寧可拒絕社交場合？	Y	1	0
29.	做決定是一件很難的事嗎？	N	0	1
30.	你的思緒是否像從前一樣清楚？	N	0	1
			21	

資料來源：Yesavage et al., 1983.

接著回頭檢視本章第一行描述Jenkins女士問題的文字。根據
GDS結果，你知道Jenkins女士覺得無聊且空虛。她聲稱無法

集中注意力，並認爲這對她造成困擾。她也覺得自己沒有
用。而我們需要以訪談的方式獲得有關各症狀的細節。譬如
說，她究竟擔心哪些事情？注意力無法集中的問題有多嚴
重？簡單的自陳症狀調查是行爲學家用以估量病患沮喪情形
進展的方法。像圖4.1所顯示的曲線變化，即爲治療介入法發
生療效的證據。較客觀的資料也許可用於釐清問題行爲
（problem behavior）的表現頻率與情境。Joanna Jenkins可能需
要將其活動與心情記錄在行爲與情緒日誌裡，以作爲評估的
參考。

　　爲了確認Anna Tweed問問題的頻率與模式，可能也會要
求護理之家的職員記錄她問問題的次數。行爲觀察者可能會
以日誌來蒐集有關Tweed女士問問題之頻率、內容，以及當時
情境之敘述性資料。表4.2就是有關Anna Tweed的一種典型行

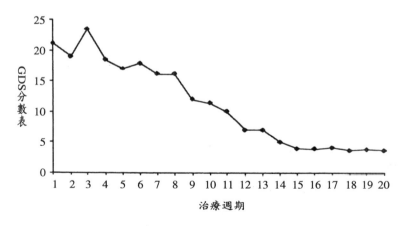

圖4.1　Joanna Jenkins的老年憂鬱症量表結果

表4.2　Anna Tweed問問題行為記錄表

日期	起始時間	結束時間	在場人員	問題的內容	行為如何結束
3/16	0830	0840	護士、值班護佐、活動組長	什麼時候吃中飯	活動組長帶回寢室
	0915	0930	護士、值班護佐	接下來做什麼	護士帶她到活動室
	1110	1145	護士、諮詢員	什麼時候吃中飯	值班護佐帶去用中餐
	1430	1450	護士、社工人員、值班護佐	我女兒在哪裡	活動組長帶去做活動
	1500	1530	兩名護士	我女兒在哪裡	值班護佐帶去做活動
	1600	1620	護士、家屬	什麼時候吃晚餐	值班護佐帶去用晚餐
	1730	1740	值班護佐	我女兒在哪裡	志工帶去活動室
	1820	1845	護士、家屬	什麼時候吃晚餐	護士帶回寢室
3/17	0840	0850	值班護佐	什麼時候吃中飯	值班護佐帶去洗澡
	0955	1005	護士、活動組長	接下來做什麼	活動組長帶去做活動
	1050	1100	護士、活動助理	什麼時候吃中飯	值班護佐帶去用中餐
	1320	1330	護士、值班護佐	接下來做什麼	值班護佐帶去看電視
	1610	1625	護士	我女兒在哪裡	活動助理帶去找髮型師
	1730	1745	護士、家屬	我女兒在哪裡	值班護佐帶去活動室看電視
	1930	1950	護士	要吃藥了	護士帶回寢室

為事件記錄表。

　　你可能會在行為記錄表中發現一些特定模式。Tweed女士在人較多的場合，問問題的次數就比較密集。當護理站都沒有人時，Tweed女士也就會離開。如此一來，對於Tweed女士問問題的行為，你會建立何種有關正增強事件的假設？如同前述，記錄中的特定細節就是該問題行為模式之證據。當職員聲稱，「她無時無刻不在這裡」的時候，事實是當他們出現在護理站時，該敘述為真，但是當他們不在護理站的時候，情況就不是他們所描述的那樣。

　　診斷評估對設計介入法的影響也可以Joanna Jenkins的治療過程為例。如同第八章裡敘述的，憂鬱症的行為治療模式假設，憂鬱肇因於偶發性反應正增強（response-contingent positive reinforcement）的數量不足。這些增強物的缺乏可能有幾個原因，最常見的是參與愉悅活動的頻率很低、過度焦慮而影響個人享受愉悅感，還有，不愉快的活動數量增加。治療師於是以每日情緒監控進行詳細的評估。憂鬱的病患傾向於相信他們總是感覺很糟，沒什麼事情能讓他們感到快樂。他們相信憂鬱是無法控制的，更不相信環境因素會影響心情（像是愉悅事件）。每日情緒監控的結果顯示，病患的心情可能從來都不好，但是情緒還是會時好時壞地波動，或者以憂鬱患者的說法，某些日子就是比平時更糟。圖4.2是Jenkins女士一週的情緒監控結果。就如典型的憂鬱症患者，她說她的情緒都在情緒量表的底端波動。比較情緒較好的日子與那些最糟的日子，你是否看到任何波動的模式？

　　Joanna Jenkins也被要求完成一份「愉悅事件」表，她可

每日情緒評分表

1. 為你今天的心情打個分數，就是以下列的9分法為你今天的感覺評分。如果你覺得今天過得不錯，那就在下面的表格裡填上高分；若今天覺得心情普通，就寫下5；要是覺得今天非常鬱悶，就填上小於5的數字。

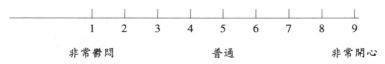

非常鬱悶　　　　　　　普通　　　　　　非常開心

2. 在情緒分數欄的左邊兩行，寫下你認為影響今天感覺的兩個主要理由。儘可能地作清楚的描述。

日期	情緒分數	為什麼我為這麼覺得
週一5/10	1	1. 無聊。看電視 2.
週二5/11	1	1. 擔心女兒 2.
週三5/12	3	1. 兒子帶孫子來看我 2.
週四5/13	2	1. 鄰居陪我散步 2.
週五5/14	1	1. 擔心帳戶收支不平衡 2.
週六5/15	4	1. 孫子們帶著新來的小狗來玩 2.
週日5/16	4	1. 上教堂，並與朋友一起吃中飯 2.
		1. 2.
		1. 2.
		1. 2.

圖4.2　Joanna Jenkins的每日情緒評分

以在許多老年人很喜歡的活動中指出她在參與後也覺得很開心的。老年族群的愉悅事件量表（The Older Person's Pleasant

Events Scale, Teri & Lewinsohn, 1982）就包含了許多老年人很
喜歡的活動。在該量表中，Jenkins女士也以活動所帶來的愉
悅感評分。表4.3列舉了一些Jenkins女士所記錄的評分項目。
由每日監控結果挑出那些為她帶來高度愉悅感，但是發生次
數很少的特定活動。此後就要求她每天記錄是否發生了那種
活動或事件。治療師因此可以記錄她在遇上這些使人愉悅之
活動的情緒及評分。這是一種同時兼具診斷評估與介入的方
法，因為Jenkins女士在很短的時間內就可以清楚地發現情緒
和愉悅感之間的關連。

　　導致Jenkins女士發生憂鬱的認知模式可能也會成為治療
重心。治療師通常會以訪談的方式確認病患的思考模式、假

表4.3　Joanna Jenkins完成的老年族群愉悅事件量表

聽音樂	次數評分			愉悅程度評分		
	經常	偶爾	從不	非常開心	有一點高興	一點都不喜歡
購物	3	2	1	3	2	1
笑臉迎人	3	2	1	3	2	1
插花	3	2	1	3	2	1
猜出字謎、完成拼圖或填字遊戲	3	2	1	3	2	1
以新的食譜作蛋糕	3	2	1	3	2	1
上教堂	3	2	1	3	2	1
想念我愛的人	3	2	1	3	2	1
聽鳥兒唱歌	3	2	1	3	2	1
房屋打掃乾淨	3	2	1	3	2	1
仰望星辰或月亮	3	2	1	3	2	1

設，以及世界觀，並特別留意這些認知模式是否為造成負面影響（譬如說，憂鬱或焦慮）的原因。一種常用於評估和思考有關之模式的工具為機能失調性思想記錄（Dysfunctional Thought Record, DTR）。表4.4就是Joanna Jenkins的機能失調

表4.4　Joanna Jenkins的功能失調思想記錄表

情境	功能失調思想的每日記錄		理性反應	結果
	情緒	自發性想法		
日期 5/11	描述： 1. 導致不愉快心情的真正原因，或 2. 思緒、發呆或記憶重組導致不愉快的心情	1. 描述憂傷／焦慮、生氣等 2. 以0-100%為心情評分	1. 寫出引起情緒的自發性想法 2. 簡單地以0-100%為自發性想法評分	1. 寫下對自發性想法的合理反應 2. 簡單地以0-100%為理性反應評分	1. 重新為自發性想法評分 2. 描述之後的情緒，並以0-100%評分
擔心女兒	焦慮與傷心，70%	她因為離婚，即將成為孤單不快樂的老女人了，95%	離婚並不代表她就會孤單。她也可能不會一直不開心，20%	80%—仍在擔心，但我不能一直這麼擔心下去，況且擔心對女兒也沒有幫助

解釋：當你經歷一次不愉快的情緒，留意看起來會引發情緒的情境（若情緒在你想事情、發呆等時候出現，也請註明）。然後留心與情緒有關的自發性想法。記錄你對該想法的信賴程度，0%＝一點也不，100%＝完全相信。情緒評分1＝一點點，100＝最強烈的。

資料來源：Beck et al., 1979.

性思想記錄範例。

　　為幫助行為學家評估並記錄主觀的經歷、思想，以及行為，發展出許多特定的工具。認知行為模式提供了一個基本的架構，可以對行為問題進行分析。個人化的診斷評估工具通常用於追蹤特定病患之特定的目標想法、感覺，以及行為。

治療

　　行為治療的目標在於修正行為，無論是外顯的行為，或內在的想法。改變行為的原則實在相當簡單且直接（參見Kazdin, 1975）。行為治療（behavior therapy），或者說行為矯正（behavior modification）已經廣泛地應用在各種不同的醫療機構與不同的族群（Burgio, 1996; Hussian & Davis, 1985; Pinkston & Linsk, 1984; Wisocki, 1991），其中也包括老年族群，他們對行為治療的接受度很高（Burgio & Sinnott, 1989）。事實上，許多治療介入法的目標行為是癡呆症衍生之問題行為，這些行為通常也是最棘手的。舉例來說，尿失禁（Burgio & Locher, 1996）、遊蕩與攻擊行為（Cohe-Mansfield et al., 1996）、睡眠失調（Bootzin, 1997），以及憂鬱（Teri, Logsdon, Uomoto, & McCurry, 1997）等行為，對行為介入法治療的反應通常相當良好。以下將討論行為治療法的基本原理，並以臨床和實驗研究之結果說明介入法在老年族群的治療效果。

改變增強物與前置事件

　　行為治療比較常用的方式是以改變偶發事件來增加或減少行為的發生，增加或改變正增強物可以誘發預期的行為，而增加懲罰物可以降低非預期行為表現之頻率。為了改變正增強性偶發事件，必須定出真正的正增強物。愉悅事件或獎賞好行為可能是一種正向的回饋，但若其無法改變目標行為出現的真正頻率，就不能稱之為正增強物。同樣地，行為發生後雖然出現令人討厭的結果，若無法降低行為表現的次數也就不算真正的懲罰物。

　　正增強介入法也許適用於Anna Tweed。第一步要先確認目標行為。就該個案的治療目標來說，應該是減少干擾職員的行為（在護理站不停地問問題），所以必須確認一個與非預期行為不相容之目標行為（或稱預期行為）。目標行為可能會在活動室進行愉快之活動時發生。第二步應該為確認正增強物，就是Tweed女士相當珍惜的事件或事物，使其能為了該事件或事物而增加預期行為之表現。護理人員或許會注意到，當護士在她的房間裡與她說話時，問問題的行為就不會發生，她也不會急著要到護理站。職員的注意也許對她來說是一個正增強物，所以可以在表現目標行為後作為獎賞（給予正增強）。行為治療計畫應該如此：當Tweed女士在一段時間沒有發生問問題之行為後，職員就在活動室裡與她談天。職員的注意就成為她遠離護理站這個動作的正增強物。而懲罰似乎不適用於減少該問題行為的發生頻率，因為一般療養機構若以非傷害性之懲罰策略來控制行為，是不道德的。

特定之正增強

有時候，預期行為會在不適當的情境表現。行為的發生可能會影響他人，或者該預期行為對老年人來說，根本就是無法達到的。舉例來說，無論以一個多麼合宜的問題詢問一名聽覺嚴重喪失的老人，可能都不會獲得答案。問問題的行為也許合宜，但是情境也許不對（老年人重聽），所以無法產生預期的效果。

設計介入法時可以考量在不同的情境安排特定之正增強物（differential reinforcement）。舉例來說，Anna Tweed在自己的房間裡問問題時，就應該受到職員的重視，但若在護理站問問題時，就不應理會她。

類化

在建立新的行為模式時，正增強性偶發事件和誘導性刺激會受到嚴密的控制，使行為之學習效率達到最佳程度。不過，一般都期望病患表現的行為結果能適用於各種場合。「刺激類化」（stimulus generalization）指的是個人能在比較多元的刺激下學會表現預期行為的過程。若為Anna Tweed進行正增強訓練，在一開始時可能只以一或二名職員進行；然而，治療的最終目標應該是要讓Anna能辨別比較廣泛的刺激，像是「正在忙的職員」或是「有空聊天的職員」。這種區辨能力需要將她一開始學會「在活動室與職員說話，決不到護理站找職員」的行為，普及至層面更廣的環境線索，以分辨職員是否有空。

　　「反應類化」（response generalization）則是指，強化某一個反應很可能就會增加其他類似反應的發生率（Skinner, 1953）。強化Anna Tweed與進入活動室職員說話的行為，不僅會增加她與職員的互動，甚至還會提高她與其他人的互動頻率。反應類化若配合刺激類化的技巧，就能使Tweed女士遠離護理站，為她創造一個比較正常、活躍之社交生活。

行為消退

　　當正增強物不存在時，行為表現就會減少。行為隨正增強物的去除而漸漸消失，稱為行為消退（extinction）。許多行為都依賴正向之社交結果而存在，像是受到注意或讚美。若目標行為表現後受到的注意不存在了，行為發生的頻率將會降低。這個原則特別適用於類似弄巧成拙，或厭惡他人等行為上。舉例來說，當Anna Tweed站在護理站旁問問題的行為，可能因為與護士的互動，並且受到注意而強化。使該行為消退的介入法，便是要求所有的職員在Anna Tweed出現在護理站時，無視於她的存在，並刻意忽略她的問題。不幸地是，護理之家的情境通常會不經意地將職員真正預期的行為帶入消退歷程。

行為塑造與連鎖

　　所期待的行為並不會隨時自發地出現於環境中讓我們強化。「行為塑造」（shaping）的過程包括強化預期行為的每一個小細節。在傳統的動物模式中，受試的鴿子在實驗初期時，只要一轉向吸引牠的刺激物就會得到獎勵。一旦牠們每

次都受刺激物吸引後，就改為只獎賞那些按要求步驟表現的
鴿子。最後，牠們都必須轉向、走近，並輕啄刺激物（完整
的目標行為）才會受到獎賞。輕啄行為則是經由慢慢地強化
小細節，才能成功地完成。

而只要Joanna Jenkins情緒低潮，她就不可能自發地表現
行為讓治療師在自然環境中製造正向的社會增強物。於是治
療師或家人可能就需要建立行為塑造的步驟，強化Joanna任
何些微的舉動，使她不再繼續如往常一般無動於衷。治療師
要漸漸增加行為表現之正增強標準，才能誘出真正的刺激
物，直到Joanna能以比較自然的方式表現行為，就能由她的
社交網絡中引發出正向的社會增強物。

「連鎖」則是指個人學會以一系列的行為達成特定的結
果。一開始只強化一個行為。然後要求加入另一個行為才給
予正增強。最後，要完成所有的相關行為才給予增強物。經
歷中風的老年人可能就需要重新學習穿衣。而穿衣的動作是
一個由一系列獨立行為組成的結果，因此，需要連鎖程序才
可能教會個人學會穿衣的步驟。

應用上的考量

對負責設計並執行偶發事件模式者來說，行為介入法需
要相當的時間才能完成。像行為之「塑造」與「連鎖」的過
程，都需要投入大量的時間才能完成預期行為之學習。在醫
療機構或家庭環境中，這通常意味著職員或家人要負責監控
行為、度量結果、給予增強物並改變環境線索等工作。而自

我管理（self-administration）的行為介入法（例如治療憂鬱症）通常會採用自我監控（self-monitoring）和自我強化（self-reinforcement）的方式，因此比較不會出現因厭倦強化程序而中斷治療的問題。然而在醫療機構中，常會因為職員無法長期給予正增強性之偶發事件而導致治療失敗。若能改變職員之行為且增加行為介入法的成功率，療效就會比較好（Hawkins et al., 1992）。但要如何使預期行為持續表現，則需要更多的臨床研究以克服目前的困難。

倫理道德的考量

　　改變行為之介入法向來需要更小心地評估倫理問題。行為學家在為衰弱之老年人設計介入計畫時，無論是針對無法配合建立治療目標的病患（例如認知退化者），或是無法拒絕接受治療的（像是護理之家的住戶），都要特別注意查驗這些醫療決定背後之倫理意含（Carstensen & Fisher, 1991）。舉例來說，職員或家屬是否認為進行介入法的理由並不充分而感到不快？或者，同意書的訊息內容是否真的能讓病患與治療師達到共識？行為學家在進行影響力強大之介入法時，必須重視這些倫理議題並使其成為自身的責任。

結論

　　行為模式理論以科學取向為探究介入法之效率與效能的根本。如此一來，就有非常大量之研究證據支持該模式對行

為問題的解釋，以及應用於介入法的設計。行為學家指出了挑戰性問題對認知功能完善之個人所造成的衝擊，諸如憂鬱症、健康行為與失眠症。許多介入法可以成功地應用於臨床，甚至是認知功能退化的個人，像是失禁訓練計畫與自我照護計畫。前述之類化與維持性的難題，則為行為模式之臨床應用帶來後續的挑戰工作。除此之外，有關操控環境線索，以及造成個人行為改變，但罔顧其改變偶發事件的意願，均為該模式的應用帶來了嚴重的倫理問題。然而，行為模式最特別之處，就是解決了其他模式無法克服的行為問題。

5

壓力與調適

　　想想下面的個案：

　　C女士是一位高齡八十的非洲裔美國人，因為居住環境的改變與健康狀況不佳，使她的晚年生活適應不良。她有嚴重的心理沮喪症狀，而且病歷記錄有臨床憂鬱症之診斷。目前勉強依僅有之社會、經濟，以及健康醫療資源維生。其實她已經算是遺世獨立的人了。「我的家人都已經不在世上了──父親、母親，所有的人。」她廿歲以前就結婚，但三十歲不到就成為寡婦──「那是好久以前的事，我幾乎記不得了。」她的兒子和一個孫子也在許多年前喪生，之後也幾乎與她的第二個孫子失去連絡。

　　在她因為身體狀況不佳退休前，曾為人幫傭四十年。最近她則仰賴社會救濟金（Supplemental Security Income, SSI）渡日。除了她所失去的健康、親人，以及工作薪資外，最近又被驅離她居住了將近三十年的公寓。這件事的傷害性特別大，因為她被迫遷離熟悉的社區、遠離她的教堂，並且離開相處多年的朋友。她後來向一位「怪異」的房東太太分租一個房間。「我什麼都不會說，我害怕會被房東趕走。」等候老年住宅的隊伍排得相當長，而且她也不願意住進一般的國宅。「那兒

全都是一些壞人。」她有一位男性朋友，每個星期六他們會一起吃早餐，然後去朋友家裡看球賽。現在她的住家附近都沒有朋友了，每天她獨自以看聖經，唱唱詩歌渡過。她抱怨日子過得很孤單，而且認為醫師是她唯一的知己。她最近沮喪的原因是，她的健康狀況變得很差。由病歷記錄知道她最近被診斷出子宮頸癌，並且在胸部X光照片上發現黑影。她和醫師都擔心這可能是一個嚴重的全身性疾病（Johnson & Johnson, 1992, p.233）。

C女士的狀況挑戰著她本人和醫護人員。我們該如何描述她的狀況？我們能為她做什麼，能和她一起做什麼嗎？毫無疑問地，C女士的問題相當複雜，她也因此而煩惱不已：癌症、居住環境驟變、經濟拮据、社交資源變少，而她個人的防衛性格又可能讓她拒絕尋求幫助。

本章概述之壓力與調適觀念，也許能為那些幫助C女士者提供有用的資訊。我們引用各種不同領域之研究與臨床工作的結果，嘗試描繪壓力與調適的關係，使人瞭解其歷程及其診斷評估與治療的內涵。

理論架構

心理健康

你是否曾感受過「巨大的壓力」？

　　你怎麼知道？當你在建立這個問題的答案時，你的心中其實已經預設了一個壓力及其運作情形的模式。舉例來說，有些人的壓力反應在生理上：流汗、顫抖、心跳加速。有些人的壓力則表現在感覺上，緊張與焦慮。另外有些人則認為壓力是外在的問題：帳單繳不出來、工作太多而時間太少等。

　　想像一個壘球員的處境。她的隊伍正處於淘汰與否的關鍵。輪到她打擊，目前是兩好球的局面。這種狀況是否具有相當的壓力？這對她的健康會不會造成不良之影響？你認為之壓力歷程及其對心理健康之影響的模式決定你對上述問題的答案。

　　而C女士是否承受巨大的壓力？

　　同樣地，你的答案將依你心中之壓力模式而定，同時也會依你區辨正常壓力與不正常，或不健康之壓力程度的方式而異。Gatz（1992）提出一個考量了影響壓力與心理健康之互動因子的架構（參見圖5.1）。對Gatz或Aldwin（1994）來說，壓力是一種經歷，因個人與環境之協調而生，但也因過度醒覺（over-arousal）或醒覺不足（under-arousal）而導致生理或心理之沮喪。要注意這是一個廣泛的定義，其中包含不同程度之各種個體機能（例如生理功能、認知功能、情緒，以及社會功能）。我們也將注意力同時放在過度反應與反應不足兩種情況上。Gatz提出的模式讓我們將焦點集中在壓力的幾個重要關鍵成因上。我們會強調並討論其中的三項：壓力性生活事件、長期壓力，以及個人患病傾向與資源。

　　壓力性生活事件　壓力性生活事件的概念，將我們的

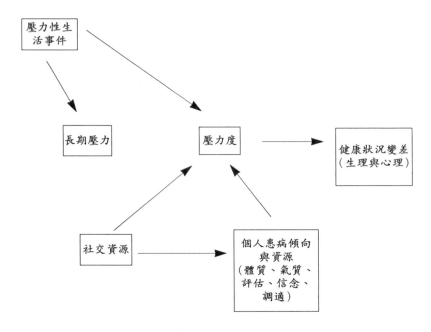

圖5.1 壓力、控制、及心理歷程
資料來源：修訂自Gatz, 1992, p. 214.

　　注意力轉移至與老年族群相關之社會、年代，以及物理環境
上。正如第二章強調的，Baltes及其同事（1980）認爲有三個
因素影響著個人的一生：年齡、年代，以及非常態事件
（non-normative influences）。年齡的影響與特定年齡層有關；
舉例來說，正要入學的與從高中畢業的生活必然不同。同一
年齡層的涵蓋範圍通常很窄。年齡對老年人產生影響的一個
例子就是，是否享有社會福利的保障。而年代的影響則與個
人所經歷之特定歷史背景有關（譬如說，經濟大蕭條、越

戰、奧克拉荷馬爆炸事件）。非常態的事件則會在個人一生當
中的任何階段造成影響，但卻不是一般的生活經歷可以「預
期」的（例如雙親早逝、中彩券頭獎）。Baltes及其同事
（1980）就假設，這些影響在個人的一生中都會發生（參見圖
5.2）。

　　在C女士的個案中，我們可能應用這些模式架構來考慮
年代、年齡，或非常態事件對她心理發展的影響。C女士今
年80歲，也就是說她出生於1915年。在她的青春期經歷了經
濟大蕭條，並在當時困苦的環境結婚，然後在二次世界大戰

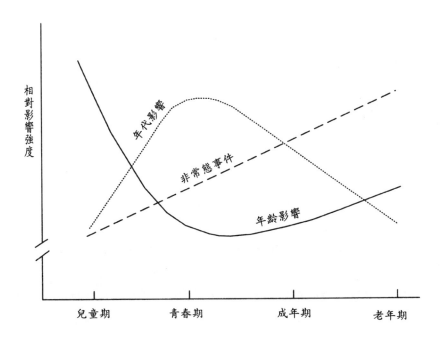

圖5.2　生命歷程剖析假說

資料來源：Baltes et la., 1980.

期間成爲寡婦。她還經歷了一些其他非常態的不幸事件：孫
兒的過世，以及被驅離自己的住所。

　　C女士家人的過世讓我們想起，她的生活是以家人與朋
友的互動交織而成。該情形也提醒我們，Gatz對壓力性生活
事件與社交資源之分類其實是相關的。Pruchno及其同事
（Pruchno, Blow, & Smyer, 1984）以「提醒我們生命是相依」
的方式，描述圍繞著我們的「生活事件網」（life events
webs）。某一個家庭成員所發生的事（譬如C女士的兒子過
世），不但影響該成員本身，對其他的家人也會產生連漪效
應。就C女士的例子來說，潛在的心理支持系統使她不去面
對她丈夫、孩子與孫子的離世。

　　長期壓力　C女士同時還要應付兩個長期壓力：生理疾
病與經濟壓力。由前面簡短的敘述，我們瞭解C女士正在適
應子宮頸癌與其他可能的健康問題。所以，若能瞭解她過去
如何調適疾病，就成爲一件很重要的工作。而該項長期壓力
源將成爲影響她晚年心理健康狀態的一項重要因素（Krause,
1991）。

　　壓力的概念其實包括了生理與情緒反應（Aldwin,
1994）。近來，壓力狀況與免疫系統功能之間的關係受到許多
基礎醫學研究與臨床研究的重視（例如Stone & Porter, 1995;
Weisse, 1992）。Herbert與Cohen（1993a）曾回顧這類文獻，
並強調幾個重點：第一，客觀的壓力性事件與主觀的壓力感
受，都與免疫功能的改變有關；第二，壓力事件之影響力較
主觀感受之影響深遠；第三，不同特質之壓力事件（例如人
際關係的壓力與非社會性壓力事件）會引起不同類型的免疫

反應。

　　這些觀念又如何幫助我們解釋C女士的情形呢？我們一開始應注意發生在C女士身上的客觀壓力性事件，並留意這些事件對其生理功能所造成的影響。舉例來說，僅考慮她目前狀況中的其中二項客觀壓力性事件：憂鬱徵候與癌症。基本上，臨床性憂鬱與免疫系統功能之間習習相關（Herbert & Cohen, 1993b）。此外，這些影響對老年人與住院病患又特別強烈。簡單地說，C女士正面臨免疫系統功能改變的危險。

　　同樣地，癌症之診斷結果與治療所帶來的壓力和相關的生活壓力（例如後續之健康或疾病狀況）之間確實有關（Andersen et al., 1994）。簡言之，我們的確有理由相信，除了其他的客觀壓力源或主觀的認知以外，臨床憂鬱症之壓力以及癌症確診和治療的壓力只會使C女士的免疫系統功能更加低落，也會導致預後（prognosis）不佳。

　　就經濟面來說，C女士的工作一直是替人幫傭，也就是說她的收入並不豐厚，目前領取救濟金的狀況更證實了這一點。Krause（1991; 1995a）最近統整了長期經濟壓力對老年族群之社會與心理健康所造成的影響。他強調，經濟壓力對憂鬱徵候的影響甚鉅，僅次於生理疾病的影響（Krause, 1991）。就C女士的例子來說，我們可能會問，究竟這種長期壓力源對其憂鬱徵候會帶來什麼樣的衝擊（Belle, 1990; Krause, 1995a）：該壓力源是否在她的晚年才引起第一次憂鬱症發作？這些是我們訪談C女士時希望獲得的一個解答。

　　Lazarus（1990）則強調另一類型的長期壓力：日常瑣事（daily hassles）。他們甚至認為日常壓力或瑣事對身體或心理

健康所造成的影響，比發生頻率較低的壓力性生活事件還要大（Lazarus & Folkman, 1984）。舉例來說，DeLongis等人（1988）發展了一套日常瑣事量表，其中就包括了工作場所的人際問題（與老闆或同事相處時的問題）、睡眠不足、休閒娛樂的時間不夠、煩人的鄰居等其他問題。我們再次以C女士的情況為例，我們可能就應注意她生活中各種接受與付出所引起的日常雜務。

　　個人的患病傾向與資源　　Gatz模式中的第三個要素點出了個人與環境的互動。其基本假設是個人對壓力源的體認影響他或她的調適反應。譬如說，想像你修了一門課，也就快要考試了。你可能會至少以兩種方式看待該壓力源：一個對你的心理健康與學習觀的威脅，或者是對你智力技能的一個挑戰。而你看待壓力源的方式就會影響你處理的方法。

　　Lazarus及其同事們強調了兩個壓力的基本調適取向：以問題為中心的調適（problem-focused coping），和以情緒為中心的調適（emotion-focused coping）（Folkman, Lazarus, Gruen, & Delongs, 1986; Folkman, Lazarus, Pimley, & Novacek, 1987）。以問題為中心的調適著重於個人與環境互動之改變。而以情緒為中心的適應則以調節情緒為目標。特定壓力源之適應型態綜合了個人對壓力的感知、壓力之特定型態，以及適應情境共同運作的結果。

　　感知的中心要素為個人對控制事件的感覺（稱為控制感，sense of control）。Zautra等人（1995）的研究重心在於老年族群的控制感、喪失自主性，以及心理健康之間的關係。他們發現了評估個人控制感的重要性，這種感知來自於個人

經歷之生活事件變更的可能——包括正面或負面的結果。他們著重於因失能，或失去配偶而必須面對之失去自主性，以及後續之心理健康與適應。他們的研究結果令人印象深刻：當個人面臨失能或失去自主性時，對事件的控制感就與心理健康或調適能力有關（參見圖5.3）。

　　那麼C女士的情形又如何？她如何看待生活中的壓力？她覺得她擁有多大的控制權？由她對房東太太的評論（「我什麼也不會說，免得我被趕出去。」）推測，她對居家周遭環境的控制感很低。

　　C女士的另一個潛在資源，也是許多其他老年人擁有的

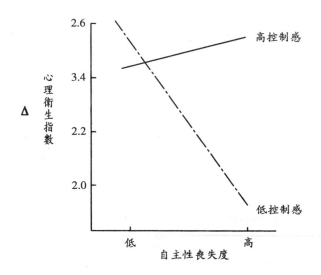

圖5.3　個人控制與自主性的互動（N=96）
資料來源：Zautra et al., 1995.

資源——宗教信仰（Pargament et al., 1995）。舉例來說，我們知道C女士「每天她獨自以看聖經，唱唱詩歌渡過」我們也知道她最近的搬遷對她造成很大的傷害，部份原因就是迫使她離開所屬的教區。就宗教面來說，C女士和許多老年人的情形相同。譬如說，Koening等人（1988）調查了100位老年人，詢問他們認為幫助他們渡過一生中最糟的經歷，或近十年來，或目前特別有效的特定調適行為。最常見的回答，也是直覺反應的調適方法就是宗教信仰。可以想像的是，宗教信仰包含各式各樣的行為，祈禱、找教會朋友幫忙，以及讀聖經。

Pargament及其同事（1995）對宗教與調適行為下了一個結論：

　…宗教對不同的人有不同的作用。對某些人來說，它可能是一個「壓力緩衝劑」，當壓力增大時，效果就越強。對另外一些人來說，宗教可能是「沮喪抑制劑」，無論個人承受的壓力多大，都能發揮阻抗效果。還有一些人可能視宗教為「壓力抑制劑」，壓力越大時，就越積極參與宗教活動，以支撐個人的適應行為。（p. 56）

壓力與適應：正常之調適行為與非常態之調適行為

對一位老年人來說，C女士的壓力、壓力源，以及調適行為是否正常？一篇最近的回顧性文章總結了我們忽略的部

份：

　　雖然近十年來我們已經知道許多有關壓力及其作用
的細節，但是卻少有研究以壓力源在老年族群之分布情
況作為探索的方向。又特別缺乏那些確認慢性壓力源之
發作與影響的研究，而這些壓力源可能會隨老化而更趨
複雜…

　　…我們對這些打擊老年人之壓力源的瞭解，遠不如
我們必須瞭解的，我們確實也不清楚晚年生活是否比生
命的其他各階段還特別難熬。（Pearlin & Skaff, 1995, p.
19）

　　我們無法為所有的老年人描繪一生之壓力與調適的起落
圖。比較實際的方法可能是詢問個人有關他自己的心理發
展，以及衍生於本身基本機能的發展。對每個人來說，成功
的壓力調適是以下三個要素共同作用的結果：個人的患病傾
向、所遇到的壓力，以及保護因子（Gatz, Kasl-Godley, &
Karel, 1996）。個人的患病傾向包括基因的影響、後天的生物
因素，以及影響個人適應力之心理因素。壓力包括心理社會
因素、環境因素，以及個人對前兩項因素的感知。而保護因
子則包括可以緩衝或調節老年人承受之壓力的各種生物、心
理，或社會要素。

　　就C女士的例子，我們可能會問她，目前的適應能力是
否與從前相當。因為我們知道，她的許多社會支持（social
support）現在都已經不存在—她的兒子、孫子和以前的鄰
居。我們也知道她熟悉的物理環境，也在她被驅離原來的住

所後改變了。她目前的健康狀況受到威脅（診斷出癌症），而她現在的心理調適能力很差（出現憂鬱病徵）。

當我們檢視她的病歷並考量她目前之適應能力時，我們對她的人際互動、社會，以及生理環境等之交互作用就已經有了先入為主的觀念。這樣的觀點與Lewin（1935）的論點相符，其強調個人與環境之間的互動。而其他最近的老年心理研究也著重個人能力與環境特質之間的互動如何影響疾病之發展與進程（例如Lawton, 1980, 1982）。正如第二章討論過的，Gatz及其同事以相同的架構描述影響晚年憂鬱症之發展的可能因素（參見圖2.4）。其中較重要的因素為：個人之生物脆弱（或可預測性）、生活事件或環境壓力，以及個人之心理調適機轉的交互作用。此觀念為診斷評估和後續的治療介入法提供了理論基礎。

評估策略

若以壓力與適應的理論模式做診斷評估，其重點在於個人的患病傾向、暴露的壓力情境，以及可以緩和壓力過程的保護因子。

評估個人的患病傾向

診斷評估C女士心理健康的其中一個重要因素為生物脆弱性。當我們記錄C女士的病歷時，要注意兩個特別重要的層面：她過去罹患慢性疾病的經驗，以及過去之心理疾病史—就目前的狀況來說，指的是她的憂鬱症。

　　晚年之生理健康與心理健康的相互作用，是一個複雜且相互依賴的歷程（Cohen, 1985, 1990）。因此我們需要知道，目前C女士面對癌症之慢性病況與治療的調適歷程進行到何種階段。她是否已經發現如何適應癌症？C女士過去對「疾病進行之歷程」的經驗，也可能同時會影響其生理資源，以及她能獲得之社會與經濟資源。

　　記錄病歷時的另一個重點應該是心理疾病史：這是C女士第一次爆發憂鬱症嗎？此症是否曾反覆發生？C女士年輕時是否出現過明顯的憂鬱徵候，只不過後來痊癒了？前述各種可能之發病模式，對治療過程與疾病之可能進程都有不同的潛在影響。

評估生活壓力

　　評估下列兩方面的生活壓力也很重要：個人主觀之壓力感知，以及客觀之壓力指標。我們同時強調主觀與客觀層面的態度，與壓力和調適之交互作用觀點相符（Aldwin, 1994）。

　　評估C女士的主觀壓力感知讓我們注意到一個簡單的問題：C女士如何評估其周遭之壓力大小、不愉快事件或無法承受的情境？Cohen及其同事為此目的建立了一套14個問題的量表—壓力感知量表（Perceived Stress Scale, PSS; Cohen, Kamarck, & Mermelstein, 1983; Cohen & Williamson, 1988）（參見表5.1）。他們發現，壓力的感知與疾病、疾病的徵候，以及許多其他健康行為有關。PPS示範了一種結構化詢問個人感知的有效方法。

表5.1壓力感知量表

1.	上個月中，你有多少次為事情不如預期而生氣？
2.	上個月中，你有多常感到你無法控制你生命中的重要事物？
3.	上個月中，你覺得緊張或「有壓力」的頻率有多高？
4.	上個月裡，你成功地處理日常問題與煩人瑣事的次數為何？
5.	在上個月中，你有多少時候覺得你有效地適應了生活中的重大改變？
6	上個月中，你有多少時候有自信認為你能處理個人的問題？
7.	上個月中，你有多少時候覺得事情會照著你的計畫進行？
8.	在上個月，你發現你無法適應所有你必須做的事的頻率有多高？
9.	上個月裡，你控制生活中擾人事物的頻率有多高？
10.	上個月中，你覺得在許多方面都很優秀的頻率如何？
11.	上個月中，你有多少次為了事情無法在你的控制下發生而生氣？
12.	上個月中，你發現自己有多常想到你必須完成的事？
13.	上個月裡，你有幾次能控制你消磨時間的方式？
14.	在上個月中，你有多少時候會覺得困難重重，讓你無法克服？

資料來源；Cohen, Kamarck, & Mermelstein, 1983.

　　客觀性之壓力評估傳統上還是以檢查生活事件為主，像是社會再適應評分表（Social Readjustment Rating Scale, Holmes and Rache, 1967），或精神流行病學研究訪談（Psychiatric Epidemiology Research Interview, Dohrenwend et al., 1978）。然而，這些檢查評表越來越無法滿足我們的需求。若C女士只承認其中一個項目（例如暗示配偶的死亡或兒子的離世），我們就無法得知該事件對其後續調適的影響。Coyne與Downey（1991）對此評論：

　　…我們懷疑各種檢查表是否真的能發掘人們生活的特殊模式。這類工具本來就會有一些限制，並會造成客觀性的假象，尤其是在以其詮釋各事件間的相關性時。

（p.420）

　　除了檢查表，Coyne與Downey認為可以半結構性訪談（semi-structured interviews）來評估目前的壓力狀況。舉例來說，有些研究將生活壓力各項列在老年人所扮演的主要角色下，像是配偶、父母、祖父母等不同角色所承受的壓力（如Krause, 1995b）。除了標準化的列表以外，在問卷各分段的最後提出開放式的問題也將有所助益。譬如說，在父母角色的段落裡，若詢問他們與子女之間還有沒有發生其他的事，就會很有幫助（Krause, 1995b）。另外一種追蹤性的問題可能將重點放在生活壓力是否令人滿意，或讓人感到不愉快。

　　簡言之，臨床醫師若採用訪談形式做診斷評估，就可以量度老年生活壓力的三個要素：壓力發生的頻率、特色，以及優點。在C女士的病例中，半結構性訪談或許可將她在教會做義工等重要角色顯露出來，並且可以瞭解在她失去這種重要角色時對她健康狀況的影響。

評估保護性因子

　　有兩類保護因子的評估結果很重要：個人的調適能力與環境，無論是有助於適應，或妨礙適應的因素。

　　個人的調適　　評估個人之調適能力有兩個基本取向：一是性格取向（trait approach），二為狀態取向（state approach）（參考Aldwin, 1994的文章，其中有完整的回顧）。性格取向假設，個人的調適型式已經相當穩定，無論他們遭遇何種特殊的壓力都會採取相同類型的調適模式。相反地，狀態取向就

認為，調適的過程可能會隨時間或不同壓力源而改變。這些不同的假設論點對評估策略會造成不同的影響。

支持性格取向的治療師會採用標準化之問卷，以評估個人的一般適應模式。舉例來說，McCrae（1989）就以一份調適問卷表評估28種不同調適機制的穩定性。同樣地，Diehl等人在1996年也以支持適應與防衛機轉動力觀點的結構性問卷：防衛轉調查表（Defense Mechanism Inventory, Gleser & Ihilevich, 1969; Ihilevich & Glaser, 1986）與加利福尼亞心理調查表（California Psychological Inventory, CPI, Gough, 1987）進行評估。他們將CPI內的項目分為十種有關調適的（例如同情、昇華），以及十種有關防衛機轉的評分項（例如合理化、否認）。

性格取向在討論性格改變與年齡帶來的穩定性上，一直處於優勢。Costa與McCrae（1988, 1992a）將性格傾向定義為「表現恆定之思緒、感覺，以及動作的，且具有個體差異性的特質」（McCrea & Costa, 1990, p. 23）。他們認為基本的性格傾向可分為下面五個領域：神經質（neuroticism, N）、外向（extraversion, E）、勇於接受新的經驗（openness to experience, O）、合宜（agreeableness, A），以及誠實（conscientiousness, C）。Costa與McCrae曾經以NEO性格調查表（McCrea & Costa, 1985, 1992b）評估性格在成年期的穩定性與變異性。他們的結論為：「即使經過一段很長的時間仍然可以預測性格，而調查結果相當符合這個觀點。我們可以依自己或朋友現在的表現，準確地預測多年以後可能的樣子：我們還是會和現在差不多」（Costa, Metter, & McCrae, 1994, p. 48）。像

Costa與McCrae的性格理論學家可能會強調評估C女士之基本性格傾向與模式的重要性，並會採用如NEO性格調查表等工具來評估。

相反地，過程導向的度量則著重於個人對特殊壓力源，或特定壓力模式之反應。舉例來說，針對憂鬱症（Burns, Shaw, & Crocker, 1987）、心肌梗塞（Coyne & Smith, 1991），以及關節炎（Manne & Zautra, 1990; Regan et al., 1988）之適應等，已經有特殊的評量工具可以應用。以C女士爲例，我們的重點在於她過去究竟如何調適憂鬱症（Burns, and Nolen-Hoeksema, 1991），也許會以自助調查表（Self-Help Inventory, Burns, Shaw, & Crocker, 1987）：包括行爲策略（例如埋首於工作）、認知策略（例如，提醒自己，我的不愉快會過去，心情也一定會變好），以及人際關係策略（像是找個朋友或親戚聊聊）。

評估調適過程最常用的方法爲適應策略量表（Ways of Coping Scale, WOCS; Folkman & Lazarus, 1980; Folkman, Lazarus, Dunkel-Schetter et al., 1986），及其各式修訂版（如Vitaliano et al., 1985）。WOCS在早期的因子分析工作中就提出了七個因素：工具性活動、逃避、小心翼翼、成長導向的適應、自責、降低威脅，以及尋求社會支持（Aldwin et al., 1980; Aldwin, 1994引用）。然而，儘管WOCS列出了尋求社會支持的因子，還是有一些人認爲WOCS低估了適應力之人際關係與互動的本質（Aldwin, 1994）。除此之外，Aldwin還指出WOCS的原始項目中未包括祈禱的選項，而在她建立的評量表中，就包括三個有關祈禱的選項。

調適的情境 評估一個人表現適應行爲的環境背景也相當重要：在個人面對機能喪失時，同樣的情境是否會帶來額外的挑戰？或者，該情境是否促進個人的調適？讓我們考慮C女士的狀況：她最近剛搬離熟悉的物理環境（住了30年的屋子），她的社交環境同時也變差了（她定期拜訪的朋友只剩下一位）。

但是，我們不應該只重視她的朋友或家人，也應該重視C女士能仰賴的醫療機構或民間組織之資源（Smyer, 1995a）。舉例來說，我們知道她領取社會救濟金，但她是否與社區裡的「老年社團」有聯繫？她是否接受食物派送？是否參加當地老年中心的課程？

大部分機能退化的老年人並未接受來自於機關組織的正式社會服務（Short & Leon, 1990）。大約有三分之一的人接受正式的服務，或接受正式與非正式合併服務的幫助，其他三分之一則僅依賴朋友或家人的幫助。因此，當我們評估適應環境時，須同時評估正式與非正式的要素。評估這些資源時，通常會直接導向治療計畫之發展與實施。

治療策略

符合壓力與適應之理論架構的主要治療策略有五項：去除壓力源、調整物理與社會環境、教導適應技能、提供社會支持，以及改善健康習慣（Gatz, 1992）（參見圖5.4）。而治療師通常會依病患的生活史與生活環境，同時進行一、二項上述的治療策略。

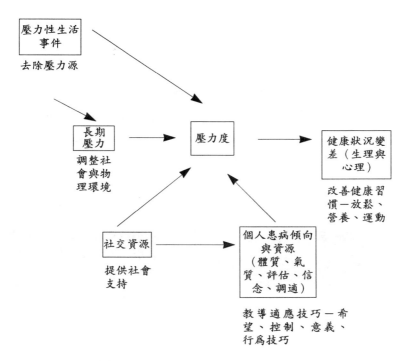

圖5.4　壓力、控制與心理介入法
資料來源：修訂自Gatz, 1992, p. 214.

去除壓力源

　　若生活壓力是導致心理疾病的主因，那麼，有效的介入法應該就是去除各種可能的壓力源。臨床醫師可依據病患對壓力源之感知等相關之診斷評估資訊，設計要去除的特定壓力源。就C女士為例，她最近的壓力源似乎是搬離熟悉的社區環境，因此，可能的解決方案應該是設法讓C女士重回原

來的社區，尋找一間她能負擔的寓所。

調整物理與社會環境

　　就壓力與適應的交互作用觀點來看，情境會直接影響個人的身心健康。因此，介入法的策略可以直接針對病患所處的物理或社會環境。舉例來說，物理環境可能會是老年人能否採取主動社交活動的障礙（參見對話框5.1）。

對話框5.1　預防由家裡做起：去除物理環境中的潛在問題

　　物理環境可能會為老年人帶來額外的壓力。潛在的問題來源可能有以下幾個重要方面：

1. 藥物：是否妥善儲存，並以容易閱讀的標籤標示？
2. 樓梯：是否有扶手以免摔落？樓梯上是否堆有雜物？
3. 水溫：熱水瓶的溫度是否定在45度，或更低？熱水管是否裸露在外？
4. 廚房是否安全？爐子旁是否有雜物？爐子的旋扭或設定開關的位置是否顯而易見？
5. 浴室是否安全？衛浴設備周邊是否有扶手？是否有門墊，可能會使老人家摔跤？（能否更換為浴室用地毯？）淋浴間或浴缸內是否有防滑墊？

資料來源：修訂自Mace & Rabins, 1981

　　讓我們討論一名患有退化性關節炎的老婦。她住在一間二層樓公寓的二樓，上下樓的階梯非常陡峭。多年前她非常喜愛園藝，但是她現在已經無法在花園裡彎腰或屈膝。但她拒絕搬到一樓的公寓：「你知道那有多危險嗎！你永遠不知道什麼人會闖進來，將你打昏。」然而，她也抱怨平日沒什麼事好做。

　　你會採取何種解決之道？考慮一下窗台邊的園藝，或是讓她加入市區的園藝課程，如此一來，不但可以讓她重拾園藝的樂趣，還可以點綴她的公寓。對治療師來說，治療策略會依地點與可應用之資源而異。惟一的共同要素應該就是治療師擔負治療的角色，要考量病患所處的適應環境，並要讓患者的能力與其生理或物理環境之需求相符。

教導調適技能

　　治療的第三個策略著重於增進病患之調適技能，以應付目前或未來的壓力源。若考慮輕微或中度的憂鬱症病例。目前，以技能為基礎之訓練取向已經發展出能讓病患辨認引起負面或正面情緒變化的近因，並將日常生活的事件與情緒的改變連結，然後教導病患控制這些因素（Lewinsohn et al., 1986）。該取向已經廣泛應用於老年族群，並獲得令人滿意的結果（Gallagher & Thompson, 1983）。

　　同樣地，也有些介入法的設計是以增加老年病患之控制感為目的，讓老年人獲得掌控正面與負面事件的感覺。（例如Reich & Zautra, 1989, 1990）。就此類介入法來說，治療的對象並不侷限於憂鬱的老年族群。目標族群也包括新進失去

親友或失能的老人。但是，這兩種取向的共同特徵都在於建立技能，強調個人能自發性地增加正面事件的發生率，並能對負面事件做出合宜的反應。

在C女士的病例中，我們可能會試著增進她控制情緒的技能，採用的方法是幫助她找出能帶給她愉悅感的事件，同時找出她能做的事以避免負面事件發生。教導管理情緒的技能，我們或許就能改善其適應力，使C女士即使面對長期的、具有挑戰性的壓力也能應付自如。

提供社會支持

面對生活壓力最常見的策略，就是與面臨同樣問題的他人溝通分享。然而，對許多老年人來說，真是知易行難。想像一名高齡九十的寡婦，她比所有的老朋友、她的老伴，甚至比年輕一輩的朋友都要長壽。她的孩子們也都差不多將近七十歲了，也在適應老化所帶來的挑戰。而八十歲的C女士嘆息：「我的家人都不在世上了—包括我的父親、我的母親，以及所有的人。」也許治療師所能採取的唯一對策，就是盡力為C女士建立其他的社會支持。

然而，眼前就有兩個困難：C女士需要什麼樣的社會支持？又該如何辦到呢？事實上，社會支持有兩個主要的形式：情緒支持與實質性的支持。但是實行的時間點可能會依病患當時的情形而異。

…病患的需要可能會隨事件當時的進展而異。在壓力源發生的早期，情緒支持對病患可能很有用，但是，

病患隨後可能就很需要實質的幫助，因為病患會變得比較願意採取實際的步驟以重建他或她的生活。（Krause, 1995a, p. 213）

就C女士的病例來說，在診斷出癌症後，她可能需要情緒方面的支持以適應這個情況。讓她獲得外界支持與聯繫關鍵的第一步，可能是一個可以提供共同經驗與分享心情的支持性團體。之後，她可能會尋求該團體成員的建議，讓她知道化學治療與病情發展的細節，並學著適應。不過，沒有任何一種支持來源的理念是相同的。有些成員可能會鼓勵你「依靠我」—就是讓我分擔你的愁。有些人就可能鼓勵你「靠自己的力量站起來。」這些建議通常來自於憂鬱病患之親戚朋友。而何種支持對C女士來說是最好的呢？

最近的證據指出，每一個治療策略的效果依提供支持的時間而定，這與個人所受的創傷有關：

毫無疑問地，健康的個人可藉由鼓勵自立的社交網絡獲得心理健康。而對那些已經受創的人來說，這類的鼓勵可能也會抹滅他們的希望。在個人遭遇喪失的歷程裡，社交網絡傳達的自立訊息，並不符合個人當時的經歷與需求。就在這段關鍵時期，若獲得「你能依靠他人」的訊息，就能適時地減緩危機事件對個人的傷害，或許能提供個人一些控制感。

在C女士的病例中，她或許需要情感上的支持，使她能依賴他人以適應罹患癌症的事實。因此，她所加入之支持團

體的性質就相當重要。

改善健康習慣

　　晚年之生理與心理健康的交互作用讓治療老年族群的工作成為一種挑戰（Cohen, 1985; 1990）。長期的壓力會影響個人的免疫系統功能與健康狀態（Herbert & Cohen, 1993a, 1993b）。舉例來說，長期照顧精神失常親屬所帶來的壓力，會造成免疫系統功能低下，並增加感染疾病的機率，同樣地也增加憂鬱徵候的機會（Kiecolt-Glaser, et al., 1991）。相反地，有許多對策（例如放鬆訓練、催眠、運動等）可以改善免疫系統的功能（Kiecolt-Glaser & Glaser, 1992），或許也可以改善心理健康。簡單來說，生理與心理健康的交互作用需要治療師與病患的醫療團密切地合作。

　　就以C女士的病例來說，我們可能會希望評估她目前的營養狀況，確定可以耐得住癌症治療，並與她信賴的醫師配合。

一般的治療考量

　　正如其他的理論架構，以壓力與適應理論作為治療原則的同時，也需要更深入的評估。一份深入的評估報告應該強調需要立即進行治療的部份，以及長期的治療目標。一個深度的治療計畫應該包括社會、生理，以及心理健康三部份。綜觀來說，應該建立確切的目標，著重於可以控制的因素。最後，初期的評估報告應視為治療的基礎參考值，以在追蹤

個案時評判治療的效果（若需要更進一步的討論，請參見第
十二章）。

　　但是，也需要秉持小心謹慎的心情，因爲我們對生活壓
力與老化的瞭解其實非常地粗略：

　　…我們對壓力源之成因或來源、壓力性事件的發展
　特性或過程、壓力性生活事件和調適資源之間的媒介，
　以及壓力之作用機轉等方面的瞭解，其實還有許多未
　知。（Krause, 1995a, pp. 217-18）

　　雖然有這些限制存在，壓力與調適的理論結構是一個相
當實用的模式，可以幫助我們照護老年病患，並協助他們面
對目前所遇到的心理挑戰。

6

家庭系統理論

　　我們為什麼要討論心理健康與老年人的家庭組織理論
（family system model）呢？那些老人們大都被家人遺棄，孤
零零地獨自在養老院中生活嗎？我們之所以會選擇家庭組織
模式建構老年心理健康的概念，我們對於獨居與被遺棄之老
年人都有一些迷思（Shanas, 1979）。由於老年家庭中的親密
互動，讓我們相信，老年族群心理健康的支持來源必須同時
考慮家庭功能，並探究當家庭失去功能時，對老年人之心理
健康可能帶來的傷害。而檢驗親屬關係的家庭系統模式則是
提供一種適當的思維，我們將會在後文討論。但在檢驗這個
理論模式之前，簡單地描述兩個有關老年家庭的例子，也許
可以消除一些老年人及其親屬關係的迷思。以下兩個案之家
庭狀況將是本章各段落討論的範例。

　　Jason Martinez，21歲，與祖父母（祖母Ruth和她的
第二任丈夫James Jones）同住在洛杉磯灣區的房子裡。
Jason家裡的規矩是，18歲以上的小孩都必須搬出去自己
住。而Jason發現他無法賺取足夠的錢付公寓的租金、養
一輛車，以及維持社交生活。在換過兩次室友之後，他
轉向Ruth與James求助，請他們讓他暫住在他們的地下
室，直到他能自立。他們當然立刻就同意了，並且能幫

助這個看起來頗受折騰的孫子。Ruth與James長久以來就為了養育孩子的方式與Jason的雙親（Nancy與Reuben）爭執不休，因為Ruth認為，「嚴格的家規並不能幫助孩子成長。」這個家庭每逢節日都會有家族聚會，但是因為Jason搬去和Ruth與James同住之後，就沒有人提到聚會的事。Ruth有些哀傷，但是她相信他們做的是「他們必須做的，而Nancy若不能諒解，那是她的損失。」

Jillian Jarvis強烈地表達了她決不會離開內布達斯加州農莊的意願。上個月，當她的女兒Jean由芝加哥來探望她時，對她看到的景象相當震驚：房子沒有整理、冰箱裡沒有任何食物，而Jillian蓬頭垢面。Jean立刻將母親帶至最近的城裡的醫學中心做全套的健康檢查。初步的檢查結果顯示，Jillian的營養狀況不良，全身有多處瘀青，且她的視力與聽力都嚴重地受損。儘管Jillian多麼不願意，Jean還是安排母親住進市區的護理之家。就在醫院的社工人員尚未完成手續前，Jean的手足John與Joann趕到現場，並堅持要帶Jillian回家，「那是她的願望，那裡才是她的家。」他們氣憤地聲稱社工人員製造她母親失能的假象，「他們當然要讓她去護理之家，這樣就可以永久地擺脫她了。」Jillian不斷地絞著手，口裡說著，如果Ed還在，他就能讓孩子們停止爭吵。醫師和社工人員決定讓Jillian在醫院多待兩天，讓她的家屬們解決意見分歧的問題，但是醫療保險卻不願意再負擔她的開銷。

老化的家庭

當你想到一個家庭時，你的腦海中會浮現什麼樣的畫面？是否出現小孩圍著父母，而雙親必須承擔扶養孩子的義務？或者，你是否想到阿姨姑姑、叔叔舅舅，以及表兄弟姊妹們？傳統上，家庭理論學家將前一種家庭形式稱為核心家庭（nuclear family），第二種家庭組成則為延伸家庭（大家庭，extended family）（Parsons, 1949）。對個人發展來說，核心家庭的影響力一直以來都比延伸家庭來得重要。不過，最近的理論與研究數據顯示，延伸家庭的日常功能對個人在不同年齡階段的發展都具有直接的影響力（Antonucci & Akiyama, 1995）。目前社會有越來越多的祖父母扶養孫輩。兄弟姊妹的關係在兒童期與成年期都相當緊密。雙親的養育並不因小孩離家上大學而消失，也不會因為他們成立自己的核心家庭而停歇。基本上，家庭發展理論的主張與個人心理發展理論相同，都認為兒童即使進入了成年期，各項發展也並不會因而終止。事實上家庭發展的確表現出生命週期的現象。故此，核心家庭的成員關係並不如想像，居個人發展過程的首要地位。

婚姻關係顯然是65歲以上老年男性（75%）日常家庭經驗的來源，也是某些老年女性（41%）與家庭接觸的形式（Taeuber, 1993）。由於女性壽命一般比較長的緣故，上述比例會隨年齡遞減，導致老年婦女擁有婚姻生活的比例特別低（超過85歲以上，只有7-10%）。一般來說，老年族群對晚年生

活的婚姻狀況滿意度會比較高（Levenson et al., 1993; Gilford & Bengtson, 1979），該現象至少可以解釋目前的趨勢——老年族群都比較讚美成就、承諾，以及滿足的婚姻。

　　大多數的老年人會定期與子女見面。在這個變動的社會裡，成年人和其父母會面的時間，並不如我們以為的那般稀少，有幾份研究報告指出，即使父母超高齡（超過85歲），絕大多數還是能維持每週至少與一名孩子見面；不但如此，電話、信件，或禮物的往來也相當頻繁（Troll & Bengtson, 1993）。就算住得很遠，年長者的生活還是與見面、相片，或回憶息息相關。

　　雖然手足關係的義務性並不如核心家庭內的其他關係緊密，老年人還是相當看重兄弟姊妹之間的關係（Bedford, 1995）。手足關係縱貫個人的一生，成年期早期與兄弟姊妹的互動或投注的心力比較少，但會隨年齡日益增加。手足並非提供照護的主要人物，但卻能維持個人一生的互動關係與情感連結，讓個人獲得自我價值和意義。

　　大多數的老年人同時具有祖父母（超過70%），或甚至是曾祖父母（50%）的身分（Shanas, 1980）。祖父母參與年幼之家庭成員的社會互動，同時並與家人交換禮物和服務，也在他們的子女面臨危機時提供幫助（例如離婚、生病）（Robertson, 1995）。然而，祖父母角色的內涵卻時常變更。Kivnick（1985）描述中年或老年期由祖父母角色衍生出來的五項意義：中心角色、受尊敬的老年人、因家族承傳而不朽、重新經歷個人的過去，以及縱容。正如其他的家庭關係，每位老年人成為祖父母的時間點與過程將影響各角色之

定義與內涵。

　　除了上述的家庭關係，事實上還存在一些比較罕爲人知的關係。姪（甥）女、侄（甥）子、表兄弟姊妹，姻親，以及其他因離婚、再婚形成的複雜關係，這些都是成年人之社會網絡的一部份。

　　人們在這些關係中扮演什麼樣的角色呢？最普遍印象就是虛弱的老年人，受兒女或孫輩們的照顧。該印象反映的是事實—老年家庭的一個重要功能就是提供照護與接受照護（Anethensel et al., 1995）。不過，所有年齡層的家庭成員都與該付出—接受系統有關（Cohler & Grunebaum, 1981）。隨年齡的增加，受照護的對象就很可能由子女轉爲雙親，但這也並非絕對。老年人爲他們的子女、孫子，甚至曾孫輩提供了大量的照護幼兒服務。他們同時也在子女因離婚、受傷，或疾病時，提供適時的幫助（例如Cook, 1988）。基本上，老年人只有在生命將終結的最後幾年才需要家人的照護。

　　除了爲虛弱或失能的家人提供照護之外，家庭還有許多其他的功能。無論是何年齡層的家庭成員，家庭關係都會以複雜的方式提供支持。家庭通常會慶祝個人之成長里程碑，在壓力大時相互支持，並共同決定事情。家庭也是個人價值社會化的場所，建立個人血統家族意識的地方，也是個人許多重大人格發展任務完成的場所（Hagestad, 1986）。舉例來說，家庭關係是個人爭取自主與依賴的地點，同時也是聯繫與分離、持續與改變等人格發展的環境（Bengston & Kuypers, 1984）。

　　個人發展任務與晚年生活事件，通常會影響其他的家庭

成員。晚年生活中有三個過渡期會驅使家庭關係進行重建：
1） 空巢期與再度空巢；2） 退休；3） 慢性病的發生。家庭
關係對個人生命之過渡期的影響有以下幾個層面：時間結
構、角色、溝通、權力平衡，以及養育（Qualls, 1995b）。家
庭是「生活事件網」的主要構成要素，許多生活改變的連漪
效應都發生在家庭中（Pruchno, Blow, & Smyer, 1984）。

　　儘管個人一生中的家庭關係通常會有固定的模式，但是
家庭成員通常還是會發現自己身處於新的複雜家庭結構。近
十年來，西方人口族群的重大改變也影響家庭功能。這些影
響家庭生活之人口統計學因素包括：壽命延長、生育率下
降、婦女外出工作人口增加、離婚率升高，以及多民族性
（Kinsella, 1995）。這些因素會個別或共同地影響家庭結構與
功能。舉例來說，三代或四代同堂的家庭就比較少見。家庭
成員花在某個固定關係的時間比較長（例如可能當了80到90
年的姊姊，或60到70年的母親），而比較少有機會經由其他的
姊妹或女性長輩，或堂兄弟姊妹的模式習得經驗或擁有其他
特別的關係（Hagestad, 1988）。

　　總結來說，家庭是老年人主動的、重要的人際互動場
所。家庭成員間頻繁的接觸，也具有特別的意義。就像年輕
人，老年人由家庭環境中獲得許多基本的社會需求，也因此
對其他家庭成員的重大生活事件相當敏感。死亡、離婚、結
婚、新生兒、退休、疾病、受傷，以及不幸事件，全都會在
老年家庭中出現，同時也會改變老年人需求獲得滿足的方
式。

家庭動力學：組織模式

　　家庭成員間究竟如何互動以完成他們的發展任務？引起衝突的原因為何？沮喪嗎？什麼樣的家庭互動可能會引起老年人的心理疾病？心理疾病對老年人家屬的影響為何，對他們提供的照護又會造成何種影響？

　　一如行為科學的應用，家庭系統模式（system model）強調人類生活的社會情境（Whitchurch and Constantine, 1993）。家庭的問題存在於社會單位（social unit），而非個人。家庭系統理論也承認的確有基本的生理問題存在（例如阿茲海默氏症），但若社會單位無法有效地處理這些問題，就會演變成特殊的沮喪症狀或問題。

　　家庭身為基本的社會單位，通常是系統理論學家建構心理健康議題的焦點（Whitchurch & Constantine, 1993）。老年人的家庭很可能會特殊地定義成延伸家庭體系。換句話說，一個家庭組織分析並不會針對一個固定的「家庭」。配偶、成年的子女、姪甥兒女、手足，以及鄰居，都可能以某種生活形態影響老年尋求幫助的過程。家庭系統模式認為，由那些定期與老人家接觸的人著手，可能有助於老年人的日常功能。另一批與老年人互動的關鍵人物若對社會單位的功能具有影響力，可能也會納入系統模式中（以Jillian Jarvis為例，社工人員就發現她無法應付家庭組織中的重要成員）。以療養機構中的老年人來說，社會單位應該包括重要的職員（例如定期照顧老人的護理人員、護理長、社工人員、也許還包括

營養師或安排藥物使用的醫療人員，依老年人本身的問題而定），以及家庭中的重要成員（Smyer, Cohn, & Brannon, 1988）。

　　家庭系統被視爲一個複雜的互動單位，其成員都直接或間接地持續影響著彼此。該單位中的每位成員都是「主動者」（actor），也是「反應者」（reactor）。在傳統的社會科學架構裡，事件的發生若有線性順序，兩者就會被視爲因果關係（如A的發生導致B；他的批評令我感到憤怒）。家庭系統理論則堅持，像家庭這樣複雜的系統，其中所發生的事件最好以循環因果（circular causality）的概念視之。多種互動循環將所有的事件串連在一起，在環狀關係裡，事件依序發生，前一個事件就是因，後一事件就是果；所以當循環在不同時候被打斷時，同樣的事件也許就會扮演不同的因果角色。舉一個常見的情況爲例，某甲氣憤的評論引起某乙憤怒的反應，以線性因果關係解釋，就會將兩個事件視爲連續的兩點，認爲第一個氣憤的評論造成第二個憤怒事件。而家庭系統理論學家則指出，一定有某個可以理解的前導事件引起了第一個憤怒事件，但同樣也引起第二個憤怒的回應。因此，某甲認爲某乙瞧不起他，可能就是連環事件中另一個關鍵點。某乙靜靜地睨視某甲，使某乙認爲自己被鄙視；這讓我們更加深入地瞭解眞實的狀況。換句話說，人類的互動關係是經由行爲語言、對行爲的期望與信念，以及行爲的反應所構成的複雜循環。因此，在家庭組織中，每個人的行爲都直接或間接地與其他人產生關係。

　　在瞭解循環因果對人類互動的重要性之後，就要小心地

以行為的溝通功能觀察之（Watzlawick, Beavin & Jackson, 1967）。絕大多數的溝通其實是由非口語形式進行的。在彼此熟悉的社交環境裡，非口語溝通的比例又更高。文字語言確實用於溝通，但溝通的意義卻是由文字所創造的情境完成的。反應者學會了以改變語調（tone of voice）或肢體語言（body language）傳遞字面相同，但含意卻完全不同的溝通方式。人際關係又是一種具有潛在意義的溝通情境。

人際關係是由特定的權力與階級關係所組成的。若學校教師隨意詢問學生，「嘿，昨晚你究竟去狂歡了沒？」可能會引起學生的防衛反應，因為其實學生聽到的是他們之間權力不均等的關係。但若是同學問他或她同樣的問題，可能就會換來一大篇有關前晚情況的詳細描述。前述的第一個家庭狀況，Jason Martinez的雙親可能會拒絕與Ruth和James連絡，因為Nancy與Reuben認為Jason的祖父母邀請Jason同住這件事是一種侮辱。Nancy和母親與繼父過去的關係，會使安頓Jason這件事變得更加複雜。

家庭關係的結構是影響家庭互動最簡潔有力的因素。輩分關係是家庭結構中最影響力的，但是其他如兩性角色、偏愛兒子，或家中的代罪羔羊都會成為影響所有互動的關係情境。「家規」一詞通常是非語言行為模式的觀察結果，不但能描述行為，還能預測行為。舉例來說，「絕對不能表現自己的憤怒」就是一個約束家庭成員的規矩。此家規之存在可以預測成員的掩飾行為，並認為過度表露憤怒的家庭成員是叛徒，或是有問題。此家庭中的兒童若表露出憤怒的情緒，很容易就會被家人視為行為失調，即使社會上大多數的人可

能容許那樣的行為，甚至連心理健康專業都可能接受那樣的表現。此例說明了兒童的「問題」可能通常是家庭系統的問題。在Jason Martinez的家中，非語言的家規可能是「如果你認爲某人侮辱了你，就不要和他說話。」

　　諷刺的是，年老的家庭成員若在晚年發現，自己從前努力維繫的家規已經無法接受時，通常該家庭會出現問題。舉例來說，若一名老年人決定和伴侶在非婚姻狀況下同居，他或她家中的成年子女可能會因爲從前受到的教導：「同居是不道德的」，而顯得相當憤慨。即使是因爲癡呆等疾病所造成之不符合家規的行為（例如生氣、攻擊行爲、性行爲等），也會引起其他家庭成員的不悅。任何表現出不符合家庭常規之行爲的老年人很可能特別會引起其他家人的情緒反應，因爲該長者可能是參與建立或維繫家規的人，但是他或她現在居然違反規定。

　　權限則規範了什麼人扮演什麼樣的角色（Minuchin, 1974）。規定權限的目的在於區別家中的成員。譬如說，規範誰決定家中的經濟、誰提供情緒支持，以及誰管教孩子。許多家庭系統學家相信家中規範的權限越清楚，家庭功能可能就越健全。然而，一個家庭也可能會因爲權限太僵化或模糊而使家庭功能失調。治療師形容權限太僵化的家庭「卡住了」（這些規定使家庭在面臨需要調整的情境時失去彈性），而權限模糊的家庭則稱爲「游離」（每個人都可能扮演任何角色）。一般相信，大多數家庭的狀況都處於這兩種極端之間。

　　老年家庭很少像正在養育子女的核心家庭一樣分擔手邊的家務，卻同樣也是以家規建立家庭功能的互動模式。互動

行為包括口語的與非口語的,並反覆地循環。舉例來說,在必須決定祖母之家務與醫療照護時,她的長女和女婿可能就會以他們認為最好的方式做決定,然後通知其他兩名子女,並獲得他們的同意。該家庭的家規可能是「由長女及女婿做決定,並知會其他兄弟姊妹,而通常他們會認同該決定。」若其中有一名兄弟不同意該決定,家裡可能會認為他找麻煩。或者,當長女及女婿在危機發生時外出渡假,家中成員就會徬徨失措,不知道下一步該做什麼,因為家裡的常規無法進行。讓我們回想Jillian Jarvis的子女在決定她的醫療照護時的衝突。這些子女可能從來都沒有將如何決定母親的照護攤開來說明白;而Jillian也並沒有將決定權交給子女,因為她還妄想著原始核心家庭的結構:由她的丈夫決定一切。

家庭系統裡的每一個成員都有一套信念:家規是什麼、為什麼會以這種方式進行,以及破壞家規的後果。家庭成員的人格特質可能是家規的來源(譬如說,「她必須掌握祖母的狀況,」或者,「他反正也不會幫忙,就不必問他的意見了」)。這類因人格所造成的影響,主要的特徵就是規則似乎無法改變,也不可能採取焦點任務之解決問題的方式處理事情。許多家庭若無法順利地解決問題,反而會出現更多問題(Herr & Weakland, 1979)。人格對家規的影響可能會促使個人改變其人格特質,但這種努力可能會受到努力目標的抗拒。Jillian Jarvis的子女顯然被困在人格歸因模式裡,使他們無法有效地應用其能力完成手邊的任務。

家庭組織的成員在描述行為之後續發展時,會產生更多可能的替代方案(譬如說,「當祖母之照護工作出現問題

時，我決定了該做些什麼，並安排處理妥當；然後打電話通知其他的兄弟姊妹，向他們說明我做了些什麼。我並不期待，也不需要接受他們的意見，當他們希望以溝通的方式參與決定，而不如預期地獲得他們的同意時，我感到很驚訝，也覺得受到侮辱。」）描述行為的過程為介入法提供了許多介入點；我們通常也在描述中得知，對任何一位參與其中的個人進行不同的介入法，都會改變事件的發展模式與後果。

　　Jarvis個案中的那些成年子女將會很需要醫院的社工人員，提供即將面臨的行為任務。相較於「Jean是否有權作主將母親安置在護理之家？」更急迫的問題是，家人必須共同面對Jillian的需要。我們知道Jean與John的人格特質有很大的差異，Jean屬於「將該做的事情做好」的類型，而John屬於「動作之前要考慮每一件事」的個性，但這些並不是討論的重點；他們兄弟姊妹必須專注於眼前的任務。首先，他們需要資訊。Jillian的生理心理功能究竟有哪些缺損？什麼樣的家居設備適合她的生理機能？子女們對母親居住安排的觀點與喜好，可以在以最適合她需求的條件下討論。比方說，所有的子女一定都希望他們的母親受到妥善的照顧，也盡量能維持她的自主性。他們需要完成的工作就是決定符合這些觀點的選擇。

　　家庭成員之間的溝通經常有某種固定的形式，並影響家庭討論的流動性。有三種常見於一般家庭組織的關係：兄弟國、三國鼎立，以及同盟關係。兄弟國是兩個人有共同的喜好，與第三者完全不相容。換句話說，兩人並肩對抗第三個人。三國鼎立則是兩個人希望經由第三者來解開雙方的衝

突。在養育孩子的家庭中最典型的三國鼎立範例就是，雙親婚姻不幸或經常衝突，子女就表現出行為問題（這屬於異常的包容）。老年家庭中的三國鼎立結構就比較多樣性（也就是說，比較不可能屬於雙親的衝突加上子女行為異常的形式）。比較典型的情境可能是兩個處於長期衝突關係的兄弟，為了照顧父母的意見再度引起失和的狀況。照護雙親於是成為一個棘手的大問題，問題的焦點也會轉移至潛在的手足衝突，就像Jarvis家裡的表現一樣。當然還有其他類型的三國鼎立式家庭結構。母親與女兒的衝突會轉移到對父親的關心上。也就是說，三國鼎立的形式可以橫貫上下兩代與手足間、雙親、表兄弟姊妹、姑舅、祖父母等許多種。Nancy與Reuben Martinez可能會覺得Jason與Nancy的母親聯合起來反抗他們，讓Jason無法獨立成長。Ruth Jones可能相信Jason無法順利地轉型至成年期是因為雙親婚姻失和的緣故，所以願意提供他落腳安頓的處所。

家庭組織模式看心理健康

家庭若能達成家人的需求，就算為一個有功能的組織；但若阻礙家中某位或某些成員追求其需要時，就會被認為是一個有問題的組織。因此，心理健康不僅僅是個人層面的概念。若老年人的自我照護能力、社會需求，或自尊等需求無法被滿足，就會出現「心理疾病」。家庭系統模式甚至堅持比較合宜的做法是，檢視能突顯或支持該行為的人際關係情境。若檢視與個別老人之問題有關的特定人際系統，可能會

發現維持問題行爲的循環原因。

使目前之問題行爲得以持續的人際互動關係，是最值得追查的行爲。若能查出該行爲的成因，或許就可以幫助組織內的成員瞭解行爲的循環是如何產生的，但直接的人際互動才是更重要的原因。Herr與Weakland（1979）指出，通常家庭系統嘗試解決問題的第一個步驟都不會成功，而同樣的歷程可能會一再發生，因爲該家庭組織無法找到替代的解決方法。失敗的解決方案可能會因爲重複的失敗經驗，而製造出另一個行爲問題。因而，失敗的解決方案通常是目前問題持續的一個原因。

功能不全的組織將無法滿足家庭成員一生的需求，包括晚年生活的需求。家庭功能若模糊不清，或決定單位的權限不明（如婚姻關係），就可能會無法適應常態或非常態的生活事件。家庭結構本身就限制了良好的適應，或清楚地溝通有關需求與喜好之改變所需要的彈性。

即使功能完善的家庭也可能因爲特殊的事件而面臨挑戰，因爲他們可能缺乏如何滿足成員之需求的知識，或選擇了不當的適應策略。舉例來說，擁有癡呆患者的家庭就需要瞭解該疾病對病患和家人的基本影響，才能決定合宜的醫療照護並給予照顧者適當的支持。過去的生活事件都適應得相當良好的家庭，若缺乏對癡呆症的瞭解，可能就無法有效地解決當前的問題，同時也可能現在失敗的困境中，使家人受到更重的傷害。若家庭功能的結構相當良好，獨缺某方面的經驗，要以心理教育介入法解決問題其實並不容易。

假設Jillian Jarvis患有血管性癡呆症（vascular

dementia），導致她意識不清、無法正常地進食，也因為無法
維持固定的姿勢而經常跌倒。Jean希望將她母親安置在養老
院的決定是正確的。John與Joann可能缺乏有關診斷方面的資
訊，或不瞭解該疾病的特性，只是很自然地想保護母親之活
動自主性。此時就需要一個詳細討論有關該疾病之起因與特
徵的家庭會議，來幫助三名子女共同解決目前的問題。

　　有些家庭結構的功能一直到個人晚年都無法良好的運
作，使家庭長期都適應不良（Florsheim & Herr, 1990）。即使
讓他們瞭解有關癡呆症照護的基本知識，也無法讓該家庭建
立共同提供照護的經驗。若John、Joann，以及Jean之間長久
以來有無法化解的衝突，他們三人很容易在所有的議題上與
Jean作對；而有關他們母親之需求的一般概念，可能就只是
化解威脅Jillian之照護需求的第一步。

診斷評估

　　該評估什麼？當然，該問題的答案需要依問題的本質而
定。下面有幾項實施家庭組織介入法之心理健康工作者希望
獲得的資訊。

家庭結構

　　以家族成員表（genogram）圖示家庭結構，就能相當有
效地整合家庭中幾代成員的資訊（McGoldrick & Gerson,
1985）。圖6.1顯示了Jason Martinez的家庭結構。

　　家庭成員表以血緣親屬關係的方式描述家中成員之間的

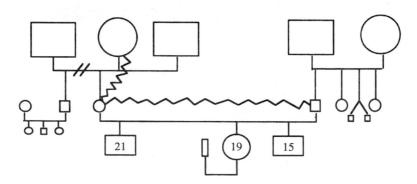

圖6.1　Jason Martinez之家族成員表

關係，其中包括了家中的結盟、互依，以及衝突。Jason和祖
母間的關係相當緊密，但他與雙親之間的衝突卻相當頻繁。
Nancy與Ruth過去可能有些小衝突，為了Jason離家獨立的事
件卻使得這些衝突演變為家庭戰爭。

家庭發展

　　另一種描述家庭關係的方式，是以家庭生命週期的階段
為重點。圖6.2顯示了一個家庭生命週期的模式（Rodgers &
White, 1993）。各階段則以家庭成員進出核心家庭的事件做分
界。顯然，這種階段性的特質只能鎖定家中某個特定成員的
發展。所以，一名50歲的婦女可能正處於生命中的「全盛時
期」，而他的女兒則剛要建立自己的家庭，而她的母親已經進
入最後的發展階段。生命週期顯然不是純粹的直線式或簡單
的循環結構。家庭發展中的許多其他因素會改變一個家庭的

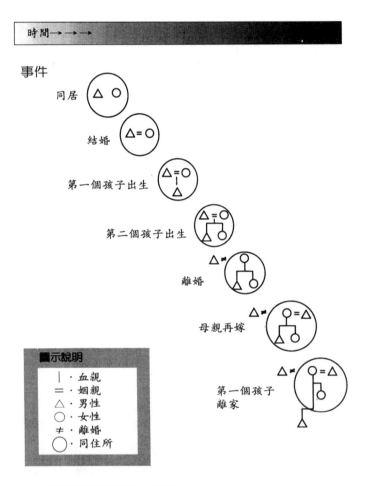

圖6.2 家庭發展階段與重大事件
資料來源：修訂自Rodgers & White, 1993.

　　生命週期。離婚、慢性疾病、幼童的死亡，以及失業等，只
不過是一些可能影響生命各階段之發展結果與意義的生活經

歷（Cartwe & McGoldrick, 1988）。

　　心理健康專業人士可以應用對每位家庭成員發展各階段的瞭解，找出家人之間可能互相影響的各種生命課題。舉例來說，年輕人渴求自主性與獨立性，可能就會排斥祖母對家人過度地依賴。家庭之生命週期是一個可以找出適合每一位家庭成員之發展任務的模式，而這些發展會無可避免地影響一個家庭的適應型式。

家庭功能

　　家庭系統取向希望能瞭解一個家庭如何滿足其成員的需求。家庭結構通常可經由仔細地檢視成員之互動模式得知，這些互動則來自於成員滿足自身需求與完成各階段發展任務的企圖。

　　有幾種方法可以檢驗家庭的發展歷程。仔細觀察家庭成員之間的口語互動，就可以得到許多有關家庭結構與角色的訊息。誰說的話大家都會聽？誰的情緒表現得最明顯？當家裡有人沒大沒小時會出現什麼狀況？誰做最後定奪？當一個人觀察家庭互動時，就可以明顯地看出前述之家庭成員間的同盟、依賴，以及衝突的關係。

　　Cleveland Shields（1992）曾經觀察一個家庭成員的互動，在家人討論所面臨的重大事件時，其中一名照顧阿茲海默氏症病患的家人表達了她的挫折。互動進行時的每一個細節都代表一個情緒（正面、負面，以及中性的），而所有連貫的細節都由觀察者進行分析。這種分析法為互動模式記錄了有趣的過程。比家中其他成員都憂鬱的照護提供者，也很同

情家中成員之負面情緒化的言論。換句話說,他們除了照顧病患外,也關心所有的人。而提供照顧者的憂鬱也和其他反直覺的模式有關。「比較憂鬱之照顧者的家庭成員在照顧者表現負面情緒時,會出現哀傷的反應,而在照顧者表現正面情緒時,家人會以生氣憤怒回應」(Shields, 1992, pp. 25-6)。當最憂鬱的照顧者表現出正面的情緒時,他們的家人通常會對他們生氣。顯然,這些家庭的互動方式遠超出我們以為的,「家庭是支持力量的源頭」的想法。

　　另一種瞭解家庭功能的策略是,找出家庭成員完成一項任務所應用的行為。舉例來說,當醫師告訴照顧者,病人的檢驗報告出現一些令人困擾的訊息,這位照顧者會做些什麼事?她會通知什麼人?是否家裡每個人都同樣瞭解狀況?誰會參與決定?什麼樣的行為屬於支持性的,又有什麼行為會被視為干擾?這些行為符合「主動者」的意思嗎?Herr與Weakland(1979, pp. 103-12)描述了一個例子,證實原本屬於支持性的行為事實上可能會強化依賴性。他們描述一個與丈夫、兩個兒子同住的中年婦女關心自己的父親。這位老人家變得越來越依賴家人替他完成一些事情,而這些事情是他若願意就可以自己辦到的。這名婦女已經嘗試了許多方法,鼓勵父親獨自進行這些活動(例如與他爭辯、哄騙、命令)。當家庭治療師開始描繪行為互動之事件表時,就明顯地看出這名女兒的行為其實強化了父親的依賴要求。她總是威脅父親若他不是真的需要幫忙,她就不會滿足他的請求,但她看到父親無助的表現時,就會「讓步」,因為她覺得讓他受苦是很殘忍的。只有在治療師非常仔細地描繪行為互動的細節,

才能發現這種模式。這個分析結果與行為學家的看法相似，因為她的「讓步」行為在這兩個理論模式中都被視為一種正增強物。然而，家庭組織的分析強調正增強的行為互動模式，並非將之視為只與父親有關之行為鏈：前置事件—行為—後果的連續事件。

家庭系統理論的評估也要檢驗家庭活動的結果：家人的需求是否被滿足了？階段性任務是否達成了？家庭總是有各種的組織方式，使其能夠支持其他家人的發展。舉例來說，一個家庭可能足以滿足幼童的需求，但可能就無法滿足青少年渴望成長的需要。或者，一個晚年期的家庭可能可以順利地適應「空巢期」，但可能就無法適應患有重疾的老年家人，因為他的過度依賴已經超過下一代所能應付的，也超出其想像。家庭功能的不足也許會經由一個家庭成員的行為問題而浮現；這位家庭成員就是一般公認的「病人」（identified patient, IP）。IP不正常的行為很直接地反映了該家庭之功能無法滿足所有成員的需求，因此，該家庭作整體地評估將很有幫助。

家庭史

家庭史在兩方面逐漸顯出其與心理健康的相關性：前一代如何調適老化所帶來的挑戰，以及這個家族如何適應之前的家庭轉型過程。家庭系統理論學家強調家規、價值觀、互動模式，甚至於焦慮等議題在世代之間的傳承（Boszormenyi-Nagy & Sparks, 1984; Bowen, 1978）。與上一代處理類似發展任務的方式相比，目前家庭組織模式的問題要簡單多了。由

於幾代以前的人比較不可能長命百歲，所以今天有許多家庭亟欲處理的苦惱問題，幾代以前的人根本不曾經歷過。也許標準範例的特殊挑戰與老年相關事件，能為真實生活中的家庭帶來立時的經驗法則。換句話說，家庭若以既有的家規處理老化相關的問題，可能會在特定的情境下發現，家規並無法有效地滿足某位老人家的需求。

雖然家庭成員可能會發現，與老化相關的挑戰既不新奇，也沒有親切感；但許多家庭都會將過去適應生活事件的經驗直接套用在目前的處境上。那些成功地處理過去各個轉型期的家庭，通常都擁有一些資源與互動策略，若他們能想起過去成功適應的經驗，就可以將之應用於目前的困境。

介入法

專業人員介入治療一個家庭的首要任務，就是融入該家庭。專業人員當然不是家中的一份子，所以，融入（join）該家庭的動作就是一種介入。這類專業治療師在家庭中常見的角色是「專業諮商」（expert consultant）。諮商人員應該要瞭解有關家庭對老化與適應的需要，並要能幫助該家庭調適。一個家庭首先要正式體認家中的問題存在，並開放心胸接受教育，才能順利地讓專業人員成為諮商的對象。融入的過程與評估該家庭本身通常都算是介入，因此，融入與評估其實很能區分。

家庭系統模式將介入法分為「第一階段」與「第二階段」的改變目標（Watzlawick, Weakland & Fish, 1974）。「第一階

段」調整行為模式，但並不改變家庭結構或功能。「第二階段」則改變家庭組織，重新創造新的型式。一般來說，介入法一開始會以心理健康專業的原則進行第一階段的改變，並觀察其是否能解決問題；若這些比較不具干擾性的方法不奏效，就會進入第二階段的介入法。

　　老年家庭通常要面對他們也不瞭解的挑戰。有關困境與挑戰（例如疾病、退休、憂傷），以及有助於家庭適應的可用資源等教育，是常見的第一階段介入法。就功能上來說，針對問題進行教育可以將焦點由IP轉移到問題本身。教育的內容不但包括生活事件或發展任務，也強調獲得支持與社區中可用資源的重要性，以協助家庭的調適。

　　第二階段的改變目標非常明顯，就是要轉變家庭的結構與慣用的功能。常用的一個策略是找出家庭組織裡負責特定角色的最小單位。舉例來說，一位家庭治療師可能要輔導接受治療的家庭，在現有的結構無法發揮功能時，提出決策結構。或者，像另一個案中的寡婦及其女兒，因為無法與對方保持適當的人際距離而經常發生衝突，治療師可能會鼓勵打破這個家庭的規矩，打破當子女不想討論某件事，不可以直接告訴父母的刻板規定。

　　完成第二階段改變的另一個策略是改變互動模式。治療師可能會要求家庭成員重新選擇在治療室的座位，以重建家庭的同盟關係。治療師也可能會指導互動的步驟，打亂家庭成員熟悉且無效的互動模式，以形成新的互動模式。

　　有一個例子可以說明上述原則。一名66歲的女士帶著她68歲的丈夫與42歲的女兒來見諮詢師。該治療師立刻就發現

這個家庭裡的父女聯合對抗母親。這種聯合抵制母親的舉動就在一進門選定他們的座位同時得到證明：父親與女兒相偎坐在沙發上，留下母親獨自坐在房間的另一邊，治療師的旁邊。當他們解釋來找治療師的理由時，母親說，她擔心女兒太缺乏進取心；父親卻以一句「簡直胡說八道！」打斷她，並立刻指出女兒在本週參與的活動項目來反駁。女兒安靜地坐在一旁，身體靠著父親，顯示支持他的說法。父親與女兒有共同的看法，認為女兒無法獨立生活並不是一個問題。一如評估結果，父女的聯合干擾了父母婚姻的親密關係（屬於結構性問題），同時妨礙了女兒發展進入獨立的成年期（發展性的問題）。治療師便要求父母將椅子拉近，並在討論對女兒之能力的感知時，握著對方的手，迫使他們體會在父女聯合時受到忽略的婚姻關係。一旦夫妻間的親密感再度建立，父母在表達對女兒的關心時，就會比較有建設性。治療師可能會依序改變該家庭成員間的互動。首先安排一次只有父親與母親的談話時間，並要求女兒不得參加；再安排一次母親與女兒的對話，這回要求父親不得參加。若父親向來扮演捍衛女兒的角色，則當互動方式變得比較直接，也比較坦白的情況時，母女都會感到焦慮。而這種焦慮就會形成新的互動模式，一個比較能直接處理眼前之發展任務的模式。治療師必須以強迫重建的方式協助一個家庭保持平衡，如此才能發展第二階段的改變（Qualls, 1991）。

治療老年家庭的另一個取向，比較傾向家庭的價值觀、義務，以及互惠（Hargrave & Anderson, 1992）。一個家庭所傳遞的不只有「事情應該如何如何」的價值觀（或許和當時

之社會與家庭狀況不相關），同時也傳遞了家規與義務
（Boszormenyi-Nagy & Sparks, 1984）。一個家庭可能會因為對
完成養育義務的價值或觀感不同而發生衝突。有一種介入策
略稱為「對話」（dialogue），可以增進家庭對非語言力量的瞭
解，修正家人之互動關係。

　　大多數研究老年家庭之介入法報告，都鎖定單一家庭成
員（照顧者）進行治療，因為他或她需要他人的協助以照顧
家裡的其他人，如生病的老年人（Qualls, 1995a）。而絕大多
數的介入重點都在第一階段，像是教育、支持，或解決因特
殊疾病所產生的問題（Zarit & Teri, 1991）。

　　有一個介入法的研究建議，以第二階段改變為目標的家
庭組織取向可能很有幫助，即使該研究之理論架構並非家庭
組織。Scharlach（1987）邀請身為家中主要照顧母親的女兒
們，加入兩套治療介入法的其中一種。部份參與者接受有關
照護新知與社區資源的教育，無形中鼓勵這些女兒們繼續滿
足母親要人幫忙的需求。另一組介入法的女兒們則學習調整
她們不切實際的期望—照顧年老的母親是她們的責任；同時
鼓勵她們改善母親的自立情形，以增進她們的身心健康。加
入第二組的女兒們聲稱負擔減小了，人際關係也獲得改善；
而她們的母親與第一組或控制組的母親相較，也覺得比較不
孤單。雖然只有女兒參與治療過程，但是這份研究應該可以
解釋為一種教導女兒設立權限的介入法，同時也因此改變其
家庭結構。

　　其他的報告則顯示，若家庭治療介入法的彈性足以容納
各種家庭介入法，那麼，該家庭由這類介入法學到的技巧就

會很有幫助。Mittelamn及其同事完成了一項介入法的研究，同時對照顧癡呆症親人的主要成員進行個人與家庭的輔導（Mittelamn et al., 1993; 1994）。若與照顧者獨自接受支持性介入治療的方式相較，家人持續接受輔導的結果：家族網絡對病患與照顧者支持度比較高，照顧者對支持網絡比較滿意，並且減低了住院治療的比率。但是，這種滿足每一個家庭之需求的綜合式介入法，就無法分析各個介入法的要素，也就無從得知療效從何而來。

　　不幸的是，目前並無足夠的研究證據顯示家庭系統模式的應用情形。然而，一些臨床病例（例如Gallagher & Frankel, 1980）、臨床分析（Qualls, 1996; Shields et al., 1995）、敘述性研究（例如Shields, 1992），以及治療成效研究（例如Mittelman et al., 1993）的資料都支持家庭系統模式的理論。家庭系統模式顯然需要更充分的理論與實驗研究以支持其療效。而家庭系統模式將家庭視為一個單位組織，且將理論應用於心理健康與老化方面的成果也具有相當的意義。

總結與評論：
老年之心理疾病理論模式的選擇

　　在本單元中，我們介紹了幾種不同之心理健康與疾病的理論模式。在進入下一個單元，更深入討論特定心理疾病的治療前，可能要考慮一個簡單但關鍵的問題：你如何從眾多理論當中選擇合用的模式？

　　讓我們以回應下面的問題作為開始：我們希望從心理健康或疾病的理論模式中得到什麼？要記得，一個模式就像地圖一樣，只是一個代表符號，吸引我們特別注意某些地方，並且使我們能找到方向。但理論模式也像地圖一般，無法完全代表老年生活的複雜性。不過，理論模式讓我們注意老年人及其環境中最關鍵的要素（Reese & Overton, 1970; Pepper, 1942）。果真如此，所有的模式都能回答一些重要的基本問題（參見表S1）。每個模式都強調某些能幫助我們瞭解心理健康的要素。依據我們對不同之個人功能的重視程度，不同的模式也會明示或暗示不同的要素。

　　同樣地，一個模式對心理疾病與老化過程之改變的解釋，也暗示我們治療介入法的潛在目標。舉例來說，依心理動力學的觀點來看，治療的焦點永遠在於個人的人格結構；正如第三章所討論的，人格結構的改變為預期之治療目標，但這卻是一個治療師或病患都無法達到的目標。

　　不同模式對老年人之改變的預測也不同：無論是量的改

表S1 模式的選擇

模式的要素	心理動力學	行為理論	壓力與調適	家庭系統理論
研究些什麼？	動機與人格	行為互動	壓力、壓力源與互動	家庭組織的互動
隨老化或心理疾病發生的改變？	人格結構	認知與行為模式	個人的適應力，或壓力源，或互動方式	發展任務與家庭組織的互動
發生了什麼樣的改變？	質的改變	質的改變（行為）與量的改變（認知）	質與量都發生改變	質與量都發生改變
如何解釋這些改變？	人格結構／功能的關係	前因／後果連鎖反應	個人與環境的互動	家庭組織成員之間的互動

變（程度上的變化）或質的改變（類型不同）。舉例來說，行為模式的重點在於行為之量的不同，表現太多或不夠。相反地，家庭系統模式的焦點則同時放在家庭組織成員之間互動的質與量。

最後，各模式對改變的解釋也不盡相同。這套假設為治療介入法提供了一套清楚的建議。舉例來說，行為模式的觀點強調，行為模式之建立與維持存在著前因與後果的連鎖關係。要使行為發生改變，就需要混亂行為之前因或後果，以改變其連鎖關係。同樣地，壓力理論學家評估個人在調適過程中的各種互動關係（甚至包括免疫系統的壓力反應），以及個人周圍的壓力源。

將模式應用於個人之生活環境

在瞭解各種模式及其根本假設後，讓我們回到本節一開始的個案—Rankin女士。

Joan Rankin是一位74歲，居住在鄉間社區自宅的女士。他的先生Jim，與癌症奮鬥五年之後，於兩年前過世了。現在，獨居的Joan想搬到離子女們比較近的地方居住，卻一直無法做出最後的決定。她的房屋貸款已經繳清，但是她不確定賣了這間屋子之後，是否有能力在城市裡也買一間相當的房子。除非有重大的醫療開銷，她的老人年金其實足夠她花用；但她卻時常擔心入不敷出。於是她過得相當節儉，只有偶而會痛快地喝一杯。

Joan參加當地的園藝社團，不過也並不活躍。她喜歡在溫暖的季節裡，在小花園種花除草。她幾乎每週都上教堂，也有幾個聊得來的朋友，只不過，這些友誼關係都在Jim生病的那幾年弄得很緊張。即使Jim已經過世兩年了，Joan還是不曉得該如何安排她的生活。對Joan來說，漫漫長夜通常都很難熬，有時候她會在半夜裡醒過來，然後就躺在床上闔不上眼。那些失眠的夜，對她來說，只有無限的空虛和恐懼。

Joan的身體還算健康，只有一點血壓高、甲狀腺，以及關節炎的問題。她服用Tylenol治療關節炎的疼痛，以propanolol控制血壓，並以synthyroid應付甲狀腺失調

的問題。

　　Joan的兩個孩子住在離她300哩的大城市。她的女兒Jeannie已婚，擁有三名子女（分別為4歲、7歲與10歲），目前在學校教書。她的兒子John，是一名成功的房地產經紀人，最近剛訂了婚，即將準備結婚。他在四年前與結婚18年的妻子離婚，前妻擁有兩個孩子的撫養權，孩子分別為8歲和13歲。Jeannie與John總是合不來。John也和他的父親不合，不過，他總是私下與母親分享他的麻煩與喜悅。

　　Joan的兩個妹妹也還健在，而兩個哥哥早在五年前就已經分別離世了。Joan的妹妹Betty住在幾條街外，每天都會打電話給她。有時候Joan很痛恨這些電話，因為Betty總是逍遙自在且熱愛生命。Betty經常拉著Joan參加社交活動，不管Joan是不是覺得疲倦或不舒服。Betty總是興高采烈地鼓勵她周圍的人享受生命。近來，她一直暗示Joan想搬去與她同住，可以分擔一些生活開銷。

　　Joan的另一位妹妹Vivian與她的先生住在離她30哩的農場。他們忙著管理農場的事務，也與自己的子女和孫兒們同住。Joan只有在假日的家族聚會時才看得到他們。Vivian一直是家裡最安靜、最踏實的一份子。Joan很希望能多和她在一起，但是，顯然她必須管理農場的日常工作，也無法空出時間社交。

　　她的哥哥們，Elwood與Milt共同在離Joan 150哩的城市裡經營事業。他們在一年內相繼因心臟病發過世。他們家裡的

經濟狀況相當不錯，兒孫們則繼續經營他們的事業。Joan只有在每年夏天家族團聚的日子才會去看她的兩位弟妹和哥哥們的兒女孫輩。

你認為各種理論模式會如何評估Rankin女士的生活狀況？

一如第三章裡提到的，心理動力學取向認為Rankin女士的症狀自然會因為她繼續完成老年期的發展任務而消失。舉例來說，Erikson及其同事主張，老年期必須解決的主要衝突是自我的完整性與絕望（Erikson et al., 1986）。顯然，Rankin女士花了許多時間與精力在早期的發展衝突上（生產與停滯）—照顧她生病的丈夫。就心理動力學的角度來說，一開始要將注意力多放在她自己的信念與價值，以及她對自己生命的付出，並讓她建立「為自己活」之個人經歷的連貫性。心理動力學的主要治療目標可能是為Rankin女士提供支持，讓她在晚年重新評估過去的經歷。如此一來，治療師應該會以評估其洞察力、依據過去經歷表現反應的能力，以及配合治療過程的傾向作為開始。

相反地，行為理論導向的專業人員應該就不會將注意力放在Rankin女士的人格結構，或其個人經歷的「連貫性」上（參見第四章）。反而會將焦點放在評估特定的問題行為，以及這些行為之建立與維持的背景上。就Rankin女士的狀況來說，治療的重點應該在於她無法入睡的夜晚：失眠發生的確切時間和當時的條件。治療師可能會要求Rankin女士做活動記錄，或者記錄幾天的睡眠模式與情境，以便歸納整理出影響睡眠的前因後果。行為治療會以改變Rankin女士所處環境

中的偶發事件為重點。首先，要定出預期的結果—不受干擾的睡眠，這一點很重要。接著，由以下兩種策略挑出一種：延伸能獲得一夜好眠的過去經驗；或者，去除目前與失眠相關的條件或狀況。舉例來說，治療師若發現Rankin女士在與其中一名子女通過電話的那幾天會睡得比較好，可能就會召集子女們排定與母親通電話或連絡的時間。同樣地，若治療師發現Betty在傍晚4點以後打電話，Rankin女士當晚就會睡不安穩，也許就會請Betty合作更改她與姊姊通話連絡的時間。除此之外，治療師也會注意Rankin女士對於獨處的想法（即有關她報告覺得「孤單害怕」的部份）。

以壓力與調適模式為基礎的治療師，可能會嘗試多種策略，針對Rankin女士的幾個關鍵經歷：長期的壓力、社會資源、Rankin女士自己的易感性與資源，以及她的生理健康狀況（參見第五章）。舉例來說，治療師可能會以影響Rankin女士目前狀況的兩個長期壓力之評估與治療為開始：她對經濟狀況的擔憂，以及對其慢性病的適應（譬如說，關節炎、高血壓，以及甲狀腺的問題）。另一個評估與治療的目標應該是Rankin女士的社會資源。此時，首要重點應該在於評估她目前的社交參與度，然後才是為她召募有效的社會支持。第三個評估與治療的重點可能會強調Rankin女士評估目前狀況與她對現狀之付出的方式。同樣地，第一個步驟應該是評估她目前與過去的調適策略。然後可能會依據過去成功的適應方法，或建立其他的調適技能作為治療的方式。最後，以壓力與調適理論為基礎的治療師可能會注意Rankin女士的健康習慣—也許會以放鬆訓練或冥想課程減輕她的焦慮。

　　一位以家庭系統觀點進行家庭治療的心理健康專業人員，應該會強調Rankin女士的其他狀況：她的家庭結構及其功能（參見第六章）。舉例來說，治療師一開始可能會詳細地詢問她的家族成員，包括有關其家庭成員之間的同盟與相依關係。同樣地，治療師可能也會對各個家庭成員所代表之家庭發展階段產生興趣（譬如說，她女兒的子女全都小於十歲；她兒子的子女也全都還在學校唸書等等）。這些訊息有助於治療師瞭解其他家庭成員的發展任務，定出可能與Rankin女士本身之挑戰發生衝突的任務。另一個評估的重點應該是，這個家庭的功能如何運作：當Rankin女士每次發生危機時，會尋求誰的幫助？若在生活上遇到困難，她首先會打電話給誰？若眞的很需要別人幫忙時，她又會找誰？若以家庭系統模式進行治療，可能需要「第一階段」與「第二階段」的改變。至少，心理治療專業人員應該要清楚治療目標究竟是要改變家庭的行爲模式，或者是要改變基本的家庭結構。無論治療目標爲何，可能都需要幾位家庭成員主動地參與治療過程。

　　總歸一句，每一個治療模式都爲診斷評估與治療提供方向。每一個模式都明示或隱涉了影響老年期之心理健康與疾病的重要因素；也都將治療的焦點與努力方向放在Rankin女士之生活與處境的特定層面。

若每一個模式的基本要素都不同，我們該如何選擇？

　　Reese與Overton（1970）主張以兩種標準選擇「世界性的

假說」（world hypotheses; Pepper, 1942）—建立可爲特定模式提供基礎的理論架構—準確性與普遍性。兩者都有助於評估各理論模式。

> 準確性指的是提出與事實相符或說服力強之解釋的能力，同時也只有唯一解釋的能力（或至少只有一些類似的解釋）……普遍性則是指該解釋所涵蓋的範圍。（Reese & Overton, 1970, p. 122）

　　一個模式若要發揮其效能，就必須兼顧準確性，並具備解釋老年人各種機能的能力。這也是我們評量一個模式成功與否的條件。本單元前述的四個模式已經在臨床與研究雙方面證實其可行性。就老年臨床醫學而言，眞正的挑戰在於評估何種模式的觀點比較有助於瞭解並介入特定老年病患之利益。

　　臨床工作者可能有兩種取向可以遵循：單一向度或萬花筒式。有些人傾向於專門研究某一種理論，瞭解其能力與限制（譬如說，治療師可能會只專注於心理動力學取向）。臨床工作者會越來越清楚某理論的準確性，以及該理論模式在臨床應用方面的細節。他或她會逐漸學會並尊重這些理論在臨床上的應用範圍，體認到同樣的模式並無法適用於所有的病患或所有的狀況。

　　然而，大多數的臨床工作者聲稱他們屬於「折衷派」，多方採用各種觀點的輔導技巧。與那些專門應用單一理論模式之治療師相異之處爲，這類臨床工作者可能會強調幾種不同的理論，就像旋轉萬花筒時，可由同一個景看到許多不同的

畫面。

　　最後，一個臨床工作者必定會問的鑑別診斷問題：何種診斷評估與治療方式，對何種類型的老年心理疾病有何種效果？在回答這些問題的同時，你將會更深入瞭解所認同或遵行之理論模式的準確性與普遍性。

簡介心理疾病

前言

　　請看看一封病患的來信：

　　親愛的Smyer醫師：

自從幾年前在長老教會聽過你的演講後，我就一直想寫信給你。那一場是由午餐協會所舉辦的系列演講之一，我想是由當地老年機構所贊助的。你也許記得我，因為我確定在我一字一句地嘗試著詢問一個關於遺傳在老年退化所扮演之角色的問題時，你其實相當尷尬。因為我的問題完全沒有邏輯性，而你則很有技巧地回答「我覺得我沒有聽懂你的問題，」然後我又將問題重複了一次，實際上我說的是「你就知道我已經老了。」（我其實是想表現得幽默有趣，但是我當時沒什麼靈感。）

　　我問的問題事實上已經困擾我很久了（我剛過78歲），我想我也知道那個答案。我的祖父、我的父親，以及三位長壽的姊姊都有老年退化的徵兆。很明顯地，我也將步入他們的後塵，同時也與Klein醫師討論過這個問題（他去年開始擔任我的內科醫師）。我告訴他，我從未服用過大量的藥品，也很反對所謂「止痛劑」、鎮靜劑等之類的藥物，但是有一天我一定會需要接受這些藥物的幫助以消除疼痛或安定神經。他保證有某些新的藥可能可以幫助我。

　　Smyer醫師，我的問題是：既然我確知目前有探討
老化問題的研究，若我自願成爲這些研究的試驗對象，
會不會有任何意義？目前，我的記憶力退化得相當快，
我也飽受老糊塗之苦，我正想找Klein醫師幫我。但是若
我的經驗對某些人有用的話，我就不會希望那麼做，尤
其是我還有九個58到70歲的外甥女，以及我自己那個42
歲的女兒，她們的運氣若也同樣差，那麼應該就會希望
對老化多瞭解一點。

　　這項提議是否具有任何價值？若你能給我一些建
議，將使我感激不盡。

　　誠懇的

　　Rose女士

　　（Smyer, 1984）

　　換作是你，將如何回覆？你必須立即做出一個臨床上的
診斷，評估這位女士擔憂之事的嚴重性。她的抱怨是否爲正
常老化的一部份？是否爲某種嚴重之心理疾病的一種模式？
你的回答將綜合人格發展、流行病學、精神流行病學、臨床
研究，以及成年期發展和老化心理學。若你認爲Rose女士患
有嚴重的心理疾病，你該如何處理？你的回答反應了你對病
因的假設，以及可以改變該病因的方式。

　　本單元各章節將描述特定的心理疾病模式、有效的診斷
評估方法，以及治療方式。當我們在撰寫這些篇章時，也面
臨了與臨床工作者相同的兩難情況：我們怎麼知道特定的症
狀是某個病理狀況的一部份？我們又如何確定特定的治療法

對老年族群有效？

　　有一種論調正在研究人員與臨床工作者當中流傳：早期描述有關疾病之模式、病因，以及治療的理論都太過簡化（Pearce, 1996; Susser & Susser, 1996a, 1996b）。這些理論都偏好將評估與治療的複雜度降至簡單的個人層面，或者是個人的某一個面向（如生理機能）。然而，要實際地瞭解老年生活之心理疾病，臨床工作者必需要瞭解幾個影響層面之互動的環境背景，從分子到莫耳數，從基因預測到社會環境，無論是保護或加速個人之疾病易感性的環境。

　　舉例來說，在美國國會的要求下，藥物研究所（the Institute of Medicine, IOM）最近建立了一套以預防心理疾病為目的之研究流程。IOM的報告認為，我們需要為心理疾病設計一個新的心理健康介入流程。該流程包括三類介入法：預防、治療，以及維持（參見圖I1）。

　　該流程的中心要素是疾病風險的概念。從前我們可能認為風險只是個人的特徵，以個人指標定義（如遺傳病史、年齡、性別、社經地位等）。然而，最近的流行病學與臨床研究認為，疾病形成的風險是經由幾個人際組織與多層的影響所造成，包括個人之環境背景與其特徵因子。

Susser與Susser（1996b）這麼說：

　　　　人際組織也彼此相關；個人並不是獨立存在的。有個比喻可能可以描述該人際生態的觀點。我們將之比喻為子母箱——就是魔術師的連環箱，每個箱子裡都還有更小的箱子。在既有的結構中，我們看到了成功的多層次

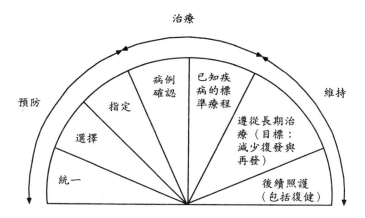

圖11　心理疾病之心理衛生介入法圖表
資料來源：Mrazek & Haggerty, 1994.

組成，每一層都頭尾相連……最外層的箱子可能就是位
於組織頂端的物理環境，由外而內依序為社會與社群
（流行病學的領域）、獨立的個人、個人之生理系統、組
織與細胞，最後是（以生物學的角度而言）分子。（pp.
675-6）

　　Gatz及其同事（1996）也強調有三種形式的互動，對老
年心理疾病之形成與出現的影響：一是個人之疾病感受性，
為生物因素與心理因素綜合的危險性；二是壓力，包括環境
與社會的壓力源；三為保護因子，為緩和心理、社會或生物
性衝擊的因子。他們主張保護因子與危險因子同時影響著心
理疾病形成的可能性。為求治療的效度，臨床醫師必須瞭解
個人及其在幾個影響面的互動模式。這種多層面的大環境觀

點將影響症狀的描述、臨床症候群的定義，最後還影響診斷的確立（參見圖11）。這種觀點同時也影響建立評估與診斷的策略。

　　舉例來說，我們可以討論Rose女士對其記憶力減退的抱怨。若我們只專注於她個人的狀況，可能就會失去其他重要的環境線索—她目前正面臨社會壓力所帶來的挑戰。理論上我們應該將她目前的生理機能置於一個面向較廣的情境：她過去是否有過記憶力的問題，或是相關的抱怨？她的家族是否有這類的疾病史？她過去是否接受過類似的治療？這個最新的問題背景為何（譬如說，生理機能、社會背景、生理健康的改變等）？她的處方最近是否有更動？近來她是否患有生理疾病？簡單地說，我們將會評估Gatz等人提出的三項要素：個人之疾病感受性、壓力，以及保護因子。

　　我們必須同時注意兩方面的疾病史：個人病史與該疾病的歷史背景。再以Rose女士為例，我們則希望更加瞭解她的個人病史，及其記憶力之相關病史。流行病學關切的是疾病的發生率（incidence）與盛行率（prevalence rate）：就是新病例之形成模式與疾病之總出現率，而不論疾病開始發生的時間點。但就臨床方面而言，我們可預見兩種不同的疾病模式會有兩種不同的治療策略：有些人也許先變老，然後才出現記憶力的問題；而另外一些人則可能是發生記憶問題之後才變老（Kahn, 1975）。不同的生活史與疾病史對治療取向會有不同的影響。

　　本單元中的各章節將上述的要素視為起點：大環境的觀點承認，幾個層面相互作用的影響會產生不同的罹病風險與

疾病形式；個人生活史與疾病史則影響評估與治療的策略；而評估與治療之整合取向則承認個人之易感性、評估壓力來源，並建立當前有效的社會支持。這些章節同時也強調有效之病例確認與治療的重要。如此一來，它們就必須應用第二單元中描述的心理健康與心理疾病模式。第三單元中列舉的評估與治療方法，包含了每一種疾病的病因模式，因此也涵蓋了有效之臨床治療的相關假設。

7
認知功能退化

　　認知退化是一個廣義的名詞，代表某種程度之認知功能傷害，使個人維持每日活動的能力改變。造成老年認知功能退化（cognitive impairment, CI）的一般原因有：譫妄（delirium）、老年癡呆症（dementia），以及憂鬱症，不過還有許多其他的因素會導致認知功能下降。由於認知功能退化對老年人自主性的殺傷力很大，臨床工作者必須採取積極的診斷評估與治療介入應對此症，以維持認知功能的最佳完整性。任何參與老年醫療的專業人士多少都對認知功能退化的肇因、後果，以及治療有一定的瞭解。本章一開始將強調屬於正常老化的認知功能下降程度，然後描述各種類型的認知功能受損：譫妄、癡呆症，以及憂鬱症。同時也將描述評估認知功能狀況的策略，並討論認知功能受損病患之介入法的設計。讓我們討論以下三個病例，其中顯示了患有認知功能受損病患所面臨的挑戰。

　　Jane Winthrop是一名高齡85歲的寡婦，最近被人發現她的情況越來越無法獨居。她的女兒每週六會來看她，幫她處理帳單、在藥箱內放置下週的藥物，並帶她外出購物。Jane想不起來她喜歡的食物，就只好買些微波食品回家。她的女兒離開時會在微波爐上留下如何操

作的便條,在公寓的進門處留下上床前該做的門戶檢查事項。浴室的鏡子上留著記得刷牙的便條紙,然後,餐桌上留的是飯後服藥的便條。Jane大多數的時間都待在公寓裡,因爲走廊和電梯都讓她感到困惑。公寓大樓裡的朋友則每天會來看看她。

Noni Smith的女兒上星期去看她時就大吃一驚。不過一個星期的光景,她的母親就完全變了樣!她的目光呆滯、不喜歡說話、穿著不搭調的衣服,頭髮也沒梳。Noni的鄰居也同樣擔心她,告訴她女兒說,這一個星期都沒有看到她如往常般出門散步。Noni的女兒於是請了醫生來,請他立刻來檢查兩週前開始使用的藥物是否爲造成這種問題的主因。

Jim Hunt經常抱怨他的記憶力不好。他無法專心,也記不住事情,這使他不得不放棄他最愛的兩個嗜好——木工與關心政治。他的後院不再是鄰近地區的木工展示場,因爲他現在只能做最簡單的木工。他的家人開始擔心他可能罹患了阿茲海默氏症。

Jane、Noni,以及Jim的問題有一些共同的特徵,就是他們無法感知,或真的失去了思考、記憶、解決問題,以及處理日常事物的能力。認知功能退化(CI)的確是老化過程中最令人畏懼的一件事。雖然正常的老化過程多少會伴隨認知功能的改變,但卻不應該影響日常生活之機能。很不幸地,許多人都預期認知功能會隨年齡而下降,於是讓問題留在那兒,無論這些功能退化的人是否需要醫療照護專業的治療,

或者僅需要家人與朋友的協助。然而，即使是家人與專業人士，也經常無法辨認出認知功能退化的程度（Albert, 1988）。於是，就有相當大量的報告指出CI對住院或社區老年人的威脅。舉例來說，罹患CI之老年人的住院或長時間留院風險，就比認知功能完整的老年人要高出許多（Binder & Robins, 1990）。

　　心理健康提供者會注意什麼樣的認知功能狀況呢？我們通常會以五個大方向檢視認知功能：注意力、語言能力、記憶力、視覺空間注意力，以及概念（Albert, 1988）。各個層面都有許多特殊的功能。神經心理學家將他們對認知功能的分析歸納整理為一個階層性的結構，從最簡單的功能（例如注意力）到最複雜的（例如摘要思考與問題解決）。這種次序性的結構反應了簡單功能在所有複雜之高階認知活動的基本地位。換句話說，若像「注意力」這一類的基本功能受損時，所有其他高階之認知歷程都會受到影響。一般來說，比較複雜的功能就是最容易受疾病干擾的，如腦部病變，或藥物的毒性作用。

老年族群之認知功能退化是否正常

　　這個問題的答案事實上是「清楚的對或錯」的答案。一方面，認知功能試驗一直都顯示許多認知功能會在個人大約五、六十歲左右開始下降。另一方面，實驗室的研究結果又有證據支持，認知功能的常態性下降幾乎很少會影響個人的日常機能。

有幾個可能因素會造成年齡的常態性退化,但卻不會使這些改變出現在日常作息中。首先,實驗室測試都侷限在幾種日常生活中少見的特定技能。正常的認知功能降低其實是很輕微的,只有在該功能應用到極限時,才會看得見其影響。第二,就某個特定功能的下降而言,每一位老年人所經歷的變化都不同,因此,雖然認知功能的平均分數隨年齡下降,但得分最高的老年人可能比年紀小一些的平均功能還好。第三,人類是具有高度適應性的生物,會以代償行為彌補他們所欠缺的功能(Baltes & Baltes, 1990a)。認知功能的降低可能不會表現在日常生活中,因為個人具有一定的代償能力,以外在的輔助工具(譬如說寫下購物清單),或以其他功能完整的技能來替代(例如,依照地圖的指示開車前往朋友家裡,以彌補語言記憶功能的不足)。本章內所指的CI,是針對那些會影響日常功能的缺損,也就是針對那些因為嚴重之疾病或功能失調而必須接受介入治療的認知退化。

在討論CI之臨床意義之前,應先描述高齡所造成之認知退化的類型(Albert, 1988; Smith, 1996; Sugar & McDowd, 1992)。圖7.1描繪了典型之認知功能下降的長期表現(Schaie, 1994)。請注意,圖中大多數功能都維持一定之穩定度,或者在中年期有改善的現象。在六、七十歲左右,認知功能在某些方面開始出現明顯的下降情形,到了八十歲以後,所有的功能都或多或少地出現退化的情形。

一般來說,即使在高齡也可以維持相當不錯的注意力,語言能力也是一樣。語言能力通常會很完整地保留到大約七十歲左右,但也可能會出現明顯的語意能力不足(例如,口

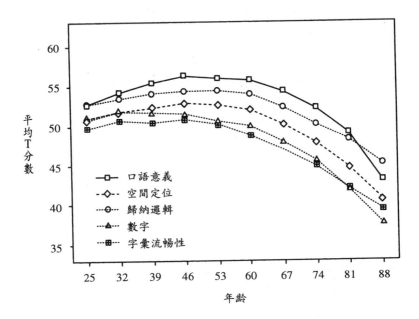

圖7.1　主要心智能力單一項目平均T分數之縱向評估

註：同一研究對象每隔七年追蹤一次的數據
資料來源：Schaie, 1994.

語理解能力）。高階的實驗任務表現（例如，選擇性注意力）通常有某種程度的年齡遞減性，但是複雜的認知功能，像是解決問題或摘要性思考等能力則有更明顯的喪失。

　　若以複雜性較低，層面較廣的角度作結，我們可以這麼說，年齡增長對記憶力有副作用。較年輕的族群在大多數的任務表現方面顯然比五十歲以上族群的成績要好。到了七十歲，就會喪失幾個主要功能。當然，退化的程度會依評估方式與記憶任務（例如，暗示之有無、是否存在有意義的刺

激、視覺或口語刺激）而不同。介入法研究已經顯示，某些長期記憶的缺損可因記憶任務提供之附加結構而獲得改善（例如，提供線索、教導記憶符號法，或以辨識法取代回憶法），但是，即使記憶能力改善了，老年人的記憶仍然很差，平均來說還是不如比較年輕的族群。各種記憶歷程受年齡的影響並不相同。以較複雜之記憶歷程來說，目前的研究結果認為（參見Smith, 1996的摘要; Sugar & McDowd, 1992）：一般來說，感覺記憶（例如，短暫的視覺或聽覺記憶）與初級記憶（primary memory，或歷時非常短暫的記憶）都不會受影響。學習與維持資訊方面（secondary memory，次級記憶）的記憶，則有相當的證據指出會隨年齡衰退。

　　摘要思考（abstract reasoning）與複雜之解決問題（problem solving）能力也會在六、七十歲的時候開始降低（Salthouse, 1991）。哈爾史丹－瑞坦的分類試驗（the Category Test of the Halstead-Reitan）、威屈斯樂成年智力評分表改良版（the Block Design subtest on the Wechsler Adult Intelligence Scale-Revised, WAIS-R）與解釋短語的任務都明確地顯示，老年族群的表現不如年輕族群。一如大多數之認知功能評估結果，評估功能的方式，或任務的類型都會導致不同的結果，但整體而言，老年族群之表現不如年輕族群的基本情況是一致的。

　　有關老年族群正常健康狀況的認識，絕對影響我們對臨床認知功能試驗表現的期望。CI的臨床評估需要瞭解個人過去認知功能之基礎值，或以適當之老年族群對照組的正常數值來比較。有關各年齡層正常狀態的重要性，將會在評估方

法的段落中詳細討論。

　　許多CI患者的家人、朋友，以及專業醫療人員可以很清楚地觀察到，認知功能退化多少都與某些重大的臨床疾病或失調有關。造成CI最常見的原因包括瞻妄、老人癡呆症，或憂鬱症。

瞻妄：認知功能退化常見的、可回復的原因

　　瞻妄（delirium）是「突然發生的一種意識混淆與認知改變」（American Psychiatric Association, 1994, p. 123）。有時候，瞻妄指的是急性的意識混淆狀態，或可回復的癡呆。前述Noni Smith的狀況，就是一種典型的瞻妄。發作得很快，而且病人的行為表現失常、失序。

　　認知障礙（cognitive disturbance）可能因醫療狀況所致，包括藥物的使用、藥物濫用或戒斷，或暴露於毒性物質，或某些綜合性的因素。無論病因為何，所有瞻妄的DSM-IV界定標準都列在表7.1中。除了造成認知障礙的條件外，患有瞻妄的人也經常抱怨醒覺週期受干擾，以及不愉快的感覺（譬如說，恐懼、憂鬱、憤怒）。注意歷程也特別容易被打斷，導致高階的認知功能退化（像是記憶力、解決問題的能力）。

　　老年族群特別容易罹患瞻妄，因為他們常患有慢性病，使用藥物控制病情的頻率也增加了。約有25%的住院病患會出現瞻妄的現象，這些病患多半是因為傳染性疾病或鬱血性心臟衰竭而住院（Rockwood, 1989）。社區裡超過55歲的成年人約有0.4－1.1%符合瞻妄的診斷標準（Folstein, Basset, et al.,

表7.1 瞻妄之診斷標準（忽略病因）

A. 意識混淆（即，對環境的警覺度降低），專注、持續力降低，或注意力轉移

B. 認知改變（譬如說，記憶力變差、失去方向感、語言障礙），或是出現與早期、發展或進行中之癡呆症無關的感知障礙

C. 這些意識或認知混淆的發展速度非常快（通常只有幾小時到幾天），而且病患的清醒程度通常會在一天中上下波動

資料來源：American Psychiatric Association, 1994.

1991）。瞻妄常見的內科原因為急性病症（例如尿道炎）、中樞神經系統疾病（例如中風）、心臟血管疾病，以及代謝失調。手術後的病人也特別容易出現瞻妄，比例約達10－33%（Tine, 1991）。

　　幾乎所有的藥物（包括最無害的合法藥物）在條件成熟的情況下，都可能造成瞻妄。其中一個引起此症的個人因素是，藥物的分佈、代謝，以及排除過程已經隨年齡發生變化（Salzman & Nevis-Olesen, 1992）。某些生理系統的改變也會降低代謝、分解，以及排除藥物的能力。因此，藥物的副作用或毒性對老年人而言就顯得特別危險。舉例來說，因為有三分之一以上的住院老者，與74%的護理之家老年族群使用精神藥物（psychotropic drugs），所以老年人就特別容易罹患藥物引起的瞻妄（Salzman & Nevis-Olesen, 1992）。護理之家中的老年人平均服用9.3種藥物（Pollock et al., 1992），其中至少就有一種屬於精神藥物（Avorn et al., 1992）。藥物之間的交互作用也顯得特別常見。總而言之，生理的改變導致身體對藥物的反應改變，因此，即使非常低的劑量也會造成瞻妄。

環境因子也可能導致瞻妄,不過,該症較不可能單獨因環境因子造成。心理社會因素、感覺剝奪,以及睡眠剝奪都可能與主要病因(例如,毒物或代謝因子)共同導致瞻妄(Rabins, 1991)。

癡呆症:破壞性最強的因子

癡呆症(dementias)是腦部疾病的總稱,特徵為不可回復性的認知功能衰退,並影響社會與職業機能(American Psychiatric Association, 1994)。癡呆症最常見的徵候為記憶力下降,但是其他的認知功能也出現漸進式的衰退。癡呆症的認定標準列在表7.2。患有癡呆症的人通常會意識到某種程度的衰退(但不是所有的病患),然而,他們通常都會低估這種衰退。家人也經常是第一個關心老年人日常機能的人,因為

表7.2 癡呆症的一般診斷標準

A. 多重認知功能退化的形成必須同時符合以下兩個條件:

1. 記憶力受損(學習新知的能力受損,或是回憶已知資訊的能力受損)

2. 以下至少其中一項的認知功能發生障礙:

　　a. 失語症(語言障礙)

　　b. 失用症(運動功能完整,但卻無法進行肢體活動)

　　c. 識別不能(即使感覺功能正常,卻無法辨認或辨識物體)

　　d. 執行能力障礙(即,計畫、組織、排序、節錄等)

B. 符合A1或A2標準的認知功能障礙都會造成相當嚴重的社會或職業功能受損,而過去功能的程度出現明顯地下降。

資料來源:American Psychiatric Association, 1994

他們親眼目睹所愛的人漸漸失去能力，無法自如地從事過去喜愛的工作。失去獨立性是喪失基本自我照顧能力者的最大威脅，通常以日常起居活動（ADLs，包括洗澡、穿衣、進食等）與工具性日常活動（IADLs，包括財務管理、交通、使用電話等）作評估。

嚴重到的足以破壞個人獨立機能的癡呆症發生在6-8％之65歲的老年族群（Cummings & Benson, 1992; Canadian Study of Health and Aging Working Group, 1994）。年齡更長，罹患癡呆症的機率就更大。65歲以後，每多五歲，罹患癡呆症的機會就多一倍（Jorm et al., 1987; Ritchie et al., 1992），因此，到了85歲以後，就有30％的人診斷出癡呆症（Skoog, et al., 1993）。癡呆症的病因多達五十種以上（Katzman, 1986），但神經退化性疾病就佔了大多數。

最常見的兩種癡呆症為阿茲海默氏症（Alzheimer's disease, AD）與血管性癡呆症（vascular dementias），兩者合併約佔所有癡呆症的90％（Skoog, et al., 1993）。這兩種病症的地區發生率並不相同，有些國家報告的血管性癡呆症發生率較高，但也有些國家的阿茲海默氏症發生率比較高（Jorm et al., 1987; Skoog, et al., 1993）。

阿茲海默氏症的病因不明，但此症有幾種亞型顯然與遺傳基因有關（Youngjohn & Crook, 1996）。AD的病理發展進程包括大量的神經細胞死亡，同時有不尋常的類澱粉物質（amyloid）沈澱與神經（老化）斑（neutritic plaques）的出現，以及大腦皮質、杏仁體、海馬體等處的神經纖維散亂。同時，與學習和記憶有關的神經傳導物質－乙醯膽鹼

（acetylcholine）之含量降低，而其他統整腦部功能之神經傳
導物質的含量也同時減少。

　　AD進展地相當緩慢卻不停歇，導致功能逐漸地下降卻沒
有特別明現的徵兆。個體機能會被破壞殆盡，完全就是兒童
期神經發育的逆向發展。廣泛性老化評量表（the Global
Deterioration Scale; Reisberg, et al., 1982）大致描述了由正常
的認知功能退化到嚴重癡呆症的七個階段（參見表7.3）。

　　血管性癡呆症的病因是腦血管阻塞或局部梗塞（例如末
稍血管出血），導致神經組織受損而成，因此也常稱為多重梗
塞性癡呆症。血管性癡呆症的診斷需要確認癡呆症的認知症
狀（例如，記憶力喪失與認知功能降低，導致日常機能受影
響），同時也有腦血管疾病的記錄，可能與癡呆症的發生有關
（American Psychiatric Association, 1994; Roman et al., 1993）。

　　血管性癡呆症通常會由小型的梗塞，一步一步地喪失基
本功能，而癡呆的發生可能會伴隨著中風。血管性癡呆症的
預後與阿茲海默氏症類似：進展緩慢的衰退，逐漸而廣泛地
影響認知功能。各種癡呆症的確會同時出現在一個人身上，
譬如說，同一個病患就可能同時診斷出血管性癡呆症與阿茲
海默氏症。

　　次皮質癡呆症（subcortical dementia），如基本型－亨丁
頓氏症（Huntington's disease）對認知功能有另一種影響
（Butters et al., 1994）。次皮質癡呆症與皮質癡呆症（譬如說阿
茲海默氏症）不同，其對記憶力、注意力失調的傷害比較專
一，也比較輕微，幾乎沒有失語的症狀，同時有特殊的缺損
類型（例如亨丁頓氏症引起的算術能力缺損）。但是我們也注

表7.3　廣泛性老化評表

階　段	臨床分期	臨　床　特　徵
1. 並無認知功能下降	正常	・無主觀認定之記憶力受損 ・即使經過臨床檢查，也無記憶受損的情形
2. 非常輕微的認知功能降低	健忘	・個人抱怨記憶變差，大多數是關於下列情形：a) 忘記某項熟悉的東西放在哪兒；b) 忘記過去西當熟悉的名字 ・臨床檢查後，並無明顯的客觀證據顯示記憶力缺損 ・在工作或社會環境並無客觀的記憶受損 ・注意到相關的徵候
3. 輕微的認知功能降低	早期意識混淆	・出現最早期明顯的記憶缺損，表現出至少一個下列的情形：a) 到陌生的地方旅行可能會迷路；b) 同事漸漸注意到病患的表現變差；c) 搜尋字彙與姓名的缺損逐漸擴及親友；d) 病患可能讀過一本書的某一段，但卻仍然沒有概念；e) 病患可能會出現記憶新名字的能力下降；f) 病患可能會將貴重物品弄丟或亂放；g) 臨床試驗時，可能會出現明顯地注意力不集中。 ・要經由訓練有素的老年精神學家或神經心理學家密集地會談，才可能獲得記憶力受損的客觀證據。 ・在職業或社會機構裡，病患的表現明顯地下降。 ・病患開始會否認。出現輕微到中度的焦慮症狀。
4. 中度的認知功能降低	晚期意識混淆	・仔細地會談可以清楚地看到記憶受損。表現在以下的情形：a) 對目前或最近的狀況瞭解度降低；b) 很難回想個人過去的事蹟；c) 進行連續減法時會出現注意缺損的情形；d) 旅行、管理財務等能力降低。 ・下列情況通常不會表現出病患的記憶受損：a) 對時間與人的認識；b) 辨認熟人的臉孔；c)前往熟悉地方的能力。 ・病患無法完成複雜的工作。否認行為是最主要的心理防衛機轉。 ・受影響而無精打采，並且拒絕面對這些情境。
5. 稍微嚴重的認知功能降低	早期癡呆	・病患若無人幫助就無法生存。 ・病患在會談時無法回憶與目前生活相關的重要事項（如，他們居住許多年的地址、電話、親近家人的名字（譬如說孫子），或他們畢業的高中或大學校名）。

		・通常會失去某種程度的時間概念（日期、星期、季節等），或失去地域觀念。 ・受過教育的病患可能無法以4間隔，由40倒數，或間隔2，由20倒數回來。處於此階段的人仍然會記得與他們自己有關的重要事物。他們必定記得自己、配偶與兒女的名字。 ・如廁、進食時並不需要協助，但選擇合適的衣著可能會有一點困難，偶爾還可能會穿著不合宜的衣物出現（如，鞋子左右穿錯等）。
6. 嚴重的認知功能降低	中期癡呆	・他們可能偶而會忘記配偶的名字，忘記他們賴以維生的人的名字。 ・他們將察覺不出最近發生在他們生活中的事件與經歷。 ・他們可能還隱約記得過去的日子。 ・他們通常不覺於周遭的環境、年月或季節等。 ・他們可能無法由10開始倒數，有時候也無法由1數到10。他們將需要某些協助才能從事日常生活的活動（如，可能會變成失禁），有時候出門也需要協助，但偶爾會表現出從自家到熟悉地點的能力。 ・生理週期常常會受干擾。 ・他們總是能想起自己的名字。 ・他們越來越常無法分辨環境中的熟人與陌生人。
7. 非常嚴重的認知功能降低	晚期癡呆	・會發生人格與情緒的改變；但有相當大的個體差異，包括：a）妄想行為（譬如說，指控他們的配偶是冒牌貨，可能會對著想像的人說話，或對著鏡中的倒影說話）；b）強迫行為（如，病患可能會一直重複同樣的清潔動作）；c）焦慮症狀，像是出現騷動不安的情緒；d）認知退化（如失去意志力，因為個人無法持續地思考而無法決定一個有意義的動作過程）。 ・失去所有的語言能力。通常病患已經都不說話了，只發出咕嚕聲。 ・他們有尿失禁的現象，也都需要協助以如廁或進食。 ・他們失去基本的心理動力能力（如，走路的能力）。他們的腦部看起來已經無法指揮身體動作。 ・通常會出現一般性的大腦皮質神經徵兆與症候。

資料來源：Youngjohn & Crook, 1996.

意到皮質與次皮質癡呆症之相似處：解決問題的能力受損、視覺，以及空間概念缺損。神經科學在過去廿年的研究探索，已足以讓我們瞭解這些疾病最細微的神經學差異，也通常能夠在死亡前應用謹慎的評估技術鑑別這類疾病。如何確立診斷的知識對於設計行為管理介入法尤其重要，因為治療介入需要利用尚存的認知能力以補償失去的能力或行為問題。

憂鬱症與認知功能退化

患有憂鬱症的個人通常會表現得相當關切他們的記憶力，或者，他們的家人與其他訊息來源讓他們認知到其日常生活機能真的有所退化。負面的認知加上憂鬱症，在各方面都會導致更多的負面自我評價，其中包括認知功能。以本章開頭的Jim Hunt來說，就是一個標準的憂鬱症病例。他非常介意功能退化的現象，並退出所有帶給他快樂的活動。顯然，我們需要全套的檢驗評估，排除認知功能退化的可能，但是Hunt先生的表現就是一個典型的憂鬱患者。

憂鬱的成年人即使在客觀上並沒有記憶力不足的證據，但確實也會抱怨記憶力變差。不過，憂鬱症患者若有下列兩種情況，真的就與認知功能失調有關了：首先，憂鬱可能在任何年齡導致成年認知功能退化。當年老的長者罹患憂鬱症時，認知功能退化通常會被歸類為「憂鬱之癡呆症候群」（dementia syndrome of depression; LaRue, 1992）。就定義上來說，認知功能退化可以歸咎於憂鬱症，而且在憂鬱症治療成

功後就會消失。這種特殊的症候群與癡呆症如此相像，以前稱之爲假性癡呆症（pseudodementia），但這是誤名，因爲認知功能退化並不是假的。第二，憂鬱症與癡呆症通常會同時發生（Teri, 1996）。約有30%的癡呆症患者也同時符合憂鬱症之診斷標準，大多數都表現憂鬱症早期徵狀（Teri & Wagner, 1992）。通常出現在老年人身上的其他因素更容易導致憂鬱與癡呆症類似的症候，而使情況更加複雜。舉例來說，睡眠中斷、焦慮，或身體疾病會導致注意力不集中或人格改變，這些都是憂鬱症或癡呆症的一般症狀。

　　總結有關癡呆症、瞻妄，以及憂鬱症的鑑別診斷研究文獻發現，應該要仔細地檢查幾項關鍵性的功能以協助鑑別這些疾病（Butters et al., 1994; Kaszniak & Christenson, 1994）。有一個重要的方法就是檢查老年病患所犯錯誤的類型。譬如說，阿茲海默氏症癡呆症患者會犯的錯誤就是，無法將新的資訊牢牢地儲存在記憶庫中，因此，以編碼爲主的輔助（如教學策略中的一種方法）就不太有效。癡呆症有一項特徵就是，忘得快。雖然輕微癡呆的患者可能不會有短期記憶的缺損，但是他們卻嚴重地失去回憶簡單故事的能力，或是聽過故事十分鐘後簡述其內容細節的能力（Welsh et al., 1991）。甚至病患可能會失去回憶訊息的功能，無法將從前獲得的資訊應用到新學的資訊上。這種中斷式的記憶錯誤幾乎發生在所有的阿滋海默氏癡呆症患者身上，但其他的癡呆症患者只有三分之一出現這種情形（Fuld et al., 1982）。至於憂鬱症，只要小心地評估特定的記憶功能，也可以與其他癡呆症區別（Kaszniak & Christenson, 1994）。

　　憂鬱症、癡呆症，以及其他造成認知功能退化之原因的鑑別診斷，是老年心理健康提供者常見的課題。最近的研究也強調更複雜的併發症，認為晚發型憂鬱症通常會於三年內導致癡呆症的發生（Gatz, Kasl-Godley, & Karel, 1996）。表7.4描述了一些區別這些疾病的方法，內容包括癡呆症和憂鬱症，資料則來自於本書的編輯，Storandt與VandenBos（1994）。

評估方式

　　為了區辨引起各種老年情緒或認知功能失調的原因，跨學科的評估是必需的，其中包括內科、藥理學、神經心理學，以及日常機能的評估等。各學科都必須參與評估，以獲得個人之運作機能及缺損之全貌，並檢驗所有可能造成功能不足的的原因。內科評估包括全套的病史與生理檢驗，並檢查目前的用藥狀況。社工人員可以提供職業與社交經歷，並評估其家庭功能。心理學家評估認知、情緒，以及人格功能，神經心理學家則提供深入的認知與記憶功能檢驗。藥劑師與精神科醫師通常會評估疾病與藥物使用對心理功能的影響（包括認知功能與情緒）。其他的健康專業，如物理治療師、牙醫師或職能治療師在個人有姿勢、動作、活動安全的問題，或口腔健康，完成日常任務之能力有問題時，可能就會參與評估。

　　內科方面的評估特別重要，因為可回復之CI肇因必須立即排除。若可回復的CI病因一直沒有治療，就會造成永久性

表7.4 癡呆症、瞻妄、憂鬱症，以及正常老化之鑑別

	癡呆症	瞻妄	憂鬱症	正常老化
1) 目前的症狀				
a) 記憶力	病患通常不自覺，尤其他人發現	病患通常否認這個問題	病患經常抱怨記憶衰退	病患可能會抱怨記憶力變差
b) 注意力	通常無恙	受損	有時出現缺損	正常
c) 判斷力	差；常常出現不適當的行為	差	不一定；病患通常認知到缺損	正常
d) 洞察力	通常失去	可能有缺損；偶而也可能很清楚	可能有認知扭曲	正常，與個人的經歷相符
e) 睡眠	通常正常；可能日夜顛倒	睡眠受干擾為此症的特徵	常見黎明即起	睡眠被打斷的次數越來越頻繁
f) 幻覺與妄想	早期出現偏執症狀；罕見不堪深度分析的妄想	有時候出現類似幻覺，以及煞有介事的妄想	不常見	無
2) 病史				
a) 發作	病因的可能性很多，但多是隱性的	通常是突發的	不一定	生活的改變會伴隨症狀出現；無特定的老化模式
b) 歷時	幾個月到幾年	幾天或幾週	幾週到幾年	
c) 進程	視病因而定	病情在幾天內快速惡化	不一定	經過長時間也少有變化
3) 照顧者的報告				
a) 機能上的問題	輕微到廣泛的缺損	輕微到廣泛的缺損	輕微到廣泛的缺損	無，或只有一點問題
b) 照顧者的負擔	輕微到嚴重	無法評估	輕微到嚴重	若有的話，與長期關係的問題或生理失能的狀況有關

資料來源：修自 Zarit, Orr, & Zarit, 1985, 表3.2.

的傷害。各種檢驗的功能項目（如ADLs與IADLs的評估）對
於決定個人之獨立運作功能的程度是相當重要的，同時，個
人的獨立自主必須是可行且安全的。以癡呆症的病患為例，
評估其家庭功能也相當重要。因為一個家庭中的照顧者要持
續地負責病患的健康，也會時常感受到壓力。

　　神經心理學的檢驗通常以篩檢心理狀態與憂鬱徵兆之量
表開始，再視需要進行完整的評估。評估心理狀態常用的檢
查方法包括佛氏簡型心理狀態檢查表（Folstein Mini-Mental
State Examination, FMMSE; Folstein, Folstein, & MeHugh,
1975）（參見表7.5）與馬提斯癡呆評估表（Mattis Demential
Rating Scale; Mattis, 1976）。每一個篩檢量表可以測試幾個不
同的重要功能，但都不夠深入。所有功能不足的指標都要經
過更嚴格之認知功能的檢查。

　　完整的神經心理學檢驗包括特定的功能，可以顯示病患
特定功能之完備與不足之處。這些評估結果會與其他居住在
類似環境（例如，社區、護理之家等）、同樣年齡之正常老年
族群相比，以決定該個體的表現在同年齡同情境下，是否屬
於正常的表現。表7.6中列出了一個重要臨床研究中心用於評
估各方面功能狀況（例如注意力、記憶力、解決問題的能
力、語言能力、視覺空間能力，以及活動能力）的神經心理
學綜合測驗表（Butters et al., 1994）。而表7.7則提列了一個神
經心理學測驗結果之應用的實例，其中摘要了區別癡呆症與
憂鬱症之重要特徵。這兩種疾病同樣都會導致許多測試項目
不合格，但是功能不足的表現形式基本上並不相同。臨床訪
談可能無法完全區分這兩種疾病，而神經心理學測驗的結果

表7.5　簡式心理狀態檢查表（MMSE）

		得分	分數
時間觀、方向感			
1. 目前是	哪一年？	——	1
	什麼季節？	——	1
	星期幾？	——	1
	日期？	——	1
	什麼月份？	——	1
2. 現在在哪？	國家？	——	1
	縣市？	——	1
	醫院嗎？	——	1
	幾樓？		1

短期記憶

3. 說出三個物品的名稱，每次都停留幾秒。要求病患隨後也說 ＿＿＿ 3
出這三個物品名。每答對一個得一分。重複這三個名稱直到
病患都答對為止。

注意力與算術

4. 連續七。每答對一個得一分。回答五個以後就停。應用：反 ＿＿＿ 5
過來拼WORLD這個字。

回憶

5. 要求病患說出問題3中的物品名稱。每答對一個得一分。 ＿＿＿ 3

語言能力

6. 指向一支鉛筆或手錶。要求病患在你指向該物時說出它的名 ＿＿＿ 2
稱。

7. 要求病患重複「無若、和，或但是」 ＿＿＿ 1

8. 要求病患完成下面三個步驟。「右手拿紙，將紙對折，將紙 ＿＿＿ 3
放在地上。」

9. 要求病患唸出並執行下面的命令：「閉上你的眼睛」（寫在 ＿＿＿ 1
大字報上）

10 要求病患隨意寫初一個句子（這個句子應該包括一個主詞、 ＿＿＿ 1
一個動詞，並且要合理。評分時可忽略白字。）

11. 要求病患照樣畫出下面的圖形。（若畫出正確的邊與角， ＿＿＿ 1
同時畫出重疊的四邊形部份就得分。）

　　　　　　　　　　　　　　　　　　　　　　　　　－總分　　30

資料來源：Folstein, Folstein, & McHugh, 1975.
註：國內在臨床上已有此量表可使用。

表7.6　加州大學聖地牙哥分校之阿茲海默氏症研究中心使用的神經心理測驗題組

心理狀態
- 貝氏資訊—記憶—集中力測驗
- 簡式心理狀態量表
- 癡呆症評量表

注意力
- 記憶廣度試驗（WAIS-R）
- 視覺停留試驗（Wechsler Memory Scale-Revised, WMS-R）

記憶力
- 視覺複製試驗（WMS）
- 加州口語學習試驗
- 選擇性提醒試驗
- 邏輯記憶測驗（WMS-R）
- 數字訊息試驗

摘要思考／解決問題
- 威斯康辛卡片分類改良版
- 軌跡完成測驗：A部份與B部份
- 算術分測驗
- 相似性分測驗

語言能力
- 字彙分測驗（WAIS-R）
- 波士頓命名測驗
- 字母與分類流暢度測驗
- 美國國家成人閱讀測驗

結構性／視覺空間
- 方塊設計分測驗（Wechsler Intelligence Scale for Children-Revised, WISC-R）
- 數字符號代換測驗（WAIS-R）
- 時鐘圖畫測驗
- 時鐘設定測驗
- 畫出立方體測驗

動作
- 木栓板鑿溝試驗
- 抓握力試驗

註：具有代表性的臨床研究機構應該都會使用最新版本的試驗
資料來源：Butters, Salmon, & Butters, 1994.

表7.7 阿茲海默氏癡呆症（DAT）與老年憂鬱症之神經心理學試驗
發現，摘要

	DAT	老年憂鬱症
典型徵兆	程度不依的記憶力喪失，伴隨有： ・認知適應力不足與感知—動作整合的速度不足 ・語言能力與理解力降低 ・視覺空間能力缺損	情緒低潮，或失去各方面的興趣，伴隨有： ・輕微的記憶不足 ・輕度到中等的視覺空間能力缺損 ・摘要思考與認知適應力降低
可能會出現的症狀（某些病例才有）	・中等程度的注意力與短期記憶力變差 ・憂鬱、精神病、焦慮或不安 ・不同程度的語言能力或視覺空間能力缺損	・自我批評的表現；可能會低估自己的能力，或抗拒檢查者的正面評估；一般拒絕承認認知功能退化 ・抱怨疲勞或生理性衰退，通常會伴隨客觀性的精力喪失 ・抱怨無法專心，但是若受到鼓勵，通常還是可以完成任務
大多數學習測驗	・次級記憶評量： 　在所有類似測驗中，與年齡和教育程度常模相比，記憶的量變差 　質方面的改變出現在許多情況，片段回憶—中斷、閒聊；延遲回憶能力約有大於50%的降低 　關聯性學習—中斷、延遲回憶能力下降 　條列式學習與回憶—儲存記憶與擷取的能力缺損；與正常相比，辨認能力受損 　繪圖能力—不斷地重複同一圖畫，但每次都有遺漏、扭曲；在幾個圖樣之間猶疑不定 ・語言記憶和語言歷程： 　與年齡和教育程度常模相比，記憶的量變差 　質方面的改變出現在許多情況 　說出物品名稱—長篇大論；無關的解釋、反覆 　口語流暢性—反覆、失去重點	・條列式學習試驗： 　儲存、辨認，以及遺忘的速度和正常人相近 　輕微到中度的回憶障礙 　干擾錯誤率低 　增加暗示或編碼學習能獲得改善 ・智力測驗： 　口語IQ與正常值相近 　數字停留與其他口語分測驗 　其表現有輕微到中度的缺損，主要是因為反應慢、漫不經心，或拒絕完成試驗

	圖片描述——流暢，但應用許多模糊的字眼；選取用詞困難	
無法確立診斷的發現	下列任何出現在疾病早期的發現： · 局部的神經微兆與症狀 · 動作失調（如，姿勢不協調、顫抖） · 說話困難 · 注意力嚴重不集中	· 輕微或不確定的憂鬱症候 · 語言理解力障礙 · 記憶力嚴重喪失
病因	· 非常早期的DAT並無法清楚地以認知測驗與正常老化的區別 · 需要屍體解剖才能確定AD病理學症狀	· 認知功能的退化可能與全面性的功能失調有關，而與個人的憂鬱程度無關 · 憂鬱通常與腦組織疾病同時出現 · 有10-20%的病患出現瀰漫性的認知障礙，因此無法與DAT或其他關性的癡呆症區分

資料來源：La Rue et al., 1992.

卻可以提供相當豐富的資訊。

　　神經心理學綜合測驗的結果提供了病患在每一個試驗項目的詳細表現情形，且可將結果與全國健康老年族群的標準相比，如果可能的話，也可與各種癡呆症患者相比。試驗結果的解釋依病患過去的教育和職業經驗背景而定，以確定任何一個部份功能的下降都記錄到了。就高教育程度的病患而言，平均分數若與全國標準相比可能無法顯露其不足，但若與個人過去之能力相比則可能有明顯降低的情形。測驗報告的結論有兩個重點：強調特殊的問題（例如，安全地在目前的居住環境活動，或做決定的能力），並找出任何能代償其他方面不足的認知能力。

　　一份完整的評估報告應包括家庭壓力的評估，因為CI病

患衍生的照顧重擔及行為問題都不小。記憶力與行為問題檢查表修正版（the Revised Memory and Behavior Problems Checklist; Teri, Truax et al., 1992）是一個常用來檢查重大行為問題的量表，同時還可以評定每一種問題為照顧者帶來的沮喪程度。也應該同時評估家庭成員的憂鬱狀況，照顧者在面對病患之健康與行為問題的同時，其歡愉的原動力也通常會消失，因而常導致照顧者的沮喪。

治療介入法

一套完整的評估方法可以視為治療介入CI的第一個步驟，也是最重要的步驟。若引起CI的原因是可回復的（例如譫妄或憂鬱），那麼評估結果就應該將治療方向導引至可能的疾病狀況，讓問題可以獲得部份或完全解決。但若CI的肇因為不可回復的病因，譬如說癡呆症，治療介入的焦點就應該轉為疾病管理，以避免失能的情形惡化。生涯規劃、環境介入、行為介入，以及教育並支持照護提供者，皆為有效的管理策略。改善認知功能的直接介入法則可能對某些個案有效。

癡呆老年人的家屬經常因為醫師告訴他們，「我很抱歉，你先生得了阿茲海默氏症。我們已經無能為力了。」而哀慟。這種宣告所帶來的無助與絕望雖然為事實，但卻是不必要的。

要管理病程漸進且棘手的CI，主要的目在於當病患與照顧者面對目前或未來之功能退化時，能盡力增加個人之獨立

功能。以本章開頭之Jane Winthrop來說，就是一個典型之加強管理的病例，以使她在居家環境仍能維持一定程度的獨立性。譬如說，剛開始的時候，她的兒子或女兒可能會「看看」他們的母親，是否一切安好。然後，這些成年的子女可能會接管比較複雜的財務問題，但罹病的母親可能會繼續管理每月的開銷。漸漸地，就會由一名子女管理帳務，直到最後，連日常的雜物採購都必須由照顧者負擔。就Jane Winthrop的個案來說，她的家人採用外在之記憶輔助以維持Jane的基本家居生活和安全。這背後隱藏著更多的照顧與幫助，圖7.2中就說明了家庭成員和癡呆病患間連續的互動模式。

生涯規劃

理論上，若個人的認知能力夠完整，CI患者就有機會完成有關法律、財務、房屋所有權，以及健康照護等重要決

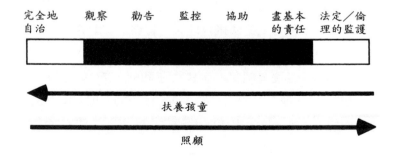

圖7.2　家庭成員的互動
資料來源：Qualls, 1997.

定。舉例來說，一般會鼓勵患有早期癡呆症的成年人與法定
代理人或家屬事先安排有關財務、法律，以及健康照護相關
之重要決定，以為將來病情使其失去決策能力時作準備（參
見第十一章與十二章）。

　　近年來，有幾個法律途徑可以幫助成年人開立聲明，以
便在他們無法行使權利時仍可以管理他們的事務。舉例來
說，當個人無能執行其健康照護之決定時，法定代理人就擁
有長久之健康照護權，可以指定並強制執行個人合法的決
定。個人於意識清醒時的意願，可以指定當他或她無法陳述
其需求時的醫療照護，或病危時是否需要積極性維生裝置。
其他如住宅的選擇：安寧照護社區、老年公寓；保證提供老
年人未來安養之預付服務，讓個人可以事先選擇安養的方
式。事先計畫未來之財務問題與其他需求，可以確保個人的
意願在決策能力消失後的執行基礎。

　　若認知功能退化的個人在他失能前並沒有合法的聲明，
告知他人其事務該如何處置，就應該由決策代理人決定關鍵
性的問題。（美國）州法令規定，由特定順序的親屬擔任選
擇健康照護方式的決策代理人。習慣上，配偶是第一優先人
選；其次是父親或母親，或一名成年子女，然後依特定的親
疏關係決定優先順序。而其他方面的決定（如，房屋所有權
或財務），雖然各州法令的順序可能不同，但基本上也會依慣
例按上述的順序挑出代理人。

　　雖然認知功能退化患者本人就是他或她自己的代理人，
但若其決定威脅他人福祉時，或當法院指定監護人後，個人
就無法決定自己的事務了。監護權是一種剝奪個人基本權利

與義務的激烈手段。監護權的指定是由法官依據與特定州法相關之失能標準認定的。並沒有任何的國家標準可以判定個人的能力－既無標準的能力或失能之定義，也無評訂個人能力之標準程序（Sabatino, 1996）。各州的標準與執行方式差異相當大（Anderer, 1990）。有許多州的監護權只能決定某些個人確定無法執行決策的部份（如，經濟事務，但不包括房屋所有權）。但是，大多數的監護權是全面性的，並且決定之後也鮮少更改的。因此，監護權是終止CI病患決定權並將之交予他人不得以的最後手段。的確，個人能力的判斷屬於複雜度相當高的法律範圍，顯然需要依賴心理學與法學概念的綜合判斷（Grisso, 1986; Smyer, Schaie, & Kapp, 1996）。第十二章將會列舉另一套應用於退伍軍人事務之醫療體系中監護權之建立方式。

法律和健康專業人士一直不斷地鼓勵成年人為可預見之認知功能喪失安排事前計畫，無論將來的決策者為何，都能依個人的意願決定後續的事務。

環境介入法

患有CI的個人因他們適應環境的功能受損，也就比一般人更容易受到環境的衝擊（Lawton & Nahemow, 1973）。如同圖7.3顯示的，能力較低的人所能適應的環境必定就會受到限制。因此，選擇適當的環境將深刻地影響個人獨立功能的應用，無論是正面或負面的。要有效地管理認知功能退化的病患，需要照顧者確認環境中能夠支援個人發揮其最大功能的

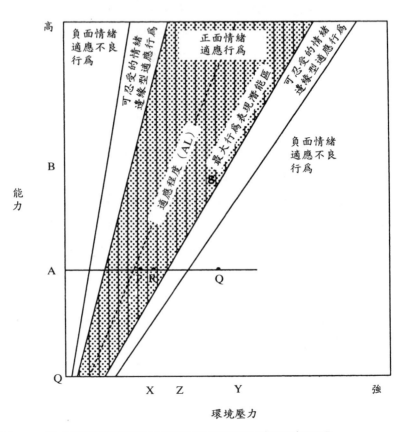

圖7.3　個人與環境之交互作用的行為與情緒結果意示圖

註：本圖表示，當個人的能力高時，將會在大多數的環境狀況下表現出最佳行
　　為；而能力低的人則否。最佳環境的定義範圍發生在，能力最高者之高度
　　環境壓力（A），能力最低者就發生在環境壓力以較低的條件（B）。
資料來源：Lawton & Nahemow, 1973.

補償物，並為病患提供能應用個人認知功能，卻又不會使病
患產生挫折感或更進一步失能的挑戰。

　　患有輕微CI者可能可以應用較少的社會支援，獨立居住在熟悉的家裡或公寓中。但事實上，CI最終都會使個人由獨立生活轉到支援性比較高的居住環境。提供餐點、衛生清潔、生活瑣事，以及打掃服務，也許能維持某種獨立的生活型態。護理之家提供的醫療支援服務屬於最充裕的一種，包括了藥物給予、營養控管，以及訓練有素的看護服務。本章先前提到過，護理之家中的高CI發生率，就反應了醫療機構生活的負面影響，一如當個人開始出現認知退化時，就會越來越需要全套的生活支援。

　　一個居住環境的井然有序對個人的行為具有相當深厚的影響，尤其是對認知功能退化的老年人（Howell, 1980; Lawton, 1979），該條件也因此成為醫療介入的目標。Morse與Wisocki（1991）在他們有關老年人居住條件安排的回顧性文獻中描述，許多環境特徵不但影響正常行為，也影響認知退化之老年人的行為。舉例來說，有幾份研究報告就指出，公共環境與私密空間的安排會影響老年公寓住戶的社交頻率和內容。豐富的環境資源（聲音、視覺，以及觸覺的刺激）影響個人外出活動與社交的頻率。對癡呆症與CI的憂鬱患者來說，只要增加環境刺激的頻率，且無須應用缺損功能有關的環境介入法，就能顯著地改善個人的認知功能。

　　近年來，專為阿茲海默氏症設立的機構，已經開始採用幾種創新的方法來培養目標行為。舉例來說，在餐桌上鑲嵌不同顏色的區塊，能幫助癡呆患者辨認他們用餐的位置。以年輕時的相片或目前的相片掛在房間門口，替代姓名或編號，或許能增進病患辨認自己房間的機會。

行為管理

認知功能退化會限制某些行為並製造問題行為（problem behavior）。不過，問題行為可藉由行為管理而改善。處理行為問題一直是照顧癡呆患者最有壓力的事。行為管理策略能提供遊蕩的管理、失禁、破壞性的聲音（例如尖叫），以及不正常的性行為，還能強化獨立的自我照顧行為，像是梳洗、步行，以及進食（參見Carstensen & Fisher, 1991; Wisocki, 1991等人的回顧文章）。行為管理（behavioral management）相當耗時費力，但效果卻相當好。日常照顧者，像是家庭成員或護理之家中的合格護理佐都必須接受執行行為管理計畫的訓練，以便能順利達成行為目標（Burgio, 1991; Hussian and Davis, 1985; Pinkston & Linsk, 1984）。與偶爾使用藥物控制個人極端的擾動，或破壞環境的行為不同的是，行為管理計畫很少出現副作用。只不過當我們改變無法行使同意權之病患的行為時，必須非常小心地考慮倫理與道德的問題。

照顧認知退化患者的重擔若全都在某些家庭成員身上，那麼，這些家屬所承擔的壓力就比照護一般生理疾病的還大得多（Birkel, 1987）。尤其是CI患者的問題行為，通常會衍生照顧者的情緒與生理問題（參見Schulz et al., 1995的回顧文章）。伴隨嚴重CI而來的破壞性與怪異的行為顯然會干擾照顧者的睡眠、日常作息與社交活動。針對CI患者家屬的治療介入法，通常都將治療重點放在有關該疾病的教育、協助解決問題、鼓勵維繫社會支持，以及在需要時建議進行家庭治

療，以解決嚴重的家庭功能障礙（Zarit, Orr, & Zarit, 1985）。

強化認知功能的介入法

　　矯正或減緩認知功能退化過程的方法包括：認知的再訓練與藥理學介入法。有關阿茲海默氏症之強化認知功能的藥物治療，近年來已經發現一些略具療效的病例。藥理方面的作用主要爲增加腦中特定神經傳導物質的濃度。但不幸地是，以藥物治療癡呆症之漸進性認知破壞的效果不但有限，結果也並不一致。基礎醫學研究的結果顯示，老年人能由記憶輔助訓練受惠，但應用在實驗室外的結果並不樂觀。此外，單純因腦部疾病引起之認知功能退化的病例，其認知訓練結果更爲模稜兩可。

結論

　　認知功能退化是老化過程中最駭人的改變，因爲該症嚴重地影響患者的自主性與個人特質。CI的可回復病因在老年族群中相當盛行，因此需要積極性地評估CI。而老年型不可回復的CI主要爲癡呆症，對認知有破壞性、漸進式且長期的影響。一套完整的評估流程需要跨學科的專業參與，綜合評估並確認個人之生理、心理、社會，以及自我照顧功能的完整輪廓。再以評估結果爲基準，採用各種可能的介入法以協助認知受損的老年人，以及照顧他或她的人。

8
憂鬱症

　　Jenny Miller的丈夫在三年前因突發性心臟病過世，享年只有46歲。她認為自己可以克服悲傷，而且可以好好地過日子，但她卻怎麼也思索不出生命的意義。她的子女們每個星期都打電話給她，一年當中也經常飛來看她，但是他們也無法幫她走出憂傷。更糟的是，她覺得自己失去處理日常事務的精力，也無心嘗試新生活。她每天都在清晨四點鐘醒來，然後就再也無法入睡了。更讓她感到沮喪的是，她變得易怒，堅信其他人都不喜歡和她相處。她很少打電話給朋友，並且抱怨那些密友都因為她成為寡婦而不再來看她了。儘管她從前熱愛裁縫，最近幾年她一直都沒有完成新的作品，因為她再也不在乎，也不相信她有心力做這些事。她深信她的記憶力正逐漸衰退，更抱怨她就是無法再集中注意力在什麼事情上。白天，她花大部分的時間在看連續劇和綜藝節目，有時候會因為疲倦而打盹。

　　Jenny Miller罹患了所謂的重度憂鬱症。Jenny呈現失眠、疲倦、易怒、社會退縮、注意力不集中，以及記憶力衰退，也對生活中所有的事情失去興趣，下面將會更詳細地描述這些徵兆。由於她並不特別地傷心，也沒有號啕大哭，所以大

家都覺得她並不憂傷。不幸的是，她的經歷對某些人來說是
老年的正常現象，也使一般大眾認為憂鬱症在老年族群是很
常見的，甚至健康專業人士也可能如此相信。即使憂鬱症是
老年族群常見的三大心理疾病之一，但老年臨床憂鬱症的發
生率還是比青年族群低。

憂鬱症的定義

臨床診斷與統計手冊第四版（DSM-IV; American
Psychiatric Association, 1994）將憂鬱症歸類為情緒疾病，因
為情緒失調是憂鬱症最明顯的特徵。事實上，憂鬱症可依不
同嚴重度與病程間期分為幾種憂鬱型疾病（depressive
disorders）。表8.1就依照DSM-IV的分類列出憂鬱症的徵兆與
間期標準。最嚴重的憂鬱症為重度憂鬱症（Major Depressive
Disorder, MDD），而病程間期最長的稱為輕鬱症
（dysthymia）。除了DSM-IV提到的憂鬱型疾病外，有一些輕
微或無臨床症狀的憂鬱症，目前也被視為老年族群的重要臨
床考量，因此也有一定的診斷標準。

流行病學研究一直發現老年族群中存在高比例的憂鬱症
狀，但都未達到DSM之憂鬱症的標準。這些輕微的憂鬱症因
其對生理與心理健康的重要性而逐漸受到重視。Blazer及其同
事（1989）分析各種共同發生的症狀，試圖定義不同的憂鬱
症類型。在他們所分析的徵候群中，其中一組幾乎只出現在
老年族群裡。這些症狀包括沮喪的情緒、心理動作遲緩，注
意力不集中，同時在心理狀態檢查時有行為表現的問題。除

表8.1 憂鬱症之DSM-IV診斷標準

憂鬱症類型	診斷標準
重度憂鬱型疾病	A. 在兩周內出現下列五種症狀以上，從前的功能發生改變，下列的症狀至少有1)沮喪情緒，或2)失去興趣或愉悅感。 1) 整天情緒都很低潮，幾乎每天如此，由主觀的報告認定（如，容易流淚） 2) 明顯地對所有（或幾乎所有的）事物失去興趣或愉悅感（由主觀計量或客觀之他人觀察得知） 3) 因不進食而有明顯的體重減輕，或體重增加（如，一個月內體重變化超過5%），或是每天的胃口都有增加或減少。 4) 幾乎每天都不眠或睡眠時間過長。 5) 幾乎每天之心理動作都有過量或遲緩（由他人觀察得知，而不只是主觀的感覺焦躁不安或動作緩慢） 6) 幾乎每天都很疲倦或失去動力 7) 幾乎每天都覺得沒有存在的價值，或有過度／失當的愧疚（可能來自於幻想，不只自辱，或對生病感到愧疚） 8) 幾乎每天失去思考或專心的能力，或猶疑不決（由主觀計量或客觀之他人觀察得知） 9) 不斷地想到死亡（不只是因為害怕死亡），反覆出現自殺的念頭，但是並沒有特殊的安排，或自殺的企圖，或著手計畫自殺 B. 這些症狀會引起臨床上明顯的憂傷情緒，或有社會或職業，或其他重要功能的缺損。
心理沮喪疾病	A. 幾乎整天都很憂鬱，而且會持續幾天，至少兩年有主觀計量或客觀之他人觀察的記錄。 B. 當憂鬱發作時，至少會出現下列以下兩個症狀： 1) 胃口很差，或過食 2) 不眠，或睡眠時間過長 3) 活力差，或疲倦 4) 自尊變得很低 5) 注意力不集中，或無法做出決定 6) 感傷，或絕望 爲期兩年的情緒不安（兒童或青少年只要一年），個人一直表現條件A或B的行爲，每次都超過兩個月。
適應不良	A. 明確的壓力源出現三個月內，個人發展出情緒或行爲症狀，心情相當沮喪。 B. 這些症狀在臨床上相當明顯，有下列兩種情況： 1) 相當沮喪，超出遭遇壓力時的預期表現 2) 有明顯的社會或職業（學業）上的功能退化。

資料來源：American Psychiatric Association, 1994.

此之外，這些人形容自己是健康狀況很糟的人。雖然這些症狀與MDD標準不合，但是這些老年人顯然飽受憂鬱症之苦，也同時出現生理疾病與認知功能退化的問題。Oxman等人（1990）在另一個有關輕微憂鬱症狀型式的研究中發現，常見的症狀有憂慮（84%）、自責（79%）、精力減退（79%）、懶散（68%）、易怒（63%）、睡眠受擾（53%），並且感到絕望（53%）。再強調一次，輕微的憂鬱會同時表現生理與心理方面的徵兆。

憂鬱症在老年族群的盛行率

回憶一下本節在引言部份所討論的，某疾病盛行率的計算方式可能有許多種。其中一種檢驗特定族群之疾病型式的方法為，計算過去一年內該疾病在該族群中的發生率，此稱為一年盛行率。終生盛行率（lifetime rates）描述的則是從未發生過該疾病之族群的疾病發生率。本節所引用的盛行率摘要自Blazer（1994）與Wolfe等人（1996）的著作，他們詳細地描述了流行病學的相關文獻。

社區老年族群之MDD的發生率非常低，65歲以上的老年人每年大約只有1%的發生率。如同圖8.1中顯示的，中年人發生MDD的頻率比老年人還要高。心理沮喪的發生率在社區老年族群的發生率不到2%。而輕微或無症狀憂鬱的盛行率在老年族群中卻相當高（20-30%）。這些疾病的發生顯然與老年無關，除了在高齡（大於75歲）族群發生率最高的疾病。有關女性憂鬱症盛行率的報告發現，女性的盛行率比男性高。

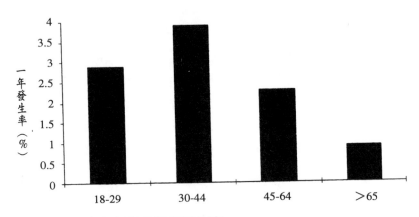

圖8.1 MDD在各年齡分組的發生率

註：此圖中並未包括狂亂－憂鬱型疾病。第九章將會討論這類疾病，因為其病程與治療介入法和精神病有共同的生物學基礎。

資料來源：Weissman et al., 1991.

　　若以一個生命週期角度來看，憂鬱症發生率的高峰出現在18歲到44歲之間，然後下降。但儘管年齡使該類疾病有更多的時間發展，老年憂鬱型疾病之終生盛行率還是比青年族群要低。年代的差異似乎能解釋這種現象，不過，憂鬱型疾病患者的死亡率，或憂鬱症發作時所集合之病患的不同等原因也許都可以解釋。

　　老年憂鬱症在不同情境下的盛行率有相當大的差別（參見圖8.2）。在社區老年族群MDD和明顯之憂鬱症狀的盛行率較低，就與醫療機構中的高盛行率有天壤之別。也有報告指出，住院治療的老年人就比社區老年，出現較高比率的MDD與情緒沮喪之適應性疾病。然而，要注意這些疾病在住院治療老人的盛行率，仍然比長期住院之青年族群的盛行率還要

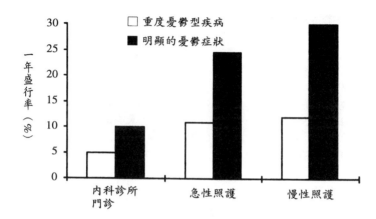

圖8.2 老年憂鬱型疾病在各種情境的盛行率
資料來源：Blazer, 1994

低。我們將在下面的章節詳細討論共發疾病對憂鬱之老年病患的重大影響。應該特別注意的是，住院或護理之家中老年族群憂鬱症的高盛行率。

憂鬱症的危險因子

目前我們對憂鬱症的病因尚未完全瞭解，不過已經知道了幾個明確的危險因子。本節將探討完整之老年憂鬱症的研究理論。

影響老年族群憂鬱症的心理社會危險因子是由George（1994）建構的，由遠因到近因分爲六大類（參見表8.2）。包括人口統計學變因，譬如年齡、性別、種族或民族等都會影響憂鬱症的盛行率，不過這些因子與老年憂鬱症的關連性遠

表8.2　憂鬱症的社會性因子

分類	名稱	指標性特徵
1	人口學變因	年齡、性別、種族／民族
2	早期事件與成就	教育背景、童年創傷
3	晚年事件與成就	職業、收入、婚姻狀況
4	社會整合	宗教信仰、義工團體的參與、鄰居互動關係
5	疾病易感性與保護性因子	長期壓力源、社會支持與社會孤立
6	刺激因素與適應力	生活事件、調適類型與策略

資料來源：修自George, 1994, p. 132.

　　不如與青年期憂鬱症的關係。他所建立的第二類因子——童年的事件與成就，譬如說社會剝奪（例如，貧困或父母離異）與教育背景，都能用以預測成年期是否會罹患憂鬱症。成長期晚期的事件與成就，像是工作與婚姻經歷（第三類因子）也可預測憂鬱症的發生。對老年族群來說，這些因子通常反應過去的生活形態，而非目前的經歷，因此預測老年憂鬱症的能力比較低。社會整合（第四類因子）則同時包含了個人方面的特徵（例如，社會網絡）與人際整合方面的特徵（例如，與鄰舍不合）。

　　關於George建構的第五類與第六類因子，包含了老年族群研究中最廣泛討論的因子。第五類因子包括與長期壓力有關的因素，使個人經過一段時間出現對疾病的感受性，或受到一段時間的保護。長期的經濟問題、慢性疾病，以及照護責任都已經證實對心理健康具有負面的影響，尤其會引起憂鬱症。社會支持則被認為有相當正面與保護的作用，可使個

人面對長期壓力的衝擊。George（1994）歸納出三種可影響心理健康的社會支持：1）社會網絡（網絡的大小與重要人物的結構）；2）可接觸的支援（例如，工具型或情緒紓解機構）；以及3）對社會支持的感知。個人對支持關係的感知比社會網絡本身之客觀特徵具有更強的壓力緩衝效果。

　　第六類因子包括當前且重要的因素：生活事件與適應策略。已知有幾個事件能刺激老年生活的再適應：退休、喪偶、朋友離世，以及罹患疾病。生活事件與憂鬱症有相當一致的關係，雖然其影響力並不顯著。大多數人的晚年生活經歷並不會引起憂鬱症。

　　晚年生活中會造成憂鬱症的常見事件為「喪失」（lost），以及伴隨而來的憂傷。或許正因為晚年生活會發生太多的喪失，憂傷就成為一個必然的預測因子。的確，憂傷過程所產生的情緒、思想、行為等，都與憂鬱引起的類似。然而，憂傷基本上會消失，不似憂鬱症，會出現具有破壞性且持續的作用。前述Jenny Miller的例子顯示了憂鬱可能來自於未完全釋懷的憂傷。

　　但是我們必須體認一點，晚年生活中的喪失是正常的，但憂鬱並不然。寡婦或鰥夫在他們喪偶的第一年裡，經歷憂鬱症的比例低於25%（Zisook & Schuchter, 1991）。再者，那些因為喪偶而憂鬱的人，臨床徵兆大多數在一年後就消失了。然而，影響個人的沮喪會持續幾年，並可能使個人對其他疾病的危險因子更加敏感（Lopata, 1973; Thompson, Gallagher-Thompson et al., 1991）。

　　適應策略或許是一種個人調節生活事件之負面影響的緩

衝因子。在臨床上可分為兩種看似有效的適應類型：問題焦點（或工具型）適應和情緒焦點（或和緩型）適應（Lazarus & Folkman, 1987）。受惠於問題焦點適應策略的人傾向於改變情境，使負面事件的影響降低。而另一方面，情緒焦點的適應策略則使人以降低壓力源之情緒衝擊的方式和緩情況。Aldwin（1991）發現，老年人所採用的適應機轉決定於對控制力的感知，因此，若他們覺得情況可以控制，就會採用工具型策略。除此之外，年齡也影響調適類型的選擇，年紀較長的個人較少應用逃避型策略，而常見工具型策略。另外，這些變因（感知控制力與調適策略）會調節老化與憂鬱症之間的關係。

　　人格變因也可能會是個人罹患憂鬱症的危險因子。Costa 與McCrae（1994）以縱貫性研究法調查正常的老化，他們發現成年期各年齡層之憂鬱發生狀況在六年期間內有相當高的穩定性。臨床上也有證據顯示，人格疾病（personality disorders）與憂鬱症共發的現象也認同人格因子是憂鬱症的危險因子之一。正如有50%的憂鬱症患者同時也出現人格疾病的特徵（如Thompson, Gallagher, & Czirr, 1988）。這些疾病是否為危險因子，或只是單純的共發疾病，或就算是憂鬱症的一個結果，目前尚在未定之天，但是，罹患憂鬱症的老年人確實有同時發生人格疾病的風險。當然，人格特徵也可能緩和憂鬱的情緒（例如樂天派）。

　　生理疾病是另一個老年人罹患憂鬱症的危險因子。約有30%的住院病患在自陳報告量表裡記載了相當高比例的憂鬱症狀（Rapp et al., 1988）。住院病患發生臨床憂鬱的機會約是

社區老年人的十二倍（Lichtenberg, 1994）。不幸地是，憂鬱症也會造成傷口癒合或復健的困難，因爲憂鬱病患會抱怨更多的「過度失能」，或誇張他們的失能。過度失能則會導致不遵守復健醫囑，使病患的機能更容易降低，並且引起更多的不適。醫師付出更多的關心只透露出其未發現到病患的憂鬱症狀而已（Moore, Silimperi, & Bobula, 1978; Rapp et al., 1988）。

　　長期將老年人安置於醫療機構也是另一個憂鬱症的危險因子。護理之家中的老年人在臨床上表現憂鬱症狀的比例相當高（6-25%; Katz & Parmelee, 1994），有超過40%的長期住戶表現重度或輕微的憂鬱症（Parmelee, et al., 1989）。顯然，住進醫療機構本身就讓個人陷於罹病的危險，是在個人的健康狀況之外增添其他的危險因子。這種使老年人傾向罹患憂鬱症的機轉可能導因於生理疾病造成的失能、抽離具有個人意義的環境、控制力的感知降低，以及醫療機構內的職員不知不覺鼓勵病患之依賴行爲等綜合因素。

病原學理論

　　每一個心理健康與老化的理論模式都建立了自己的憂鬱症理論。在以下的章節裡，我們將討論各理論取向之憂鬱症病原學理論；同時也考量相關的評估方式與治療方法。

　　正如第三章所討論的，老年憂鬱症的心理動力學模式敘述了幾種可能導致老年人憂鬱的機轉。其中一個中心議題圍繞著老年生活中大量的喪失，這挑戰了個人的自我功能

（Colarusso & Nemiroff, 1979; Newton et al., 1986）。喪失社會角色、朋友家人、配偶，以及生理機能與活力—全都使人悵然。而憂傷本身就是憂鬱的一個危險因子，因為這些喪失通常會在短期內增加，讓個人特別容易憂鬱。若個人童年時期曾經歷重要人物的離世（例如，依附的對象），就可能會產生喪失的併發症狀，因為個人可能會重新經歷巨大的憂傷，一如兒時失去重要的依靠。不成熟的防衛機轉也會讓處於重大生活轉變的個人容易產生併發症，因為不成熟的防衛機轉較缺乏適應的彈性。因此，若個人擁有不成熟的適應策略，就特別容易在面臨晚年生活之「喪失」時，發生適應不良的問題（Vaillant, 1977）。另一個晚年生活「喪失」的重點是生理功能，有時候還包括認知功能的喪失；這些消失的功能也會被心理動力學家視為憂鬱症的危險因子。這些喪失讓個人失去調節內在或外在適應的能力，因此容易使個人覺得失去控制力、表現失常，最後就變得憂鬱。第三個，也是最後一個心理動力學家描述的因子—整合的重要性。老年人需要將晚年的喪失與過去的事蹟整合，成為有意義且連貫的故事（Cohler, 1993）。若過去的事蹟無法與目前的所喪失連在一起，個人便會失去存在的意義，然後導致絕望與憂鬱。

憂鬱症的行為模式則強調憂鬱症的病原在於行為角色與社會互動。Lewinsohn與Graf（1973）就曾指出，愉悅活動和老年憂鬱症或青年憂鬱症之間有偶發性的關係。憂鬱患者比較少參加愉悅的活動，也因此接受到的愉悅感也比正常人少。治療介入則顯示活動與情緒之間略為相關。舉例來說，若降低正常人生活中的愉悅事件，就會增加他們負面情緒出

現的機會；而若增加愉悅事件發生的頻率並增加愉悅的程度，就能降低憂鬱症的發生。因此，行為本身，以及行為與正增強物之間的偶發關係就被視為情緒疾病的偶然因子，如同第四章內討論的細節。

認知行為學家則強調憂鬱對思考模式的侵害性，反之亦然。憂鬱症患者有幾種常見特殊的扭曲想法，包括「若非即是」的邏輯、未檢驗證據就直接跳到結論、以他們的情緒狀態解釋偶發事件，並且常使用「應該如何如何」的說詞（Thompson, 1996）。就如各年齡層成年人的表現一樣，特殊的認知扭曲會造成憂鬱的感覺（Beck, Rush et al., 1979）。另一方面，憂鬱症也持續使個人對自我、世界，以及未來的認知發生扭曲。

根據憂鬱症的生物學模式，該疾病是因遺傳因子或某種神經傳導物質缺乏所致。遺傳因素對老年憂鬱症的影響與對青年人的影響類似。舉例來說，瑞典進行之雙生子研究的遺傳數據顯示，老年雙胞胎的憂鬱變因中約有30%可算為遺傳性（Gatz, Pedersen et al., 1992）。而腦中化學物質的缺乏為憂鬱症偶發因子之一的主要證據為：藥物會改變腦中化學物質的濃度，進而影響情緒。這項發現在老年人或青年人身上皆然。但是，目前並沒有檢驗神經傳導物質的方法，所以有關化學物質改變引起憂鬱症之機轉的研究可能會受到相當嚴重的阻礙。

在老年族群，憂鬱症時常導因於內科疾病與造成腦中化學物質改變的藥物，這些因素經過各種複雜的機轉，就產生了憂鬱症這種副作用。表8.3列舉出一些常引起老年憂鬱症的

疾病。

評估方法

　　診斷評估主要有三個目的：篩檢問題的存在與否、將問題分類，並建立設計介入法的基本資訊（Futterman et al., 1995）。要為特定的目的選擇合適的評估工具，因為每一種工具都有其特殊的功能與限制。一般來說，自陳報告對於評定憂鬱的臨床分期相當有效，但是它們卻無法用於診斷。這些

表8.3　常併發老年憂鬱症的內科疾病

冠狀動脈疾病
　　高血壓、心肌梗塞、冠狀動脈繞道手術、鬱血性心臟衰竭

神經疾病
　　腦血管中風、阿茲海默氏症、帕金森氏症、肌肉萎縮性外側硬化症、多發性硬化症、賓氏症

代謝異常疾病
　　糖尿病、甲狀腺功能低下或亢進、腎上腺功能亢進、副甲狀腺功能亢進、艾迪森病、自體免疫甲狀腺炎

癌症
　　胰臟癌、乳癌、肺癌、大腸癌、卵巢腺癌、淋巴瘤，以及未發覺之腦部轉移

其他疾病
　　慢性阻塞性肺病、類風溼性關節炎、耳聾、慢性疼痛、性功能異常、腎衰竭、長期慢性便秘

資料來源：Sunderland, Lawlor, Molchan, & Martinez, 1988.

方法既不足以做為引導介入法設計的基礎，也無法用於測量治療目標的進度。治療方法的設計與評估需要測量幾個治療目標特定的功能（例如，針對認知或行為方面）。

在敘述一套可以突顯上述三個目的之評估工具前，需注意一些有關老年族群之診斷評估的意見。第一，必須以符合該年齡層之常態標準來解釋所有評估量表的結果。老年人的常模通常與青年人有顯著的差異。常模之間的差異可能來自於過去如何表現沮喪的情緒、生理疾病對心理疾病徵兆的影響，或遺傳上真正的差異等。第二，老年人的疾病狀況與用藥習慣特別容易影響心理功能。因此，評估老年憂鬱症時，就必須包括詳細的醫學與藥理學評估。第三，有濫用藥物習慣的老年人通常會隱瞞該事實，但是，藥物濫用是評估個人憂鬱狀況的一個檢查重點。讓我們回顧本章開頭描述的Jenny Miller。你會對Jenny進行哪些評估？雖然我們懷疑一些心理社會因子是導致她憂鬱的原因，但這都必須先排除藥物濫用，才能繼續進行憂鬱症之心理學治療介入。

自陳報告評量法主要用於篩檢，並且也是治療過程中臨床症狀之表現強度的快速指標。有幾種用於其他族群的簡單篩檢工具，也相當適用於老年族群。舉例來說，流行病學研究中心——憂鬱症量表（the Center for Epidemiological Studies-Depression, CES-D; Radoloff, 1977）就已經成功地應用於老年族群，因其內容很少強調身體部份的症狀。貝克憂鬱症調查表（Beck, Ward et al., 1961）是另一個常見的篩檢工具。這類量表特別適用於年輕人與老年人的比較研究，因為它們並非特定年齡專屬的量表。老年憂鬱症量表（Yesavage et al., 1983）

　　就是特別為老年族群設計的常見評量工具之一。正如圖4.1中顯示的，GDS所有的項目都適合老年人，而不像其他許多量表，偶而會出現一些不適合老年族群作答的項目。Futterman等人（1995）與Scogin（1994）對這些評估憂鬱症的不同量表有詳細地說明。

　　臨床訪談是評估每天狀況最常見的方法，尤其是以非結構化的形式。但是，結構性訪談可經由設計的問題，提供比較精確之臨床症狀出現的頻率與強度等細節。常用於臨床研究與訓練的結構性訪談表，包括診斷式訪談量表（the Diagnostic Interview Scale, DIS; Robins, Helzer, Croughan, & Ratcliff, 1981）與DSM-III-R結構性臨床訪談（SCID; Spitzer et al., 1990）。以上量表都經確定適合老年族群使用。

　　為治療計畫之目的所作的評估重點與策略，顯然因治療

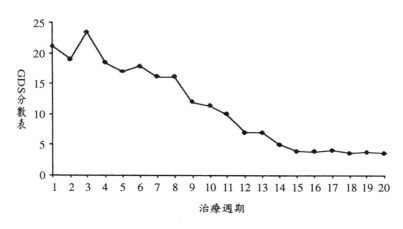

圖4.1　Joanna Jenkins的老年憂鬱症量表結果

師慣用的理論模式而不同。行為治療師可能會強調參與愉悅或非愉悅事件的頻率，而心理動力治療師則可能會比較仔細地評估病患面對治療師所採用的人際關係類型。像降低憂鬱型認知扭曲的治療目的，就需要特殊的方式評估認知扭曲的頻率與類型。唯有將扭曲之特定的、條件化的情境記錄下來，治療師才能設計合宜的介入法，或評估量度介入法對特殊問題的影響。

我們要再重複一次有關評估方式的原始觀念：評估工具需要針對眼前的任務做選擇。舉例來說，用於篩檢的工具就不足以診斷，而臨床訪談也無法做為治療設計的參考；上述這兩種工具也都無法排除造成Jenny Miller之症狀的所有原因。因此，一套完整的評估應該由內科檢查開始，並涵蓋完整的用藥史。一旦確定或排除了藥物的原因，就可以開始進行適當的自陳報告評估，譬如像老年憂鬱症量表，可用以定出症狀的強度與範圍；然後再以臨床訪談做出適當的診斷。若Jenny Miller的確有臨床憂鬱症，可能就需要針對他的特殊問題設計治療計畫。再深入評估她的憂傷歷程、家人與朋友的關係、日常生活作息、認知功能，以及心智能力等，這些都是設計治療前所需要的個人資訊。

治療介入

有關老年憂鬱症治療方式的研究與臨床病例探討，數量遠多於其他老年疾病。臨床研究的結果在臨床基層照護醫師指引（Rush et al., 1993）與NIH意見發展研討會（Schnerder et al., 1994）中都有詳細的提要說明。

　　心理學介入法無論是對臨床或次臨床性的憂鬱症都很有
效（Scogin & McElreath, 1994）。治療結果之追蹤調查發現，
各種藥物治療與心理治療的效果幾乎是一樣的，以12-20次的
療程治療MDD的老年人，成功率高達50-70%（Rush et al.,
1993）。人格疾病或其他副作用的出現通常是心理治療成功率
降低的主因（Thompson, Gallagher, & Czirr, 1988）。

　　以概念與統計方法分析比較各種治療方式（包括藥物治
療與實驗性的心理治療）的效果，都得到一致的結論：沒有
一種最好的療法，但是比不治療，或採用安慰劑療法有效。
這個結果安慰了臨床治療師，他們通常會試圖以各種心理學
理論與技巧改善各種類型病人的問題。當然，並非所有的憂
鬱病患都包括在這些治療成效研究裡。研究人員發現效果最
好的方式為，限制治療師以沒有其他生理或心理健康問題的
老年患者進行研究，減少治療成效研究中可能的干擾因子。
但在其他醫療機構中的臨床工作就需要比較大的彈性，因為
憂鬱症患者的類型不盡相同，又可能同時患有其他生理或心
理疾病（例如，關節炎、焦慮，或藥物濫用）。因此，治療成
效研究雖然提供相當有用的指引，但實際的療程設計通常必
須針對各種病患的需要。

　　認知行為治療法（cognitive-behavior therapies, CBT）是
老年憂鬱症心理治療法中測試得最完整的療法。這類療法的
目的在於改變病患的認知結構，以去除憂鬱想法的源頭
（Thompson, 1996），並改變病患的行為模式（包括大量的愉
悅活動）（Gallagher, Thompson et al., 1981）。這種治療模式的

基礎為同時改變病患的思考與行為模式，讓病患接受12-20次
經過設計的治療會期，每次治療之間也有具體的家庭活動。
嚴格的方法學研究結果認為，這類治療的效度很高，而且可
以持續兩年，與藥物治療或心理動力治療的成功率一樣
（Teri, Curtis et al., 1994）。CBT已經用於治療憂鬱的老年病患
照顧者、阿茲海默氏症引起之憂鬱，以及老年之MDD（Teri,
Logsdon, Wagner, & Uomoto, 1994）。無論是專業人士領導或
非專業人士帶領的團體心理教育型式，或是讀書會療法
（bibliotherapy），CBT介入法已經顯示其對輕微憂鬱症的療效
（Scogin et al., 1990; Thompson, Gallagher, Nies, & Epstein,
1983）。

目前已經證實有兩類心理動力學療法對老年憂鬱症有
效。簡易的心理動力療法是由Marmar與Horowitz建立，且
Thompson與Gallagher曾進行過臨床試驗。心理動力療法的重
點在於導致焦慮之憂傷與失去感，這些情緒阻礙了心理功能
的成熟。藉由直接地突顯焦慮情緒，病患就能以比較成熟的
適應與防衛類型進行發展（參見第三章對於此模式理論的完
整討論）。這種類型的治療顯示其治療MDD的成功率與CBT
相同。人際關係治療法（interpersonal therapy, IPT; Klerman et
al., 1984）也已經有效地應用於老年憂鬱症的治療（Sloane et
al., 1985）。IPT以四個憂鬱症的核心議題強調人際間的動態關
係：憂傷、與人爭執、角色轉換，以及人際互動不足。IPT以
半結構性訪談、限定時間的方式（12-20次治療會期），運用
再確認、澄清情緒狀態、改善人際溝通，以及行為與感知測
驗的技能做治療。

　　一般常推薦以回憶法（reminiscence therapy, RT）治療老年心理疾病，包括老年憂鬱症（Butler, 1974）。如同由少數臨床經驗獲得的幾個治療方式，回憶療法也值得注意。Bulter以Erik Erikson的理論為基礎，假設回憶一生事蹟屬於正常老年發展任務之一。而老年人必須整合一生中不同階段的發展主題以回顧過去。那些無法順利整合自己一生事蹟的老年人，就非常容易陷入絕望與沮喪。許多不同類型的回憶療法就適用於這類情況的治療，不過，臨床試驗傾向將回憶建構在Erikson的發展重點上（例如，過去的成就與失敗、人際衝突、意義等）。回憶療法的臨床試驗發現，RT比解決問題介入法更能有效地降低憂鬱症狀，但是卻比較不能治療臨床憂鬱症（Arean et al., 1993）。

　　電療法（electroconvulsive therapy, ECT）是一種具有高度爭議性的介入法，主要用於嚴重的、對藥物治療或心理治療沒有反應的憂鬱症。ECT的相關文獻認為電療法是一種安全的治療法。ECT用於老年族群的頻率相當低，可能是因為其經常用於頑強、復發性高、對藥物反應差，或出現藥物耐受性的憂鬱症（Sackeim, 1994）。該療法或許也反應了治療師不相信其他較溫和之介入法的療效。ECT的效度從未直接與其他治療法相比，但是有證據指出當其他療法失效時，ECT確實能獲得病患的信任，也因此宣稱電療法有效（Rush et al., 1993）。

　　大多數老年人會轉向其基層照護提供者尋求憂鬱症的治療，而不是向心理健康專家尋求幫助。因此，我們也無須訝異老年心理健康治療法中，藥物治療佔有極高的比例。大多

數用於治療憂鬱症的藥物都屬於以下三類：三環類抗憂鬱劑、單胺類氧化脢（monoamine oxidase, MAO）抑制劑，以及血清張力素回收抑制劑（serotonin selective reuptake inhibitors, SSRIs）。這三類藥物作用在腦內不同的神經傳導途徑上。三環類抗憂鬱劑增加正腎上腺素與血清張力素在腦中的使用率，而且在老年人與青年人的效果相同。這類藥物主要的副作用為出現高比例的臨床症狀（例如，體重增加、鎮靜、心血管作用、姿勢性高血壓，以及意識混淆）。MAO抑制劑的作用機轉則不明。使用這類藥物的同時，會出現必須性營養素和藥物作用受限的副作用，但它們對老年人也有效。SSRIs則增加血清張力素的利用率，且副作用最少。依此觀點，ＳＳＲＩｓ類藥物代表了老年憂鬱症的第一線用藥（Newhouse, 1996）。選擇老年憂鬱症藥物的標準如下：需考慮副作用、過去對藥物的反應、一等血親對藥物的反應、目前可能影響藥物選擇的用藥情形與疾病狀況、對藥物可能產生的依賴性、對生活方式的影響程度、開銷，以及病患或開立處方者的喜好（Rush et al., 1993）。

開始用藥後12周左右應該出現一些正面的臨床作用（Reynolds, Frank, Perel, Miller et al., 1992）。一旦確定治療有效，接下來該考慮的就是，要連續使用多久？目前的研究重點在於藥物之維持劑量的使用，以四到六個月之疾病發作期間為指標，以防止復發（Reynolds, Frank, Perel, Mazumdar, & Kupfer, 1995）。檢驗維持治療法益處的藥物試驗中，只有一小部份得到令人滿意的結果，尤其是對老年病患而言（Perel, Frank, & Kupfer et al., 1996）。

　　在眾多有效的老年憂鬱症治療方式中，該如何選擇？又該使用多久？在過去十年裡，有三個研究小組致力於合宜之醫療決定程序。1991年由國家心理健康研究院贊助的研討會，使治療建議的討論達到巔峰。該會議強調的醫療建議包括使用抗憂鬱劑藥物，並在可能的情況下佐以心理社會學治療（Friedhoff, 1994）。健康保健政策與研究機關在大量引用過去研討會的數據與論點後，出版了一份手冊指南，以協助基層照護醫師確認、評估並治療憂鬱症（Rush et al., 1993）。這些指南也建議以藥物做第一線治療，若藥物無效或無法繼續給予時，再以心理社會學介入法做輔助。一如預期，這些指南產生了不少爭議。Zeiss與Breckenridge（1997）就對該指南中的論點與分析提出強烈的質疑，並主張若相同的數據經過更謹慎地分析就會得到完全不同的治療建議。他們特別強調，若再分析這些數據應該會改變原本的治療建議，以純粹之非藥物性介入法開始，間或伴隨藥物治療。

　　賓州大學藥物科學院也發展出一套程序，特別包括長期的醫療照護（Philadelphia College of Pharmacy and Science, 1995）。圖8.3描述了一套治療程序，以長期照護機構之老年憂鬱症的藥物或非藥物為開始。這一套程序包含後續的評估指引、鑑別診斷，以及治療選擇，同時並對臨床醫師觀察到的治療反應提出處理建議（例如，完全反應、不完全反應，或無反應）。該圖也涵蓋了維持治療的建議，以預防疾病的再發；關於復發的問題，我們所知仍然有限。

　　在結束憂鬱症的章節之前，你需要考慮老年病患自殺的風險。自殺絕對是一個值得重視的議題，因為老年族群的自

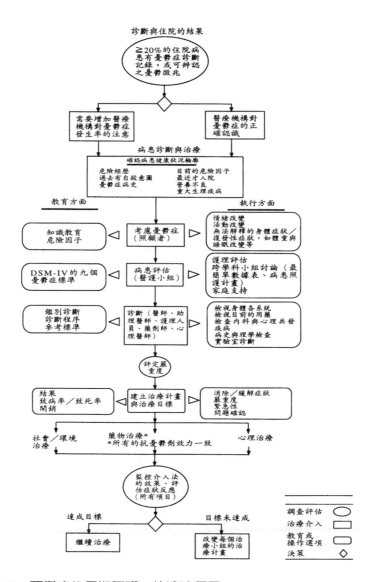

圖8.3　憂鬱症的長期照護：快速流程圖

資料來源：Philadelphia College of Pharmacy and Science, 1995.

殺率出奇地高。在美國，每五個自殺案例中就有一個是超過65歲以上的老年人，這個比例相當離譜，因為老年族群的人口數只佔總人口的12.5%（National Center for Health Statistic, 1992）。老年白種人的自殺比例尤其高（每100,000個自殺案例中就有45.6人; Meehan et al., 1991）。

自殺的預測因子包括慢性疾病、社會孤立，以及壓力性生活事件。住在醫療機構中可能也是一個預測因子，但是護理之家的老年住戶傾向採用較曖昧的自我毀滅型式，可能不會被官方認定為自殺。絕大多數的自殺老年人都第一次罹患憂鬱症，並且沒有其他的併發症，而這種情況其實是可以治療的。而憂鬱症與其他生理疾病共發的情況，讓人無法斷定自殺究竟是單純因為疾病所帶來的憂鬱所致。無論如何，醫師與護理人員絕對是預防老年自殺的首要人選，因為約有四分之三的老年人在自殺前一個月內去找過他們的醫師（Conwell, 1994）。理論上，若健康提供者能對憂鬱徵兆更敏感，或能更有技巧地評估自殺的可能，許多自殺案例就能預防。顯然，我們必須評估老年人自殺的念頭與意圖。

總而言之，雖然一般相信憂鬱症是老化過程常見的疾病，但老年憂鬱症在臨床上的病例一般都比青年人要低得多。然而，在面對老年人時，必須很嚴肅地看待憂鬱症，特別是因為他們潛在的自殺率相當高。評估與治療老年憂鬱症的方式與應用在青年身上的相同，療效也是一樣的。

9

嚴重的老年心理疾病：精神分裂症與其他的晚年心理疾病*

*本研究部份經費由NIHM老化基金提供K07-MH01052.

Stephen J. Bartels, MD, MS1

Kim T. Mueser, PhD2

前言

　　重度心理疾病的診斷與治療，一直是社區或醫療機構之成人心理健康服務提供單位的重點。相對地，我們對嚴重之老年心理疾病病程與治療的瞭解就顯得相當貧乏（Light & Lebowitz, 1991）。當我們關心越來越多的老年心理疾病時，這種有關晚年精神疾病與治療所需開銷之認識的鴻溝就特別顯著（Cuffel et al., 1996）。精神分裂症（schizophrenia）就屬於一種使人嚴重失能的心理疾病，盛行率大約1%，而且比其他疾病更需要接受精神醫療機構治療。以此角度來看，精神分裂症是心理健康服務提供體系所面對的一大挑戰，同時也是需要長期接受心理健康照護之重度心理疾病的原始代表。

　　精神分裂症是一種嚴重且持續的心理疾病，並且對生理機能、行為，以及個人經歷等各方面都有劇烈且消耗性的影

響。早期對精神分裂症的認識一直認為，該疾病發生於青年時期，並且無可避免地會漸進地破壞生理功能、思考模式，以及認知功能。這種看法反應了「早發性癡呆症」（dementia praecox）的名稱，是1971年由Kraepelin（1919）提出的，用以描述精神分裂症的狀況。該名稱暗示著，受此疾病影響者的心智會在相當年輕的時候，就開始出現永久性與漸進性的破壞。

自從出現「早發性癡呆」的描述後，有關精神分裂症與老化的研究就一直挑戰這種一元化的觀點。在老年族群的研究中發現，精神分裂症會在中年或老年才發生。更重要的是，精神分裂症的終生縱貫性研究顯示，病患之長期結果並不相同。大多數精神分裂症的病患在老年或出現症狀與機能的改善，有些人甚至會完全康復。而治療系統的改變可能會影響病程與結果。雖然醫療機構的監護是早期常見的治療方式，但也有越來越多新式且有效的抗精神病用藥，以及主張社區內主動治療的照護模式。對老年病患來說，心理健康照護的改善與一般醫療照護的進步，只是造成更多精神分裂症患者的壽命延長（Moak, 1996）。於是罹患重度心理疾病的老年人與日俱增，將為健康醫療體系與社會帶來更多的挑戰。

我們將在本章綜覽有關目前精神分裂症症的知識，包括發病年齡、性別差異，以及病程。然後將以臨床發現為例，討論晚年型精神分裂症的相關發現，包括對晚發型精神分裂症症與其他老年精神疾病的關切。最後，我們會綜合討論研究發現對診斷評估與治療的影響。

各年齡分期的精神分裂症：綜覽

精神分裂症屬於一種症候群，其特徵爲感知、思想，以及行爲的失調，對於個人、社會，以及職業的機能具有相當地破壞性。對某些人來說，精神分裂症最早期的徵兆可能包括發病前的機能問題，像是社會適應不良與人際關係障礙（Zigler & Glick, 1986）。對另一些人來說，也許到精神病發作前都沒有什麼明顯的心理問題或徵兆。精神分裂症的發作通常需要潛藏幾個月的時間。早期徵兆一般是由社會退縮、憂鬱症狀、不合常理的感知或想法，以及個人興趣減少、自發性降低等情形所組成。舉例來說，個人可能會失去上班或上學的動力，並且花很多時間獨處。朋友或家人若與之連絡，可能會被帶有敵意、妄想或怪異的話語打斷。

精神分裂症一旦發展完全，就會出現許多包含於該症候群的症狀，譬如說正性症狀、負性症狀，以及情緒症狀。正性症狀（positive symptoms）包括精神病的主要症狀，最常見的就是妄想與幻覺。其他的正性症狀還有嚴重的思考過程問題，像是不合邏輯或不相關的想法。行爲問題則包括怪異的行爲、反覆或儀式性的行爲／動作。正性症狀的加劇是急性發作最常見的現象，同時也可能需要立即入院。精神分裂症的長期治療目標就是降低病患復發的傾向。其中一種方式爲應用教育課程，幫助病患及其家屬辨認早期復發的徵兆，以改變治療內容，避免急性的精神病發作（Herz, 1989）。

負性症狀（negative symptoms）則是由各種「缺乏」的

症狀，或活力減低，自發性的行為、情緒或思想所組成。負
性症狀初用於描述神經受損（例如，包括大腦前葉受傷的腦
部創傷）之病患的表現（Jackson, 1984）。這類病患通常都很
被動、極少開口說話，也缺乏情緒性的反應。這個概念很快
地就應用在老年精神分裂症的另一類型病患身上，那些病患
通常沒有活動性高的正性精神病症狀，相反地，他們表現出
嚴重的社會、情緒，以及認知功能不足的情形。常見的負性
症狀包括所謂的五個「A」：感情遲鈍或平淡（缺乏情緒表
現，flat affect）、少言（說話的內容貧乏，或者話說得很少，
alogia）、社會退縮（asociality）、漠不關心（缺乏興趣或自發
性，或心理動作遲緩，apathy），以及注意力缺損（無法專心
或完成連續性的任務，attentional impairment）。嚴重的負性症
狀與社會機能不良，有很強的相關性（Bellack, Morrison et
al., 1990），這種相關性還不會因時間而減弱（Lewine, 1990;
Mueser, Sayers et al., 1994）。負性症狀對治療的反應向來是最
差的；但是，新的非傳統型抗精神病藥物（包括clozapine）
對這類症狀的療效比傳統型藥物要大得多（Salzman et al.,
1995）。

　　除了正性與負性症狀之外，情感症狀（affective
symptoms）也常見於精神分裂症，譬如說憂鬱。約有60%的
精神分裂症患者在發作期間，同時也併發重度憂鬱症；在急
性精神分裂症發作期過後，約有25%的病患出現後精神病憂
鬱（post-psychotic）。憂鬱症與精神分裂症併發受許多因素的
影響，這些因素包括使用藥物或其他物品的結果（例如，藥
物副作用、酒精與藥物濫用、內科疾病等）、復發的早期徵

兆，以及後精神病狀態；長期墮落也通常會併發重度憂鬱症。早期的臨床發現一般都會有比較好的預後，但憂鬱症的預後通常很差，復發的頻率會增加、入院治療的時間越來越長、對藥物治療的反應變差、成為慢性病，同時還會出現自殺傾向（Bartels & Drake, 1988, 1989）。最近的研究指出，精神分裂症患者到年老時併發憂鬱症的機會相當高（Cohen et al., 1996）。

精神分裂症是異質性相當高的疾病，在不同個體身上會出現多種不同類型與嚴重度的症狀。然而，有時候所有的病患同時都有人際關係、角色功能（例如，教育、就業）的困難，或無法完成基本的自我照護或居家生活的技能（例如，盥洗、個人衛生、管理財務等）。許多患有精神分裂症的個人，會出現獲取基本需求的困難，包括適當的居家與醫療照護（Drake et al., 1989a; Koranyi, 1979; Koran et al., 1989）。

精神分裂症的發作時間、病程與結果

精神分裂症第一次發作最常見於青春期晚期與成年期早期，約在16到30歲之間。但是，近年的研究已經顯示，精神分裂症也可能在中年才發作，也會到老年才發作（但比較罕見）。在一篇回顧文章裡，Harris與Jeste（1988）發現，有23%的精神分裂症病患過了40歲才發生此疾病。最近，Castle與Murray（1993）也報告了類似的發現，倫敦坎柏威盆地從1965年至1984年的精神分裂症新病例至少有四分之一（28%）大於44歲，而有12%的病患大於64歲。總的來說，晚發型精

神分裂症的年發生率為12.6/100,000，約有半數病患的年齡介於12-25歲之間。

　　精神分裂症的性別差異，則有發病年齡與病情發展結果的不同。女性的平均發作年齡約比男性晚五年（Lewine, 1981）。女性精神分裂症患者經常是已婚者（Test & Berlin, 1981），也較常與子女保持連絡（Test et al., 1990），因此，也會有比較良好的社交網絡。女性精神分裂症患者的社會技能也普遍較高（Mueser, Yarnold et al., 1990），也許這正是她們比較不孤立於社會，也比較適應社區生活的原因。男性性別就是一個精神分裂症預後比較差的代表危險因子（Goldstein, 1988; Seeman, 1986）。導致這種情形的一個原因可能來自於生物因素，譬如說男性與女性的腦部結構不同（Lewine, 1990），或者是具有保護性質之荷爾蒙的含量不同（Seeman & Lang, 1990）。另一種說法為，女性比較少併發嚴重影響機能與病果的精神分裂症之次發疾病。舉例來說，精神分裂症的女性患者顯然比較少出現藥物濫用與酗酒的問題（Drake et al., 1989b; Mueser, Yarnold et al., 1990）。藥物濫用與許多不良的病果有關，包括入院治療與急診的次數增加（Bartels, Teague et al., 1993），攻擊行為與敵意行為的表現增加（Bartels et al., 1991），同時也比較常見無法待在家中與無家可歸等情形（Drake et al., 1989a; Drake et al., 1991）。

病程與結果

　　縱貫面研究的結果已經顯示，精神分裂症的病程通常屬於陣發性的，每次劇烈發作後的會出現某些後遺症。但情況

會有漸漸好轉的趨勢，有些病例甚至在晚年會完全恢復（Ciompi, 1980; Harding et al., 1987a, 1987b）。神經心理學研究精神分裂患者三十、四十、五十、六十，以及七十歲時的心智功能，認爲並沒有漸進性的癡呆或退化情形（Goldberg et al., 1993）。研究精神分裂之特性的長期研究結果主張，疾病發生的前十年會出現症狀加劇或緩減交替的情形，但有超過半數的病患在晚年期會有症狀消失的現象。這種病情改善的現象與許多因素有關。舉例來說，生物性因素的改變，如年齡增長導致腦中神經傳導物質含量降低，而使症狀減退。這種解釋模型認爲精神分裂症的核心症狀來自於兩個相拮抗之神經傳導系統的失衡，包括多巴胺（dopamine）的含量相對於乙醯膽鹼（acetylcholine）過量。因此，心理症狀可能會隨年齡消退，因爲多巴胺含量降低，而乙醯膽鹼含量並不受年齡影響，使多巴胺系統與膽鹼系統回復正常的平衡。這些改變也可能受其他相拮抗之神經傳導系統隨年齡轉變的影響，包括正腎上腺素、血清張力素，以及抑制性神經傳導物GABA（Finch & Morgan, 1987）。

　　促使某些病患在晚年病況獲得改善的其他因素包括：發展出管理症狀的技能。舉例來說，病患及其家屬可能學會了疾病管理的技能，像是減輕壓力的方法、辨識症狀的策略，以及改善藥物副作用（Herz, 1989）。除此之外，病患長久以來可能也學會避免與症狀加劇或功能惡化，有關之飲用酒類與使用偏方（Zisook et al., 1992）。精神分裂症之藥物濫用盛行率明顯地隨年齡降低（Bartels & Liberto, 1995）。一般來說，許多罹患精神分裂症的患者，長期結果都很樂觀；但仍

有一部份患者到了晚年仍然需要密集治療與長期的心理健康
照護。

精神分裂症的老年病患

老年期的精神分裂症屬於一種異質性很高的疾病，有各
種臨床表現與不同的結果。目前有兩種臨床分類方式描述不
同的症狀，不過有些症狀互相重疊。第一組病患在青年期就
發病，稱爲「早發型精神分裂症」（early-onset schizophrenia,
EOS）。這些病患幾乎承擔一輩子的精神分裂症之苦，然後進
入老年期。第二組病患則在中年或老年才發病，稱爲「晚發
型精神分裂症」（late-onset schizophrenia, LOS）。這些病患對
於治療的需求與臨床表現的結果，基本上都受到不同年齡相
關之因素的影響。舉例來說，若同時患有內科疾病或認知功
能退化都會嚴重地影響病患的機能表現，也會爲精神疾病的
治療需求帶來陰影。

其他影響病患機能結果的因素，與各種不同年齡或年代
的精神病治療歷史有關。譬如說，許多年紀最長的早發型精
神分裂症患者早在抗精神病藥物應用之前就發病了，當時，
長期入院治療是精神疾病的常規療法。一般來說，這一組病
患缺乏獨立生活的技能、社交技巧比較差，同時也依賴組織
完整的醫療機構以滿足他們的需求。相反地，最近或比較年
輕一些的老年重度心理疾病患者，在經過1960年代瓦解療養
機構的活動後，其一生幾乎都在社區環境中渡過。這一組病
患比較能獲得社區的支持、也能善用社區資源，並且發展出

社區生活的技能，於是病情發展的結果也比較令人滿意；他們也在病程早期就獲得比較新（也比較有效）的抗精神病藥物治療。

但過去廿年來，公共心理健康醫療服務經費的刪減也也比較容易使這一組病患受到負面的影響。聯邦與州政府一開始在1960到1970年代對公眾心理健康中心的熱情與投注，已經變為腐敗與殘破的重度心理病患照護體系（George, 1992）。對患有重度心理疾病的人來說，過去廿年來已經有越來越多人無家可歸（Drake et al., 1989a）、暴露在犯罪與危險中（Apfel & Handel, 1996）、在違法的醫療機構裡接受治療（Torrey, 1995）、暴露於公共衛生流行疾病（像是感染愛滋病毒的機會增加，Couros & Bakalar, 1996）、藥物濫用疾病的比率也升高（Drake et al., 1989b; Bartels et al., 1995）。一般來說，上述的兩組病患代表著不同年齡與治療年代，接受不同的復健治療，建立獨自生活技能的機會也不同，而發生不良病果的風險也不同。

在下面的段落，我們首先會描述終身型老年精神分裂症（EOS）病患，舉出上述之評估與治療因素的重要性。

早發型精神分裂症之老年病患

K先生現年75歲，他早在20歲左右就開始有多次出入醫院的記錄。青少年時代的他就有一點孤立，朋友也很少。到了19歲，他變得退縮且逃避人群，然後又因為他認為工廠領班要毒害他而辭掉工作。從那之後，他開始告訴家人，心裡的那個聲音告訴他，撒旦已經對這個

家下了詛咒。在聖誕節期間，家人團聚的時候，他變得更加激動，對著他的父母叫嚷，他們註定會滅亡，隨後半裸著身子跑到外面去。他被當地警察發現，帶到醫院去。經過簡單的檢查之後，有關當局要求他進入州立療養院治療。於是他在那裡一待就是三十年。K先生住院的期間屬於1950年代，他接受過各種不同的治療，包括多次電擊治療（ECT），也接受各種類型的鎮靜劑。除了精神分裂症的問題之外，他另外還患有癲癇，並接受phenobarbital治療。

在1960年代早期，K先生接受各種抗精神病藥物的臨床試驗，發現他妄想與幻覺的情形減少了。但是，他仍然不願意和人接觸，也缺乏基本的自我照顧技能。他也出現遲發性運動不能症（tardive dyskinesia），造成他的顏面、上肢與手指有嚴重的非自主性運動。同時，試圖降低抗精神病藥物劑量的努力也失敗了，因為他的症狀可能會復發。

K先生在64歲的時候因為醫院的長期照護部門關閉而轉入養護之家。轉院後幾個月，他突然爆發焦躁與憂鬱的情形，並拒絕吃藥。他變得疑神疑鬼，也開始不斷地痙攣。再度入院後，他接受不同的抗精神病藥物的治療，也同時因為藥物副作用的關係，合併使用抗憂鬱症藥物。他的癲癇症狀在使用抗痙攣藥物之後就穩定住了。之後，他變得比較不拒絕人群，也再度開始按時服藥。回到護理之家後，他還是需要受監督，也需要人協助維持基本的生活與自我照顧的技能。

過去幾年來，K先生越來越健忘，也更無法照顧他自己。最近（過去一年來），他抱怨撒旦在他的肚子裡放了一隻蛇，讓他不時地感到腹部疼痛或絞痛。他的體重減輕了，也變得退縮和意識混淆。他說肚子裡的蛇經常感到口渴，常常吸取大量的水分。這些抱怨來自於長期的宗教性妄想，而他的醫師在電話裡指示要增加抗精神病藥物的劑量。他的身體狀況越來越差，直到某一天他一點東西也不吃，且因為嚴重脫水、虛弱和意識不清而入院。醫院檢查出K先生的血糖值高得離譜。經過藥物治療後，血糖回到正常值，而疼痛與脫水的症狀也消除了。他漸漸恢復意識，但意識仍舊不夠清楚，無法遵照醫師指示定實施打胰島素與監測血糖。他受准進入療養院，以便能持續接受正規的醫療照護。

　　此病例舉出了老年精神分裂症患者之評估與治療的幾個重點。第一，K先生患有相當嚴重的疾病，有持續性的負性症狀、心智功能受損，還屬於長期住院療養年代的病患。他代表著EOS病患中最年長，病情也最嚴重的一群，他們初次發病時，不但抗精神病藥物尚未問世，那時常見的治療法就是長期入院治療。正如其他許多精神病患一般，他在醫療機構裡待上大半輩子，先是州立精神病院，然後獲准進入養護之家，最後是療養院。經年接受醫療機構照顧的結果，使K先生的社會支持（若還有任何絲毫存在的話）變得相當稀少，不但社交技巧差，同時也嚴重地失能。正因為他缺乏獨自生活的技能，所以生活上的基本需求大部分都仰賴照顧提

供者。所以當K先生遷移至養護之家時，對他來說簡直是一個失序的重擊，造成急性憂鬱與代償機能減退。

　　該病例也說明了患有心理疾病之老年人，其精神疾病與內科疾病相互影響的重要性：精神疾病影響內科症狀，同時，內科疾病也影響精神症狀。第一個例子為，K先生的精神疾病導致身體健康狀況惡化。在他轉院至養護之家後表現出的憂鬱和激動狀況，使他中斷維繫身心健康藥物的服用。他多年來都依賴抗痙攣藥物控制其癲癇症，而停藥使他再度為癲癇所苦。直到重回醫院接受藥物治療後才恢復。幾年之後，他又出現嚴重的內科疾病—第一型糖尿病，只是這一次並未獲得診斷。這就是一個生理狀況直接影響精神狀態的例子，導致嚴重的意識不清、社會退縮，以及被誤認為妄想的生理症狀。

　　老化的過程經常會出現共發之內科疾病，而這些問題發生在患有心理疾病的老年人身上時，往往被忽視，不是沒有診斷出來，就是未獲得應有的治療。可能引起精神分裂症患者生理狀況不良的因素包括，高度盛行之有害健康行為，譬如吸菸（Hughes et al., 1986）與藥物濫用（Drake et al., 1989b）；因經濟拮据而無法獲得良好的健康照護，以及這些病患因疼痛忍受度較高導致的延誤就醫（Dworkin, 1994）。除此之外，年紀較長的人對於抗精神病藥物之神經毒副作用也比較敏感，例如遲發性動作不能。抗精神病藥物引起之遲發性運動不能症是一種持續性的神經症狀，患者表現出不正常的非自主性動作。老年精神分裂症患者發生遲發性運動不能症的機率為26-45%（Jeste et al., 1993）。若以最保守的盛行率

26%來看，也比年輕一些的族群高出六倍（Kane et al., 1988）。因傳統抗精神病藥物引起之神經性疾病，會使患有嚴重心理疾病之老年人的身體健康與生理機能更加複雜。一般來說，精神分裂症患者在中年期晚期或老年期早期的身體健康狀況就與心理狀況正常之高齡長者差不多（Mulsant et al., 1993）。精神分裂症患者共發內科疾病的高發生率，強調完整內科檢查與評估的重要性，同時，現行之一般健康照護機構也應併入重度心理疾病老年病患之深度精神醫療單位的一部份。

此病例也說明了共發之認知退化的形成。除了老化過程常出現的內科併發疾病，患有嚴重心理疾病的老年人也很容易共發認知功能退化的問題。患有EOS或LOS之老年人與正常人相比，都有全面性認知功能不足的情形，不過，這些功能不足的情形大多不會繼續惡化，也在疾病發作初期就被診斷為靜止性腦部病變（Goldberg et al., 1993; Heaton et al., 1994）。然而，有幾篇研究認為，有一類精神分裂症患者的腦部病變會進展為癡呆症（Lesser et al., 1993; Davidson et al., 1995）。像K先生這樣的病人，癡呆的症狀會使精神病惡化，也是造成他們晚年生活機能缺損的主因。依此觀點，病患就更需要一個支持、監控性的醫療機構與護理之家的照顧。在護理之家中患有重度心理疾病的老年人與居住在社區環境中的老人相比，共發型認知功能退化是兩者之間最大的差異所在。在一個包括129名老年精神分裂症患者的研究中，比較社區環境與護理之家中的老年人，結果發現與護理之家狀況最相關的因素（經過年齡校正），越容易出現嚴重的認知功能退

化、所有的症狀評分都比較嚴重、生理機能缺損、較多的攻擊行為，以及較多未婚者。總而言之，精神分裂症患者之認知退化的程度，可能是與受照顧程度或機能運作程度有關之最重要的臨床表現之一（Bartels Mueser, & Miles, in press）。

　　整體而言，K先生的例子說明了以住院為主的醫療時代即將結束。有越來越多患有心理疾病的老年人在社區環境裡接受大部分的治療，也有不同程度的生理機能和治療需求。下面的例子描述一名患有精神分裂症的老年人，因社區支持的治療與當代藥物治療而受益。

　　　M女士現年62歲，患有精神分裂症，目前與一名室友同住在社區的老年公寓裡。她在19歲時結婚，20歲的時候經歷第一次精神病發作。於是她進入醫院進行一系列的治療，起初，她回家與丈夫同住，直到後來她丈夫終於受不了她反覆發作的妄想症狀，要求離婚。自此之後，她便搬去與父母同住，並且接受當地公共心理健康中心的門診治療。

　　　M女士在發病後的幾年裡，仍然持續表現嚴重的妄想症狀，並且不時需要入院治療。她的父母與心理健康中心密切地配合，提供必需的支持與監控症狀，使M女士儘可能維持社區生活。這些工作包括為治療提供者注意復發的早期症狀，同時也確保M女士定期服用足量的抗精神病藥物。在症狀幾乎消失的期間，M女士能夠出門兼差，也可與父母定期外出晚餐或參加文藝活動。雖然抗精神病藥物（haloperidol）能控制她的精神症狀，

但卻也承受長期的副作用。其中包括肌肉僵硬與動作遲緩（藥物引起的帕金森氏症），以及遲發性運動不能症，表現在面部、手臂、手指與軀幹肌肉不正常的動作上（抽搐與扭動）。但是，若試圖以減低藥量緩解副作用，卻會導致精神病復發。

　　在M女士55歲時，她的父親因中風進入護理之家。不久之後，她的母親也因心臟病發而過世。M女士於是停止服藥，精神病急性發作，隨即住進精神病院治療。由於haloperidol使她長久以來飽受副作用之苦，院方便開始改用clozapine。她對該藥物適應良好，也恢復從前的機能。此外，她也不再出現藥物引起之帕金森氏症的徵兆，遲發性運動不能的症狀也減輕了。出院規劃小組認為她需要依賴他人的社會支持與監控服藥情形和症狀表現，所以建議M女士遷入有室友相伴的老年公寓，另外加上老年心理健康追蹤小組之精神病歷管理員的不定時拜訪。由於心理健康小組主動的支持，使M女士順利地改變環境，沒有出現重大的適應不良，也開始從事她從前的各項活動。

　　此病例說明了幾個重點。第一，M女士與K先生分屬於完全不同的治療時代。M女士接受的許多治療計畫都是以社區環境為基礎，配合偶發的急性期入院治療。也因此，她才能在社區環境裡生活，並發展各項社區生活所需的技能。患有精神分裂症的社區老年人，比罹患情緒性疾病（例如，重度憂鬱症）的老年人有更多的機能運作困難（Bartels, Mueser, &

Miles, 1997）。然而，深度的支持醫療服務能克服許多困難，並協助老年人在社區裡生活。M女士的治療項目包括減低對醫療機構的依賴（這方面與K先生不同），並強化她在限制最少之環境裡的生活能力。她因此能發展並維持社交技巧與社會支持。不幸地是，她的病情嚴重地影響她的婚姻狀況，導致對方因壓力過大而離婚。雖然對她來說這毋寧是一個重大的損失，但她畢竟成功地獲得原生家庭的支持，並搬回家與父母同住。

　　第二，前面的敘述突顯了社會支持的重要性。居住在社區環境與住在護理之家或其他機構裡的老年人，有一個最大的不同之處就是，家庭成員是否能夠（也願意）提供日常作息的協助與需求。與非精神病患的老年人相比，罹患精神分裂症的老年人結婚可能性較低、也較不可能有子女，更不可能外出工作。在社區環境裡，這些病患的社交網絡通常限於原生家庭的親人，以及少數的朋友。就此觀點而言，家庭支持對這些病患保有社區生活來說就顯得特別重要。提供穩定與支持環境的家庭成員能幫助M女士維持社區生活的能力。然而，這種觀點低估了重度心理疾病老年患者的易感性。許多重度心理疾病患者都與家人同住（通常是父母）。但父母終究會變老、生病，最後也會離世，這些病患很可能會因為失去重要的支持，而喪失代償的能力，以致於失去繼續在社區生活的能力。有關精神疾病為家庭帶來之重擔的文獻指出，有太多年老的雙親（通常是母親）在照顧他們年屆中年的精神病患子女（例如Platt, 1985; MacGregor, 1994; Bulger et al., 1993）。即使雙親與生病的子女不再同住，他們通常也扮演著

監控病患治療與生活形態的重要角色，並提供任何可取得的
經濟支援（Salokangas et al., 1991）。

　　當父母生病或離世時，這名生病的子女通常約四十歲，
就必須適應喪失父母的情感衝擊，也必須面對失去主要之社
會接觸與支持的影響。同時，這名病患必須快速地適應經濟
與社會支持來源驟降的情形，也可能失去住所。雖然病人的
兄弟姊妹可能會同情他或她的遭遇，但是通常不願意接受父
母留下的重擔，導致許多病患的生活陷入更苦的景況。這種
沒有其他家人照顧的情形顯然與其他許多老年心理疾病不
同。精神分裂症患者並不像阿茲海默氏症，通常都有家庭成
員接下照顧的責任（尤其是成年子女），許多終身型的精神分
裂症患者既沒有子女，也長期被排除在大家庭之外，被家人
視爲特定照顧提供者的責任。

　　此病例也同時說明了老年人對藥物的副作用特別敏感，
所以仔細謹慎地選擇藥品與劑量就格外重要。M女士患有藥
物引起的帕金森氏症狀，乃是因haldol導致之「錐體外神經系
統副作用」（extrapyramidal nervous system side effects, EPS）。
老化其實會伴隨EPS的情形增加，因爲老化的同時會發生神
經受器的敏感性改變與多巴胺含量降低。Clozapine與其他非
典型之抗精神病藥物（例如，risperidone, olanzapine,
quetiapine, sertindole, ziprasidone）相比，較不容易引起，或
甚至不會引起EPS。但是，這些新型藥劑可能會引起其他嚴
重的副作用，需要特別嚴密地監控與監督老年病患（Marder
& Meibach, 1994; Salzman et al., 1995; Wirshing et al., 1997）。
最後，此病例說明老年EOS病患因不同年齡與治療年代或分

組，而表現出不同的特徵。許多老年EOS病患的一生多半都在醫療機構中渡過，就如同第一個病例的情形。最近則出現了另一型EOS老年病患。這些病人屬於較年輕的族群（約60歲左右），也是第一批患有重度心理疾病，但長期住院經費卻遭政府刪除，被迫回到社區環境內治療疾病的患者。這類具有同樣歷史背景的年輕精神分裂症患者，包括那些發展出生活技能者，也比較可能在晚年獨自生活於社區內。

晚發型精神分裂症

晚發型精神分裂症的診斷與早期描述的「類精神病」（paraphrenia）有關。Kraepelin（1971〔1919〕）以「類精神病」一詞描述一組病患，通常都上了年紀，表現有類似「早發型癡呆」的症狀，但是退縮與認知方面的症狀比較少。Kay與Rothgl稍後（1961）則形容「晚發型類精神病」（late paraphrenia）為發生於晚年的妄想症狀，並無癡呆的情形。

晚發型類精神病最大的特點為，發病時間都在45歲以後，伴隨結構完整的偏執妄想系統，可能同時有幻聽的症狀，且通常會保留原有的人格。晚發型類精神病常見於女性。最近，精神病診斷標準已經重新分類，將大多數原本診斷為類精神病的患者歸類為精神分裂症。舉例來說，最新的標準將45歲以後發作的症狀也歸類為精神分裂症（DSM-IV: American Psychiatric Association, 1994）。

下面的臨床病歷描述了許多晚發型精神分裂症老年病患的特徵。

　　W女士是一名獨居於自家住宅的63歲寡婦。她的兩名子女就住在隔壁鎮。她的職業為圖書館員，一直工作到60歲才退休。大多數人都認為她很怪異反常，卻從未進過精神病院，或接受過任何心理健康方面的治療。她的丈夫在三年前因心肌梗塞而過世。她自己的健康狀況則相當良好，只不過聽力有一些受損。過去兩年來，W女士變得越來越擔心她的安全。一開始的時候，她在晚上聽見院子裡有奇怪的聲音，就認定有小偷或強盜企圖破門而入。她不斷地打電話報警，但是警方搜索的結果卻沒有發現任何侵入的跡象。她的擔憂越來越誇張，她開始深信有一群人在監視她的一舉一動，並有計畫地要侵害、謀殺她。她也相信這些人經常在半夜進入她的房間，並試圖在她睡著時誘拐她。因此她整夜端坐在客廳裡，然後睡在椅子上，避免進入她的房間。

　　在治療過程中引入心理健康專業的嘗試並不成功。因為W女士堅持她的問題來自於一群針對她而來的「罪犯與綁架犯」，她並且抱怨她只不過需要警方加強保護而已。她拒絕接受精神評估或精神病的藥物治療。白天，W女士看來一切正常。她與女兒相約外出午餐，每週晚間並與一小群女性友人玩牌。說話與想法似乎都很正常，除了討論有關罪犯或有關她個人安全的議題。家人與朋友於是都避免和她討論有關的話題。

　　到了W女士70歲的時候，她開始出現無法解釋之失去意識現象，接著，她的右半身會短暫地無力。儘管她深信這是那些企圖殺害她的人的傑作，一位警覺性高的

心理健康病歷管理員堅持要W女士去看醫師，結果也很快就診斷出她患有暫時性缺血性中風（transient ischemic attacks, TIAs），並讓她接受抗凝血劑的治療，避免以後再發作。在她住院治療的期間，她的醫師說服她試著服用低劑量的risperidone。此外，她也接受聽力檢查，並安裝適用的助聽器，幫助改善她的聽力。出院後，她的病歷管理員與護理人員定期到家裡訪視，並確認W女士是否依照處方繼續服藥。一個月後，W女士不再有任何幻聽症狀，妄想症狀也明顯地減少了。幾個月之後，她也不再認為自己的安全堪慮，因為那些人已經離開了。

　　此病例舉出了幾個有關晚發型精神分裂症（LOS）老年患者之評估與治療的重點。第一，W女士在晚年（63歲）才首度出現精神病症狀，同時並無任何認知退化或神經學症狀。一如先前提過的，幾乎有四分之一的精神分裂症病患（23%）在年過40之後才發病（Harris & Jeste, 1988）。這一點與早期描述類精神病的情形相同，W女士發病前的人格特質都沒有改變，她也因此能繼續維持許多日常的社交活動與機能。她一直都未尋求或接受精神病的治療，直到她因為其他不相關的內科疾病入院。

　　第二，此病例為LOS的典型，因為女性代表受這些疾病所苦的人（Harris & Jeste, 1988）。相反地，大部分EOS的研究報告顯示，男性與女性得病的比例相當。有幾種說法可以解釋這種差異。有一個觀點認為EOS與LOS是精神分裂症的兩種類型，有明顯不同的特性，包括男性與女性的發生率不

同。另一種觀點則認為生物性因子是女性晚發型精神分裂症的主因，導致女性發生LOS的人數遠超過男性。有關EOS研究的發現支持這個假設：女性發作EOS的年齡約比男性晚五年（Lewine, 1988）。這種差異在LOS病患之間就更顯著了。在一個包含EOS與LOS的社區研究中，Castel與Murray（1993）發現，16%的男性在45歲時發生精神分裂症，而女性同年的發生率就有38%。對於男女兩性之發作年齡不同的猜測，其中一項就認為可能是動情素的保護作用，或雄性素的致病作用（Castel & Murray, 1993）。

　　第三，此病例說明了LOS的症狀，包括典型之描述完整、並不突兀的幻覺，過去也沒有思考歷程方面的疾病。非突兀的幻覺包括現實生活中可能發生的狀況，譬如說被毒害、病入膏肓、受配偶或愛人轄制、攻擊或欺哄。相反地，突兀的幻覺則包括完全不能為個人文化所接受的現象（American Psychiatric Association, 1994; Yassa & Suranyl-Cadotte, 1993）。W女士的妄想與幻覺都相當清楚，也與精神病的信念有關（雖然理論上是可能發生的），認為她深陷危險，可能會被一群監視她的人攻擊。除此之外，她的思考歷程仍維持一定的邏輯。當她不再專注於她的妄想時，她說話的樣子與機能運作都與她那些無重度心理疾病的朋友一樣。這一點顯然與EOS病患的表現不同，EOS病患都有思想疾病與明顯的基本生活技能障礙。妄想與幻覺是晚發型精神分裂症常見的症狀，出現頻率與青年人之早發型精神分裂症的並無差異。妄想容易變為偏執，也通常有完整的結構（Kay & Roth, 1961; Howard et al., 1993; Almeida et al., 1995a）。幻聽比

幻覺或肢體幻覺更常見，這一點與青年人之EOS相同
（Almeida et al., 1995a）。與EOS不同的是，LOS顯然比較少發
生儀式型思考疾病、負性症狀，或不當的情感表達（Kay &
Roth, 1961; Pearlson & Rabins, 1988; Pearlson et al., 1989;
Howard et al., 1993; Almeida et al., 1995）。

W女士病例中的第四個重點就是，她發病前的機能狀況
與後來維持機能運作的能力，在疾病發生的過程中都維持得
相當良好。與EOS病患相比，LOS患者發病前的職業適應表
現比較良好（Post, 1966），結婚率也較高。然而，若與正常
組相比，LOS病患常見社會孤立，發病前也常表現精神分裂
症、精神病徵兆，或妄想症狀的人格（Kay & Roth, 1961;
Harris & Jeste, 1988）。W女士「怪異與反常」的名聲正符合上
述的觀點。不過，即使在發病後，她仍然能獨立生活，也能
維持一些社交關係。

W女士的病例也指出，感官受損似乎能預測疾病的發
生。W女士的感覺功能（聽力）明顯地受損，這是一個LOS
的危險因子。在一篇回顧27份研究報告的文獻中，評估老年
LOS病患之視覺與聽覺能力，Prager與Jeste（1993）總結道：
我們過分重視感覺功能。他們雖然認為視覺受損與幻覺相
關，但視覺受損與晚發型妄想精神症狀之間的特殊關係仍具
有爭議性。另一方面，大多數的研究報告支持聽力受損與晚
發型妄想精神病症之間的特殊關連性。約有40%的晚發型妄
想精神病患同時患有中度到重度的聽力受損（Kay & Roth,
1961; Herbert & Jacobson, 1967）。正如W女士的病例，在適當
的聽力輔助下，某些晚發型妄想症患者的精神症狀有明顯地

減少，於是重聽就被認爲可能與這些症狀有關，或可能使症狀惡化（Almeida et al., 1993）。

就臨床上來說，感覺功能缺損、精神病症狀，以及LOS之間的關係密切暗示著，若能有系統地教導這些病患應用調適策略控制正性症狀，病患或許能從中獲益。近年來，有越來越多的證據指出，精神分裂症的年輕患者採用各種類型的調適方法來管理正性症狀（Carr, 1988; Falloon & Talbot, 1981; Mueser & Gingerich, 1994）。管理正性症狀的傳統方法不外乎轉移注意或放鬆，適應的效果與病患採用的適應方法數量有密切的關係。Tarrier及其同事所進行的一份研究結果（1993）指出，學會適應策略的年輕精神分裂症病患比學習社交問題解決方法的病患，其激烈症狀的表現降低得更顯著。這份具有鼓勵性的研究報告認爲，老年精神分裂症患者若有持續性的精神症狀，或許也能經由學習適應技巧而改善症狀。然而，目前尚未進行有關老年精神分裂症患者之技能訓練，或其他心理社會重建介入法之可能益處的研究。

在接受心理健康追蹤支持服務與抗精神病藥物的合併治療後，W女士的症狀最後獲得明顯的改善。目前已經證實，患有LOS的老年人對抗精神病藥物治療（合適的藥品與劑量）有反應。舉例來說，晚發型精神分裂症對抗精神病藥物的反應率高達62%（Post, 1966），甚至86%（Rabins et al., 1984）。

其他影響老年人的重度心理疾病

精神分裂症不過是影響老年人之重度心理疾病之一。還

有其他許多精神疾病會影響一個人的晚年生活，包括妄想疾病、精神病情感症（譬如躁鬱症），以及併發精神病徵的癡呆症。這些疾病都會強烈地影響老年人之機能與行為。

　　與晚發型精神分裂症相似，妄想疾病（delusional disorder）的特徵為永久性的非怪異型妄想，但卻不像LOS，妄想疾病患者很少或沒有幻覺的問題（Harris & Jeste, 1988）。妄想疾病中的妄想症狀傾向長期存在，其發生必須在沒有潛在的內科疾病。早期對這種疾病的描述都強調其顯著的妄想（通常具有偏執的性質），而並無思考疾病的病史。一般來說，這些疾病容易降低病患對抗精神病藥物的反應（Kay & Roth, 1961; Holden, 1987）。

　　躁鬱症（bipolar disorder）則是一種嚴重的情緒性疾病，其特徵為反覆地表現憂鬱與狂躁症狀。在狂躁期，個人會擁有歡快的情緒、快速的思考、說話速度變快、活動力明顯增加、節制力降低（包括整日狂歡、縱慾過度與表現攻擊行為），以及誇張的妄想。高達5-10%表現狂躁症狀的老年病患按醫師指示接受情緒疾病的治療（Shulman & Tohen, 1994）。有關老年躁鬱症患者之長期病程，我們所知道的相當少。在兩份長期結果研究中，追蹤六年以上大於60歲的躁鬱病患，發現有34-50%的死亡率（Dhingra & Rabins, 1991; Shulman & Post, 1980）。但該研究發現在存活的病患中，其機能表現相當令人滿意，有72%的研究對象完全無症狀，有80%在追蹤期間獨立在社區環境中生活（Dhingra & Robins, 1991）。

　　老年躁鬱症患者在臨床上顯然可區分為幾個不同的類型（Shulman & Post, 1980）。舉例來說，有一類型病患長期一直

表現躁鬱症，直到晚年。而另一類病患則一直沒有症狀，直到中年首度發生憂鬱症。另一種類型是經過多年反覆的憂鬱期（通常超過十五年）後，病患到晚年才第一次發生狂躁症狀。最後一類型又稱為「次發型狂躁」（secondary mania）。因為這些病患在晚年才首度表現狂躁型之精神病發作。但是這類疾病通常都認為是次發於內科或神經疾病的。次發型狂躁的病因很多，包括藥物的毒性作用、代謝或感染性疾病，以及神經內科疾病（如中風或腫瘤）。這類疾病的預後通常很差，死亡率也相當高（Krauthammer & Klerman, 1978; Shulman & Post, 1980）。

最後，精神病症狀也會次發於內科病因（過去稱為器質性心理疾病，organic mental disorder），常發生於癡呆症的老年人。約有30%的阿茲海默氏症患者有時候會表現次發性的幻覺或妄想。阿茲海默氏症患者的妄想比較零碎且短暫，也通常具有偏執性（Wragg & Jeste, 1989）。同樣地，因中風或其他腦血管疾病的血管型（多處梗塞）癡呆症患者也常出現妄想的病例報告（Cummings, 1985）。

老年的精神分裂症療法

治療老年精神分裂症時，最好以生理—心理—社會三門學科的角度做考量。此觀點認為最佳的評估與治療方法須強調個人的生物、心理，以及社會三方面。就患有重度心理疾病的老年人來說，這種大視野的治療取向尤其重要。老化伴隨著生理特性的改變，會直接影響藥物的代謝作用與副作

用。甚至在治療心理疾病的同時，也要考慮多發的內科疾病與其他內科用藥。在設計療程時，心理疾病對心理與老化的影響必須經過仔細地評估。也必須深入地評估個人的認知功能，以作為選擇介入法的參考。最後，評估病患需要的醫療服務時，社會支持與壓力源是主要考慮的項目。決定老年病患是否應繼續留在社區環境中，或進入護理之家接受治療的重要因素為社會支持與輔助工具。總結來說，生物—心理—社會面向應作為深度之臨床評估與有效之治療計畫的基礎。

然而我們對於老年精神分裂症患者的療效所知無幾。在下面的章節裡，我們摘錄了適用於老年人之生物學與心理社會學取向的治療，但是這些研究多半來自於比較年輕的族群。

生物學治療

治療老年精神分裂症患者之生物學療法的第一步，也是最重要的步驟，就是進行完整的醫療評估。實際上，所有的精神症狀都會因潛在的內科疾病而形成或惡化（Bartels, 1989）。患有重度心理疾病者的內科疾病通常都未發現，或者未接受適當的治療。即使照顧者承諾提供良好的醫療照護，對那些表現妄想、認知退化、缺乏社交或溝通技巧、不配合檢查評估，或具有攻擊性的病患，仍然無法提供健康服務。此外，共發之內科疾病在老年人身上是必然的，絕非特例。最後，老年人也很可能因為各種內科疾病與精神症狀而使用多種藥物。藥物合併後產生的毒性作用，或未依指示使用藥物都是老年病患常見的問題。

　　一旦排除了精神症狀的內科病因，對付精神分裂症的治療則以抗精神病藥物為主。許多雙盲試驗的研究已經證實抗精神病藥物的療效，在治療精神分裂症上，有兩個主要目的。第一，這些藥物減輕了病情惡化時出現的激烈性與負性症狀（Kane & Marder, 1993）。其次，在復發後使用抗精神病藥物作為預防，能降低30-60％的再發率（Kane, 1989）。研究報告指出，低劑量抗精神病藥物能有效降低復發的可能性（Van Putten & Marder, 1986），也暗示其能降低病患之長期副作用（例如遲發性運動不能症）。除此之外，近來在非傳統性抗精神病藥物（例如clozapine, risperidone, olanzapine, quetiapine, sertindole, ziprasidone）的研發已經能保證對標準抗精神病藥物無反應之病患的機能可以獲得改善（Meltzer, 1990; Marder & Meibach, 994; Salzman et al., 1995; Wirshing et al., 1997）。

　　有關老年精神分裂症患者的藥物治療所知無多（Jeste et al., 1993）。在一份回顧僅有的少數報告文獻中，大部分都報告抗精神病藥物使症狀降低，並使患者提早出院（Jeste et al., 1993）。然而，老化造成的心理改變卻增加病患在高齡時發生急性副作用的機會。隨著年齡產生的藥物分布與代謝之改變，可能會導致老年精神分裂症患者之血清中出現比年輕患者濃度還高的抗精神病藥物。此外，年齡也會改變受器與神經傳導物質的含量，也可能使老年人更容易受藥物作用的影響。因此，老年病患使用較低劑量之抗精神病藥物，就能達到藥物的有效血清濃度。

　　老年人對藥物之副作用特別敏感。舉例來說，年齡與使

用抗精神病藥物的時間長短，已經證實爲形成遲發性運動不能症的主要危險因子（Kane et al., 1992）。其他抗精神病藥物常見的副作用還包括錐體外副作用，如藥物引起的帕金森氏症。這類病患的症狀有：肌肉僵直、動作緩慢、缺乏自主性的面部表情，以及手臂、手部、頭部，以及腿部嚴重的靜止期顫抖。其他的錐體外副作用還有嚴重的靜止不能或踱步行爲。老年病患可能更容易出現上述所有的副作用，因爲他們對低劑量的藥物更敏感，也常併發神經疾病。因此，持續地監控副作用與神經狀況是絕對必要的。除此以外，應該採用非傳統性抗精神病藥物治療。因爲這些藥物少見（甚或無）錐體外副作用（帕金森氏症），也對老年病患之正性與負性症狀有特別的效果（Salzman et al, 1995）。

　　超過半數的精神分裂症患者的症狀會隨年齡消退（Harding et al., 1987a, 1987b），暗示某些老年病患可能可以擺脫持續使用抗精神病藥物帶來之副作用。Jeste及其同事（1993）檢視了六份抗精神病藥物戒斷的雙盲研究，研究對象包括老年精神分裂症患者，並平均追蹤六個月，發現復發率高達40%，而持續使用藥物的復發率只有11%。作者於是總結：長期穩定服藥，且無中斷藥物病史的門診病患，應特別謹慎地監控抗精神藥物戒斷後的狀況。

　　無論如何，抗精神病藥物並非精神分裂症的萬靈丹，而兩次發作之間也通常會殘留明顯的症狀，使病患嚴重地喪失社交功能。因爲這些理由，抗精神病藥物身爲精神分裂症治療計畫中的唯一療法，但也亟需有效的心理治療介入法以控制精神分裂症患者機能的廣泛性缺損。

心理社會介入法

我們可以經由精神分裂症之壓力易感性模式瞭解心理社會治療法的重要。該模式理論認為精神分裂症狀的表現與嚴重性，乃是生物脆弱性、心理感受性，以及環境壓力綜合的結果。一般相信，生物脆弱性在生命早期就以經由基因與其他生物因素決定了。環境壓力則包括生活事件（例如重要他人的離世）、暴露於高度的負面情緒，以及缺乏所需的社會組織或支持。心理易感性來自於缺乏面對心理疾病，以及許多生活挑戰所需之適應與生存技巧。（參見第五張有關壓力易感性模式的討論）。

壓力易感性模式認為，疾病的後果可由降低易感性或環境壓力，或增進調適技巧而獲得改善。大多數精神分裂症的治療目的至少包括上述一項。舉例來說，可以抗精神病藥物與減少藥物濫用來降低生物脆弱性。相反地，心理社會介入法，例如家庭介入法，傾向於降低環境壓力（Mueser & Glynn, 1995），而個人治療取向，譬如社交技巧訓練（Liberman et al., 1989），則以強化病患之調適技巧為主。

家庭介入法的研究重點一直在於降低環境壓力。家庭介入法的應用，在目前長期照護機構數量構越來越少，而家屬照顧患病親人之責任越重的時候，就顯得更加重要。照顧心理疾病患者是一個相當具有挑戰性的工作。1970與1980年代之系列相關研究都顯示，家屬在病患精神分裂症狀惡化時的態度，可以預測疾病是否會於未來九個月內復發（參見Kavanagh, 1992，最新的回顧文章）。大量的批評性話語、敵

意，以及過度關心（即表現過量的情緒，EE）都與高復發率有相當的關連性。過度關心可能是引起復發的重要因素，不過對家庭中的照顧者而言，與精神病經常復發的親人同住是導致過度關心的一項可能因素（Glynn et al., 1990）。

　　關於以家庭治療介入為主的文獻中，有一個普遍現象顯示，家庭介入法能為許多精神分裂症患者帶來重要且正面的影響，通常也會影響他們的親屬（Falloon, et al., 1992; Hogaaty et al., 1986; Leff et al., 1982; Randolph et al., 1994; Xionf et al., 1994）。然而，我們必須注意，這些研究基本上是以年輕之心理疾病患者為主要研究對象的（通常照顧者都比較年長），而這類技巧在老年心理病患的應用結果仍然未知。

　　其他與老年重度心理疾病患者有關之家庭介入法，還包括為阿茲海默氏症患者與相關癡呆症病患之照顧者建立的介入法。舉例來說，增進家中照顧者之適應與照顧技能，已經證實能延後阿茲海默氏病患必須進入護理之家等醫療機構安養的時間。在Mittelman及其同事（1996）一份隨機試驗的研究中，家庭與小組型式之連續治療能改善家中照顧者的技巧與支持度。阿茲海默氏症患者家屬若參與這項介入法，與對照組相比，能將病患多留在社區環境中將近一年。有關針對家中照顧者之介入法的優點，也可能造福患有重度心理疾病，且與家人同住之老年患者。不過，到目前為止，為老年重度心理疾病患者之家庭照顧者設計的介入法尚未接受檢驗與評估。

　　社交技巧訓練也是精神分裂症，老年患者之心理社會治療法之一。許多精神分裂症患者都需要接受門診之小組或個

人型式的心理治療，這些介入法包括社交技巧。社交技巧訓
練的基本前提為，經由系統化的社交技巧行為教學，能減輕
精神分裂症之社交技巧退化（Bellack et al., 1984; Bellack &
Mueser, 1993; Dobson et al., in press; Hayes et al., in press）。技
巧的教學則以治療師的示範（例如說明技巧）、病患演練行為
（如角色扮演）、正面與負面的回饋，以及指定的回家作業所
組成，都是為了使學習到的技巧能普遍應用於自然環境中。
有目標的社交技巧涵蓋各種適應性的人際關係與自我照顧行
為，包括感覺的表達、解決衝突的技巧，以及藥物管理。總
而言之，有關精神分裂症之社交技巧訓練的控制研究為其效
能提供了支持性的結果，特別是長期治療的結果（Mueser et
al., in press）。顯然，社交技巧訓練不但可以改善社交技巧，
也有證據支持其對社交功能的貢獻。社交技巧訓練對精神分
裂症狀的影響就比較不顯著，但該治療仍為一種改善社交功
能的方法（參見對話框9.1）。

對話框9.1　精神重建：以社交技巧訓練為中心

　　描述：患有重度心理疾病者，像是精神分裂症患者，通
常無法建立社交關係，也無法與他人互動。若能幫助這些病
患改善他們的社交技巧以應付社交情境，就能增進他們整體
的生活品質。社交技巧可以定義為某些特定的行為（例如，
語調、眼神接觸、遣詞用字），能達成人際互動的目標，像是
交朋友、在商店購物，或與醫師討論醫療問題。社交技巧訓

練則為一種精神重建的方法，經由系統化地教導互動技巧使病患達成人際互動的目標，並能在社區，或其他居住環境發揮正常的運作功能。

　　基本概念：社交技巧訓練可以個人、小組或家庭的型式進行，而小組型式是最常使用的。小組通常包括四到八位病患，由兩位治療師領導。每次的訓練時間為30－75分鐘（依症狀的嚴重度與病患認知功能退化的程度而定），每週進行二到四次的治療。小組進行的期間可能短至幾週，長則可能超過一年。社交技巧小組可以在醫院或心理健康中心，或社區的其他地方進行。小組的座位安排使參與者圍成圓圈，圓圈中央則保留給社交技巧之角色扮演者。帶領者應用視覺輔助教導社交技巧，如掛圖、黑板或海報等。小組強調的重點在於經常地利用角色扮演與回饋教導並練習新的技巧，並不在於培養「洞察力」。通常會在休息時間或小組結束時提供點心，以鼓勵病患參與。同時也安排回家作業與社區行程，預期使病患將小組中習得之社交技巧應用於自然的生活環境。

　　社交技巧訓練的步驟：社交技巧的訓練課程乃依標準的流程而定，包括以下的步驟：

1. 使學習技巧之重要性合理化（它如何幫助病患學習技巧？）
2. 將一個技巧分為三或四個步驟，並討論每一個步驟。舉例來說，「表達負面感覺」的技巧就可以分為下列四個步驟：a）以嚴肅的面部表情看著對方；b）告訴對方他或她使你不高興的原因；c）告訴對方該做什麼能讓你感覺比較好；d）建議對方如何避免再度發生類似的情形。
3. 帶領者以角色扮演的方式模擬（示範）真實情境。

4. 討論角色扮演中示範的每一個步驟，以及帶領者在該情境下的整體表現。

5. 讓病患參與同樣情境的角色扮演。

6. 讓小組成員對表現良好的特殊步驟發表正面回饋，並提出小組成員沒有發現的優點。

7. 提出修正性的回饋，使成員瞭解如何使該技巧表現得更好，盡量使回饋成為正面有意義的，並要避免批評。

8. 讓病患扮演同一情境下的另一個角色，並注意改進技巧中某些步驟。

9. 提出正面或修正性的回饋，並評估扮演同一情境的另一個角色是否有助益。

10. 在病患至少都扮演過兩個角色後，指定回家作業使病患於真實情境下練習該技巧。下次治療時以角色扮演開始，並以病患在個人周遭環境所作的努力為基礎提出回饋。

社交技巧訓練中常用的技巧：

對話技巧	約會技巧
主見技巧	交朋友
解決衝突	休閒娛樂的技巧
藥物管理技巧	拒絕酒精或藥物的技巧
與工作相關之社交技巧	

社交技巧訓練手冊：

Bellack, A. S., Mueser, K. T., Gingerich, S., & Agresta, J. （1997）. Social skills training for schizophrenia. New York: Guilford Press.

Liberman, R. P., DeRisi, W. J., & Mueser, K. T., （1989）. Social skills training for psychiatric patients. Needham Heights, MA: Allyn & Bacon.

總結

　　顯然，我們對於影響精神分裂症之病程或結果的因子所知有限，對於其他嚴重的老年型心理疾病也所知無幾（Belitsky & McGlashan, 1993）。精神分裂症屬於終身型疾病（早發型精神分裂症），並可能會在晚年發作，或直到晚年才出現（晚發型精神分裂症）。可能會影響老年精神分裂症患者（無論早發型或晚發型）之臨床表現與治療需求的重要因素，包括過去治療經歷與時代效應、共發的內科疾病或／與認知退化疾病、以即可獲得的社會支持。早發型精神分裂症（EOS）比晚發型（LOS）常見，兩者之間存在著一些差異。女性罹患LOS的可能性比EOS高，發病前的社會機能較好，包括高成就的職業，且結過婚的可能性也比較高。LOS的臨床表現比較可能以正性症狀為主，像是偏執的妄想與幻聽；出現負性症狀的機會比較少。EOS患者常見形式化思考失調，但LOS患者卻少有此情形。雖然EOS通常超過60歲才會發作，但是這些患者發生聽力喪失的比例卻比一般人高出許多。最後，有限的治療數據暗示，無論是LOS或EOS病患，對抗精神病藥物的反應都很好，但也建議使用低劑量療程，

因爲隨年齡增加會使副作用發生的風險增加，譬如說動作遲緩。

　　老年之重度且持續性心理疾病的治療與服務相關研究，一般來說相當罕見，特別是有關心理社會方面的治療（Lught & Lebowitz, 1991）。罹患終身早發型精神分裂症病患所受到的注意又特別少，現在這些人都已經進入中年晚期或老年期。我們需要更深入的研究以訂出治療老年精神分裂症最有效也最合適之藥理學與心理社會介入法。

10
其他的心理疾病與心理障礙

　　雖然認知功能退化與憂鬱症是兩種最受學界重視的心理
疾病，但仍然有其他更普遍，或是同樣能破壞日常機能的疾
病。本章將討論焦慮、藥物濫用、人格疾病，以及婚姻問題
對老年人及其家人所帶來的困擾。我們會報告每一個疾病或
問題的流行病學，接著並敘述老年人所經歷的問題，解釋該
疾病或問題的理論，以及評估與治療的方法。

焦慮

　　George一直都記得二次世界大戰的一個恐怖日子，
不過他從不開口談論過去。他的同袍在船下沈時接二連
三的被大海吞沒。他永遠都不會曉得自己是如何活下來
的，但每天卻都爲了這一天的回憶祈禱而活著，並爲此
自責不已。

　　Genevieve每天都勉強自己完成日常工作。若她覺得
不安全，她整天都會很害怕。那一帶治安不好，她越來
越害怕外面的青少年會對她不利。她想像他們一旦計畫
好了就會以各種方式折磨她，而且也不會有人知道。更
糟的是，當她的心跳加速時，就更覺得恐怖，她總認爲
那是生命走到盡頭的先兆。若她出門在外，或正要出門

時，心臟怦怦跳起來，她就會非常害怕。因此，她最近都讓兒子媳婦替她準備生活雜貨等用品，也就很少出門了。

　　焦慮（anxiety）的盛行率一直都是爭議的起源，各家的報告結果有6%，也有33%的（Blazer, George, & Hughes, 1991; Himmelfarb & Murrell, 1984; Myers et al., 1984）。令人意外的是，許多報告都顯示焦慮症之盛行率比其他一般相信更常見的疾病（如憂鬱症）還高。恐懼症（phobias）是最普遍的，而全面性焦慮症（generalized anxiety disorder）則名列第二，然後是恐慌（panic）、強迫症（obsessive compulsive disorders），以及創傷後壓力疾患（post-traumatic stress disorder, PTSD; Sheikh, 1992）。與憂鬱症的情況類似，尚未到達臨床焦慮症標準的老年人，會不停地報告大量的擾人症狀。焦慮症在老年族群的盛行率比青年族群稍低一些（Blazer, George, & Hughes, 1991），但是，研究人員擔心老年族群可能並未據實報告他們的症狀。

　　DSM-IV對焦慮症的分類包括幾種不同的疾病（American Psychiatric Association, 1994）。恐懼症的特徵為，長期畏懼某個特殊物體或情境。恐慌症則是反覆地出現嚴重的焦慮發作，有明顯地生理與認知症狀為證（例如，呼吸短促、心跳速率增加、流汗、手腳刺麻、害怕死亡、害怕失去控制力，或擔心自己發瘋）。驚慌的發作通常沒有前兆，不過卻會在特定的情境下發生（例如，電梯裡、在兒子家裡、排隊買東西等）。容易出現恐慌發作之場所的特徵為：不易逃脫的空間。

有些人會將自己關在安全的地方以作爲一種調適驚惶恐懼感的方法，久而久之就形成廣場恐懼症（agoraphobia）。創傷後壓力疾患於創傷事件發生後出現，當個人被迫再度經歷同樣的事件時，拒絕某些與該事件有關的刺激，或對特定事件沒有反應，且警覺性逐漸增強時，就可以診斷出創傷後壓力疾患。而強迫症的特徵爲：反覆地出現一些強迫性念頭或／與因強迫性想法而產生的強迫性行爲。常見的強迫性想法包括：擔心被他人傷害，或受塵土或細菌污染。常見的強迫行爲有：洗手與不斷地檢查。廣泛性焦慮症則包括：對很多事物感到擔憂，產生過度或不且實際地焦慮，並且持續超過六個月以上。所有的焦慮症在臨床上都有一個共同條件：表現出沮喪，或在社交、職業等重要功能方面的退化症狀。

在老年族群裡，焦慮症狀特別會造成鑑別診斷的困難，因爲焦慮會同時與憂鬱或生理疾病發生。譬如心臟病等其他疾病，以及服用成藥，都會造成類似焦慮的症狀。焦慮症也可能是各種內科疾病的共變因子（例如消化道疾病）。雖然焦慮症與憂鬱症會同時發生在同一個人身上，但我們也很難確定憂鬱症與焦慮症是否爲同一病症，因爲這兩種疾病的症狀表現有太多的共同處（Sheikh, 1992）。舉例來說，曾患有PTSD的個人，像前述的George，可能會在絕望時再度發生憂鬱症，因此，PTSD的症狀永遠都不會消失。

其他的心理疾病也與焦慮症狀或焦慮症本身有重疊的情形。舉例來說，癡呆症（與一些輕微的認知退化疾病）患者會出現高比例的焦慮症狀，尤其是焦躁不安、激動，以及恐懼（Swearer et al., 1988）。癡呆患者表現的焦慮症狀特別受到

重視,因為病患欠缺解決問題的技能,導致病患出現抗拒,甚至暴力行為(Fisher & Noll, 1996)。

建構老年焦慮症的主要模式可區分為生物性與認知行為兩種,對於評估與治療方面的主張有相當的差異。生物模式並未明確地解釋焦慮症的病因機轉,不過,一般都假設有一些神經傳導物質參與其中。的確,藥物治療是焦慮症最普遍的療法,也許是因為一般內科醫師是治療焦慮症的主角(Sunderland, Lawlor, Martinez, & Molchan, 1991)。認知行為模式的重點在於思考歷程,認為想法使困境引發警覺,然後產生焦慮症狀(Beck, Emery, & Greenberg, 1985; Beck, Sokal et al., 1992)。特別是焦慮症狀被視為一種不合常理想法的自然結果(例如,我的子女必須隨時都認同我)。

我們可經由臨床訪談與自陳報告評估焦慮症。像是DSM-IV第一軸疾病,第二版之結構性臨床訪談(Structured Clinical Interview for DSM-IV Axis I Disorders, Version 2; SCID-I/P; First et al., 1995)就提供特定的診斷,但多數臨床醫師都採用比較不正式的訪談表。自評報告表,如貝克焦慮調查表(the Beck Anxiety Inventory; Beck, Epstein, Brown, & Steer, 1988)或許也可以快速地蒐集症狀嚴重度的資料。不幸地是,大多數的焦慮量表都沒有老年族群的常模。若老年族群的臨床焦慮表現與年輕族群不同,或許這是真的,那麼建立可以準確評估焦慮症的診斷方式,以及評估其嚴重度的方法就應該成為首要任務。

目前許多焦慮症的知識基礎都來自於臨床報告,因為有關該症之介入法的控制研究一直都很少見(Niederehe &

Schneider, 1988）。最常採用的焦慮症治療方式就是藥物治療。老年人傾向找內科醫師幫忙，而這些醫師都慣用處方藥物，而較少應用心理治療介入法。Benzodiazepines則是最常見的處方藥物，50%患有焦慮症的老年人都使用這種處方藥物（Markovitz, 1993; Salzman, 1991）。若老年人出現下列幾種情況，建議醫師用藥時要特別小心：潛在的副作用風險、老化身體特殊之藥物代謝狀況使醫師不容易掌握合適的給藥劑量，以及缺乏可靠的結果研究（Markovitz, 1993）。另外其他常用的藥物，例如buspirone、貝塔拮抗劑、抗憂鬱劑等，除了臨床研究，也同樣沒有足夠的證據支持它們的效用。

心理治療介入法的研究數據也很有限（Niederehe & Schneider, 1998）。認知行為介入法使用某些型式的放鬆訓練，可應用於焦慮症狀的自我管理，或者合併漸進地暴露於導致焦慮之影像或真實情境（Acierno et al., 1996）。舉例來說，為治療George創傷後壓力疾患而設計的介入法應該包括有關PTSD的教育，以及在安全狀況下謹慎地使其暴露於引起創傷的駭人影像。焦慮症的認知介入法著重於教導病患如何辨認對正常生理歷程（如，心跳加速）反應失調的認知。辨認出產生沮喪之生理與認知症狀的想法，並且更仔細地檢驗其理性基礎。教導病患以合理的想法取代不合理的念頭。心理動力之心理治療法促使個人洞察內在產生焦慮的衝突，尤其是老年人對喪失的恐懼、絕望，以及死亡（Verwoerdt, 1981）。這一類型的治療方式或許能提供基本的支持，並期待情感移情的關係能持續。不過，時至今日也尚未獲得有關心理動力之心理治療確實效度的控制研究報告。

Knight（1992）以一個臨床病例說明焦慮症之心理治療模式的整合。他描述治療一位特殊病患的方式，以放鬆訓練與評估問題之想法模式開始，然後進行包括家庭系統、心理動力、悲痛，甚至完形技巧（gestalt technique）的治療。他的統整式療法很可能是目前治療老年心理疾病之傳統方法。

簡而言之，焦慮症是老年族群最普遍的心理疾病。但卻少有理論檢驗晚年焦慮症的病因或結果。同樣地，研究人員也很少留意老年人焦慮症的診斷評估與治療，不過，臨床上卻出現應用傳統治療模式於老年病患的成功報告。

藥物濫用

雖然Lincoln與Lois的婚姻總是很緊張，但是在Lincoln退休之前倒也很少吵架。Lois一有機會就告訴Lincoln她多麼不喜歡他喝酒。他卻叫她住嘴，告訴她喝點酒有什麼關係，並要她別奪走他退休後平靜的娛樂。Lincoln一點也不懷念那份充滿壓力的工作，但卻懷念在外跑業務時每天開車享受的寧靜。Lois從前以為她巴不得Lincoln早日退休，現在每天下午三點整，一聽到威士忌瓶鏗啷響就感到非常沮喪。因為她知道到了晚餐的時候，Lincoln就會喝得醉醺醺，七點鐘就會睡著。這算什麼退休嘛？

老年族群藥物濫用的種類，除了酒類以外，都與青年人的完全不同（Atkinson et al., 1992）。若與青年人相比，老年

人比較不會接觸非法藥物，也較常發生誤用或濫用處方藥物與成藥。這些「合法」藥物濫用的結果與濫用非法藥物一樣嚴重，但卻顯然未受藥物濫用介入治療計畫的重視。

　　老年族群藥物濫用的問題是一個很嚴重的問題。酒類與藥物濫用是造成美國老年人心理疾病的第三個原因，佔心理健康專業服務總數的10-12%（Segal, Van Hasselt et al., 1996）。社區內的酒精濫用發生率約為2-10%，一般認為該數值被低估了，因為所有的藥物濫用者都傾向否認濫用的事實（Segal, Van Hasselt et al., 1996）。一般認為，酒類濫用在臨床病患之發生率（包括門診與住院病患）較高（Liberto et al., 1996）。

　　治療用藥物之濫用是另一個嚴重的問題。處方藥物有30%是開給老年族群的，而市售成藥中，有40%也是販售老年族群使用，藥物使用率遠超過他們所佔有的人口比例（12%）（HHS Inspector General, 1989）。雖然這項事實不足以反應藥物濫用或誤用的型式，臨床工作者常形容老年人「利用」醫師與藥劑師獲得更多的藥物。至少，大量使用藥物讓老年人更容易罹患各種藥物引起的病症或症狀。相反地，非法藥物的使用卻很罕見，不過，在可預見的未來，當目前的青年世代老了之後，將可能會出現老年族群濫用非法藥物的現象。

　　老年族群的酒類濫用模式有兩類：早發型（青年期或中年期）終身酗酒問題，與晚發型酗酒問題。在早發型酗酒問題的族群，老化顯然並未能解決問題。的確，酒類濫用率在時間因子下顯得相當穩定，不過，當代老年族群的酒類濫用率遠不如青年族群。換句話說，該現象具有世代效應，比較

晚出生的世代顯然更常使用酒類,但是,所有的證據均指出,各世代的酒精濫用率並不會因時間而改變。

姑且不論藥物濫用發作的時間,老年人通常將濫用的行為變成一種適應機轉。酒精濫用與增進社交的努力、管理社交焦慮,或迴避問題有關(Dupree & Schonfeld, 1996)。在前述Lincoln與Lois的例子就說明了這種行為模式。Lincoln在退休後反而增加了飲酒的次數,因為他缺乏足夠的刺激性活動來填補他的空閒,同時也須要理由迴避傍晚與Lois相處的時間。老年之處方藥物與成藥主要用於應付疼痛,但諸如失眠、家庭問題,以及其他心理疾病也會成為使用藥物的藉口(Finlayson, 1984)。

藥物濫用之行為模式的一個關鍵因素在於,老化的身體會對化學物質產生不同的生理反應。由於身體對物質代謝效率的改變,老年族群就比青年族群更容易因藥物的副作用、交互作用,以及毒性產生反應。心理健康專業人士必須意識到,老化的身體即使對看似最無害的物質(例如阿斯匹靈)也相當敏感,很可能導致心理功能改變(專業人士應該知道的回顧性文章,參見Smyer & Downs, 1995)。

藥物濫用之評估具有相當的挑戰性,因為臨床工作者與藥物濫用者都傾向否認用藥過量,或無法瞭解藥物之適當用量。當臨床工作者意圖評估藥物之使用或濫用情形時,臨床訪談可能是最常用的方式。一旦醫病合作的關係建立後,病患就會十分願意分享真實的狀況。雖然自陳報告很可能低估使用量,但還是可以由密西根酒類篩檢試驗之老年版(Geriatric Version of Michigan Alcohol Screening Test, G-

MAST; Blow et al., 1992）取得一些酒類飲用量的資訊。另外還有一個能提供更豐富訊息的評估方法，源自於結構化行爲評估法的老年現象研究之酒精飲用規畫分析（Gerontology Alcohol Project Drinking Profile, GAP-DP; Dupree et al., 1984）。

　　診斷評估的另一個挑戰來自於老年之藥物濫用模式無法參考DSM-IV的診斷標準（American Psychiatric Association, 1994）。心理健康專業人士若以傳統的標準評估，就無法辨認出老年族群中最棘手的藥物濫用模式，因爲他們所認定的藥物絕非市售成藥或處方藥物（Segal, Van Hasselt et al., 1996）。藥物濫用的治療著重於三個目標：穩定並減少藥物的攝取、治療共存的問題，以及安排適當的社交介入法（Atkinson et al., 1992）。以老年族群而言，以教育的方式取代詢問的方式通常能降低老年人的抗拒反應。舉例來說，教導老年人有關藥物之代謝因老化而改變，以及藥物的交互作用、遵照醫師指示的重要性，就能增加病患對醫囑的遵從度。最近的研究指出，認知因素決定病患對服用藥物的遵從度（Park et al., 1994）。基礎醫學研究的證據顯示，改變有關用藥資訊的呈現方式能增加病患對藥物的瞭解，且增進對藥物指示的遵從度，因此能降低誤用的機會。

　　對一般內科醫師的教育也是處方藥物與成藥濫用治療計畫的一部份。醫師很可能不曉得藥物交互作用可能導致心理症狀。若病患可以由不只一位醫師那兒獲得處方藥，醫師也就不可能清楚病患使用的所有藥物。因此，當心理健康專業試圖介入治療處方藥物或成藥濫用時，取得內科醫師的合作

是相當重要的。

治療共同發生的問題（例如疼痛或社交孤立）可以降低使用藥物的不良動機。此策略與治療青年藥物濫用的方式雷同，只是需要注意的特定問題可能會隨年齡層而異。以Lincoln為例，治療計畫的關鍵內容在於婚姻治療，可能也需要治療憂鬱症。只要家庭生活充滿壓力，而Lincoln又缺乏目標，或缺乏製造獨處機會的技巧，他可能就會嘗試以熟悉的方式─飲酒，避免衝突與不愉快的感覺。

最後，自我管理技巧的訓練能夠使適應技巧更加有效，並降低企圖以化學物質處理問題狀況的衝動。舉例來說，Dupree與Schonfeld（1996）描述一位老婦人使用過量止痛藥的例子。以社會學習理論為基礎的治療法，首先會找出引起使用藥物之行為的前提（情境、思想、感覺，以及暗示），並強調藥物濫用之短期與長期後果。主張以訓練、自我監控、約定行為，以及正增強物等行為治療的技巧修正病患使用藥物的習慣。

治療成效研究認為，老年病患對酒類介入法的反應和年輕病患一樣好（Janik & Dunham, 1983）。以同年齡層為主之小組治療介入法，其成功率顯然比混合年齡之小組治療要高（Kashner et al., 1992; Kofoed et al., 1987）。

人格疾病

有關老年人格疾病的知識都建立在零落的研究文獻上。由於DSM四個版本一直在更改人格疾病的定義，加上研究方

法的不足，使得該疾病的最後定義侷限在非常稀少的數據上。DSM-IV（American Psychiatric Association, 1994）的作者對人格疾病（personality disorder, PD）的定義爲「一個持續性的內在經驗與行爲模式，顯然脫離了社會文化的期待，其影響力深遠且深根蒂固，可能在青春期或成年期早期發作，不會因時間而消失，尚且會導致沮喪或缺損」（p. 629）。

　　有關人格心理學的範疇，一直游疑在「終生不變的特徵」與「隨環境改變的行爲」之間，尤其是調適壓力的方式（Ruth & Coleman, 1996）。顯然，人格特徵終其一生都很穩定也具有適應性；而人格模式就成爲疾病模式的背景理論。因此，人格特徵的穩定性就成爲可以逐一解釋人格疾病（也具有一定的穩定度）的背景，依環境變因（特別是壓力源）擺脫許多沮喪與功能失調。

　　人格疾病在老年族群中的流行病學尚未明朗。由於人格疾病之定義不斷改變，而其概念、診斷評估工具又不足，加上有限的研究調查，都使得人格疾病之盛行率的評估變得曖昧與不值。大多數的研究都在住院醫療單位進行，以其他臨床症狀檢驗與PD共發的病症。其中例外的是在社區進行的流行病匯集發生地區研究（ECA）。Robins等人（1984）發現65歲以上的老年人之PD盛行率爲0.8%，但是該研究是以評估方法概算而得，這種方式對大多數的人格疾病都不夠敏銳。一般相信，PD的發生率比健康心理專業之門診所知道的還多得多。舉例來說，診斷爲憂鬱症的門診老年病患中，就有三分之一同時患有PD（Thompson, Gallagher, & Czirr, 1988），大多爲迴避型與依賴型PD。許多老年精神住院病患的研究發現更

高的PD發生率（如56%; Molinari et al., 1994）。若合併門診與住院之憂鬱症老年病患樣本則發現，PD的盛行率高達63%（Molinari & Marmion, 1995）。

長期以來一直都在爭論老化究竟如何影響人格疾病，但也一直都欠缺研究基礎以為該問題做出明確的回答。有一些證據指出，個人在中年期減少的「劇烈」疾病症狀（包括邊緣型、動作誇張型、及自我陶醉型的症狀），會在老年期再度增加（Reich et al., 1988）。其他報告則主張劇烈型PD的發生率減少與精力降低有關，因為這些症狀屬於高度耗能型。

一般相信老年所面臨之壓力所導致的人格退縮與人格疾病十分相似，同時也會加速這些症狀的表現（Rosowsky & Gurian, 1992; Sadavoy & Fogel, 1992）。若老年人喪失對環境的控制力，又伴隨著活動力喪失與資源減少而來的依賴性增強，都會引起焦慮，而後產生PD症狀。然而，DSM所採用的症狀標準還包括可能與老年族群無關的生活環境。舉例來說，工作環境中的困境與同住家人的生活，可能都與老年族群比較無關，因為他們參與工作的機會比較低，也比較少與家人同住。因此，老年人格疾病的行為表現可能與應用於青年族群之典型標準不符。

評估人格疾病相當具有挑戰性。篩檢的工具並無助於人格疾病的快速診斷。臨床之結構性訪談主要依賴於DSM的分類標準，所以很容易因上述理由而未診斷出疾病。不過，臨床工作者以非正式訪談法診斷出的PD比結構性訪談法更少。結構性自陳報告法（如明尼蘇達州多重人格調查表〔Minnesota Multiphasic Personality Inventory, MMPI〕，或米洛

臨床多軸調查表〔Millon Clinical Multiaxial Inventory, MCMI〕）則必須小心地詮釋（Segal, Hersen et al., in press）。老年族群樣本，包括非精神病組與精神病組在MMPI的幾項評分有顯著地上升，使得詮釋這些評分更爲困難（Taylor et al., 1989）。顯然，老年族群需要特別的常模標準，以定出臨床上之分界點。不幸地是，MMPI-II並未備有老年族群之常模標準。也顯少有研究檢驗MCMI各種版本應用於老年族群的信度或效度。

患有PD的個人只有在他們無法以慣用的方法滿足其需求時才會尋求幫助，或者當他們讓某人感到沮喪，並要求他們進行治療時，才會積極地尋找治療管道。因此，當老年人的依賴性需求越來越高，通常會使被迫照顧他們的人感到沮喪，並會抗拒照顧行爲（Rosowsky & Gurian, 1992）。

Sadavoy（1987; Sadavoy & Fogel, 1992）以心理動力學模式訂出四個治療目標：1）抑制並限制病態行爲；2）建立病患與工作人員、家人之間的合作性；3）爲病患設計小組式的治療；以及4）以降低病患內在緊張度、改變人際壓力，間或改變或修正病患之自我防衛機轉，減少病患對原始之病態行爲的依賴。眾所周知，這些治療目標主要以疾病管理爲主，而不在於消除症狀。

婚姻衝突

婚姻或家庭等親密關係中的衝突與困境會使老年人相當沮喪，進而導致急性精神症狀（例如，焦慮或憂鬱）的出

現，或降低日常機能。如同婚姻與家庭關係可提供最佳的心理健康一般，這些關係也可以破壞個人的心理健康。本節將描述生命最晚期發生的事件與任務為婚姻與家庭關係所帶來的挑戰，同時介紹評估這些困境的方法，並說明有效介入法之設計方式。

　　儘管高齡婦女中有相當高比例的寡婦，但超過65歲以上非居住於醫療機構中的男性有75%維持婚姻關係，而同年齡層非居住於醫療機構的女性只有41%擁有婚姻關係（Taeuber, 1993）。儘管此年齡層處於婚姻狀況的比率不如青年人，但是婚姻關係的確是老年人重要的親密關係之一（Carstensen, 1991）。

　　健康狀況的改變、退休，以及和成年子女生活步調的不同，都會影響婚姻功能中個人所熟悉的模式（Wualls, 1995b）。這些事件導致婚姻之狀況、意義，以及習慣發生改變，如同這對夫妻經歷各階段的發展任務與挑戰（Cole, 1986）。舉例來說，Lincoln的退休生活限制他享受個人的空間：業務旅行。除非他能再度獲得安全之私密空間，他和Lois將會不斷地彼此干擾並覺得煩躁。以他們為例，飲酒是他們用以保持距離免於爭吵的方法，但卻是一個自我毀滅的方式。表10.1說明了婚姻功能重要層面之三大類事件的影響：時間結構、角色、溝通、權力平衡、養育，以及親子關係。顯然，生命的最後階段為更長久的關係帶來了挑戰。

　　受挫的婚姻關係可分為二類：處於長期衝突的婚姻與新近受挫的婚姻。長期衝突的婚姻關係指的是已經壁壘分明、衝突模式已經固定的關係。這種長久以來持續衝突的模式也

表10.1　晚年生活事件對婚姻關係的影響事件

事件	婚姻關係					
	時間結構	角色	溝通	權力平衡	養育	親子關係
退休	*結束因工作造成的距離 *在家相處的時間增多	*去差異性（獨特性減少，相似性增加） *可能降低性別之傳統差異	*需要協調獨處的方法與扮演的角色 *因更多的共同經驗而減少口頭報告的需要	*角色轉變引起權力平衡的改變 *從前的權力中心可能改變 *傳統夫妻的權力關係可能趨於平等	*每天發生小口角的機會增加	*彼此接觸的機會增加，且能夠更直接扮演父母的角色 *時常到遠地探視兒女
因慢性病造成功能缺損	*通常會增加基本護理的時間 *健康情況限制活動的選擇	*生病的配偶經歷角色的喪失 *健康的配偶經歷新的角色	*憤怒的表達會更具有威脅性或抱怨性 *功能缺損的配偶可能會失去溝通的能力（如，中風、認知功能退化、主動性降低）	*來自生病配偶的權力減少 *健康配偶的權力因責任而增加	*生病配偶的養育機會可能受限 *健康配偶照顧者的角色使養育時間分配更不平均	*兒女可能會比從前更「融入」家庭（界限的問題浮現） *兒女對原生家庭之照顧者或生病父母的支持可能會威脅到配偶
子女的生活受挫	*花更多的時間在經歷並表現得像父母的角色 *責任可能會增加，而休閒時間可能減少	*父母角色變得模糊 *可能會引起財務上、照顧孩童，或其他支持等責任的增加	*可能需要解決問題式的溝通 *在適當範圍內的協調性支持影響溝通的模式	*婚姻關係內，雙方的界限可能會變得模糊 *婚姻關係中的權力三分	*養育通常會再向婚姻關係外尋求援助（增加婚姻滿意度的緊張關係）	*複雜的角色 *隨著雙親的老化，互惠的可能性變得顯著 *雙親再度付出

資料來源：Qualls, 1995b.

　　難治癒。然而，晚年生活事件可以擾亂固定的模式，製造新的危機。長期美滿的婚姻也許是經年累月的結果（Anderson, Russell, & Schumm, 1983）。衝突在晚年則被視為無法適應晚年發展性任務的直接指標。研究婚姻滿意度在個人一生之改變情形的工作指出，當年歲漸長，婚姻關係的兩方對於婚姻滿意度就越高（Levenson et al., 1994）。若夫妻兩人不瞭解該如何適應生活環境的改變，或適應個人功能改變的情況（譬如像失能），長期美滿之婚姻狀況也可能出現新的衝突。

　　無論婚姻過去是否美滿，若想幫助一對爭執的夫妻，問題的關鍵就在於促使他們開始尋求治療的原因（Herr & Weaklandm, 1979）。的確必須發生一些事，或者是婚姻的結構或功能發生改變，才會促使一對慣於爭執的夫妻尋求幫助。介入治療的目標可能只在於重建婚姻關係的平衡，並建立可容忍之距離或衝突的程度。在夫妻功能比較強的情況，介入法會以提升婚姻親密感的方式使雙方獲益，而不僅止於學習互相調適而已（Wolinsky, 1990）。

　　老年夫妻可能會出現有關性方面的特殊問題。生理的老化改變了兩性反應的模式，主要是反應的減緩。除此之外，疾病也會隨年齡而增加（例如，心血管疾病、糖尿病，以及關節炎）都可能對性功能產生副作用。不幸地，許多老年夫妻相信，性功能的喪失是正常老化的一部份，也在他們的預期之中，也因此不會特別去尋求幫助。

　　帕拉阿圖（Palo Alto）醫學中心的男性門診臨床數據顯示，在324名尋求性功能方面之幫助的男性退伍軍人中，超過80%的原因來自內科與精神—社會因子共同作用的結果

（Zeiss et al., 1992）。因此，診斷評估包括內科與藥物檢驗、全套的性行為和老化之信念與期望評估，以及親密關係的其他因素。男性診所的工作人員致力於施行最不具侵入性的介入法，他們採用PLISSIT模式進行治療（Annon, 1975）。這些縮寫字代表該治療模式裡的四個階段：認同（permission）、限制性資訊（limited information）、特殊建議（specific suggestion），以及密集治療（intensive therapy）。幾乎一半以上的病人都接受了三個階段的治療，而大多數也都可以接受。密集治療通常需要性伴侶的參與，這一點也比較容易受到拒絕。接受全套治療與建議的病患，治療成功率都相當高（達95%）。顯然，老年性功能失調是可以有效治療的。然而，研究人員指出兩個有關治療範圍與角度的挑戰，應該對老年人相當有用。首先，大眾與專業人員必須相信性行為老化的價值與意義，因此才需要採用評估工具與施行治療。第二，性伴侶參與使成功率增加的事實，暗示著我們必須建立使性伴侶參與治療之可能性增加的策略。如上述之介入治療計畫，為改變個人信念與促進療效之研究方法奠定了基礎。

家庭問題

　　Viola自從中年以後就有嚴重的健康問題。現在的狀況是，心臟與肺部疾病完全限制了她的體能活動。儘管她24小時都靠氧氣供應器維生，只要走幾步路，她就會急促地呼吸。當父親還在世的時候，兒女們都能維持她的需要，大家相安無事。但自從父親過世之後，母親的

依賴性就變得越來越明顯。Viola幾乎無法獨立維持基本
的家居生活。準備午餐就讓她疲憊不堪，更別提拿起吸
塵器清潔了。她的收入也少得不足以雇用家庭幫手。她
害怕跌倒與無法呼吸。她叫子女們在家裡的每一個房間
安裝警鈴，以免她急病時需要，或有外人闖入。她的兒
女們分別住在不同的地區，但是每個週末都會有一位回
家探望她。在父親過世之前，兒女們承諾父親不會將母
親留在護理之家，但是，照顧Viola的工作實在使他們苦
不堪言。

　　晚年家庭的問題多半來自於年邁雙親或成年子女的依賴
性需求。通常家人會試著想辦法幫助成年且希望有自主權的
家庭成員，但這些失能的家人通常會失去某些自主的功能。
需要家人幫助的程度通常有些曖昧，於是就出現各種說法解
釋家人究竟該做些什麼。對許多家庭來說，目前這一輩的老
年人比較長壽，比起過去幾代的老人家，他們也有比較多的
慢性病。因此，家中也沒有可沿用的模式，以適應目前與老
化有關的轉變。

　　過去廿年來的研究已經記錄了老年人與家庭成員一起接
受密集治療的效果（Shanas, 1979）。西方文化拋棄老年人的
迷思已然解開，許多文件記載了成年子女與年邁雙親高頻率
接觸且給予完全之協助的事實（Bengtson et al., 1996）。此
外，家庭給予協助的模式也面面俱到：年邁的雙親及其成年
子女彼此幫助，無論是實質上（工作或經濟上的幫助）或情
感上的支持。因此，在父母需要依賴成年子女時就拋棄父母

的印象，就許多方面來說根本是假象。

　　儘管大多數的老年人是獨立自主的，就他們所接受的幫助來說，依賴性會漸漸增加，這樣的轉變過程可能是老年階段對家庭傷害最大的一件事。當一個人對幫助的需求越來越大時，其他的家庭成員就須負擔更多的照顧工作。很少有人是在一夜之間變成照顧者或接受照顧的人。如同圖10.1描述的，這種轉變是一個漸進的歷程，可理解為「需要隨時間重建責任與活動」的事業（Anesthensel et al., 1995）。本節一開始所描述的Viola，就是一個典型的老年病患家庭必須面對的困境與承諾。

　　兒女承襲之照護工作通常會驟然改變家庭的組織結構。負擔起監控家人健康之責任的家庭成員，其與他人的關係（例如兄弟姊妹或子女）就會因時間與資源而受限。Viola的子女必須將他們生活中的其他責任（例如，工作、子女、朋

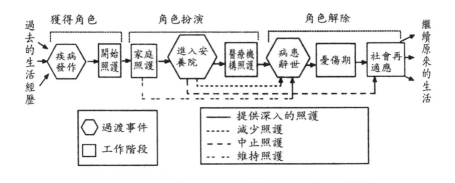

圖10.1　照護工作的進程
資料來源：Aneshensel et al., 1995.

友，以及社區）與母親的需求取得平衡。照顧者與接受照顧者之間的關係也有所改變，一如兩者相互關係的平衡發生改變。而Viola在過去與子女的關係可能受限於健康狀況，目前與子女的互動更加困難。她目前所扮演的角色最明顯的就是「接受照顧者」，幾乎遮蔽了其他方面的互動關係。當子女對關於Viola的照護決定表現得越焦慮與關心，他們之間的關係就越會被提供與接受照顧所佔據。

　　對照顧者來說，照顧體弱多病的老年人就是一個壓力源，未來也會因為失去該角色的責任而產生心理與生理健康的不良後果（Schulz et al., 1995; Wright et al., 1993）。當提供照顧的工作開始干擾日常生活時，提供照顧所帶來的傷害效應可能會隨時間改變（Aneshensel et al., 1995）。如同圖10.2

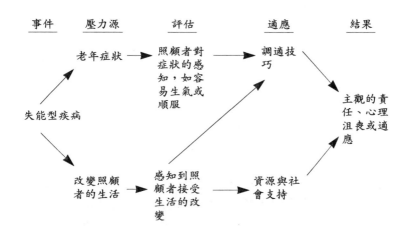

圖10.2　照顧者之壓力與調適概念表
資料來源：Gatz, Bengtson, & Blum, 1990.

所示，照顧責任對照顧者的衝擊會因個人對情境的認知評估、環境中的可用資源，以及接受照顧者的客觀需要而異（Gatz, Bengtson, & Blum, 1990）。

對照顧者之心理沮喪的評估通常包括精神症狀、心理健康障礙，以及病患的重擔（Zarit, Orr, & Zarit, 1985）。除此之外，應該還要檢驗照顧者與接受照顧者之間的關係，以及家庭網絡中的支持與衝突。除了照顧者所扮演的角色，家庭功能的評估可能著重於家庭之結構與功能，以及與目前緊張之互動模式有關的家庭史（參見第六章）。

治療介入提供家庭的治療內容，基本上包括教育、支持、照護管理的特殊建議，以及偶爾採用的密集治療（Zarit, Orr, & Zarit, 1985）。儘管照顧者支持小組對於降低心理沮喪的療效尚未明朗，但凡參與的家庭成員卻都報告，由該小組獲得益處（參見Zarit & Teri, 1991的回顧文章）。然而，這些益處卻無法由心理或生理方式度量。有一種包含支持小組，以及個人或家庭諮商的介入治療法，不但降低了照顧責任對照顧者之心理與生理功能的傷害，也降低了病患遷入護理之家的人數（Mittelman, Ferris, Steinberg et al., 1993）。Aneshensel等人（1995）以其提供照顧工作的模式，建議以符合照顧者不同階段之特殊需求，設計不同的介入策略。舉例來說，在角色引入（role induction）階段，照顧者需要知道與所扮演之角色的相關資訊，以及可獲得的協助，並建立與該角色有關的技能。之後，在角色扮演（role enactment）階段就比較需要解決問題的方法與累積長期的協助支援（參見圖10.3）。

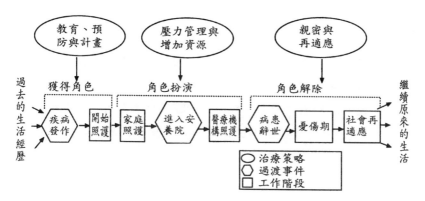

圖10.3 照護工作各階段的治療策略
資料來源：Aneshensel et al., 1995.

結論

　　本章所描述之疾病與困境雖然研究較少，但卻這些問題
顯然挑戰著一些晚年家庭。或許是因為焦慮、藥物濫用、人
格疾病，以及婚姻與家庭問題比其他伴隨老化而來的疾病更
為普遍（例如憂鬱症）。然而，我們仍需要更多的研究以確定
這些老年問題的盛行率與性質。一如其他章節討論的疾病，
共發的心理疾病與生理疾病引出了兩個問題：疾病本身代表
的意義是否相同，以及是否能以傳統之評估方式診斷。我們
的確需要深入探討評估工具的信度與效度，也應同時考慮老
年族群可能會需要新的工具以診斷疾病與困境。就婚姻與家
庭的功能來說，醫學方面的理論模式可能不是分析這些問題
或建立解決策略的最好方式。個人的發展，加上家庭結構與

功能的疾病，引發家庭改變調適功能的需要。建構晚年生活之正常家庭發展模式，同時建立包含正面與負面結果的適應模式，是尋找婚姻與家庭問題的起點。本章所討論的每一個疾病或問題都缺乏，或少有系統化的治療介入法。應用傳統之心理治療法或心理教育法的臨床治療報告，都顯示了某種程度的可行性，但仍然缺乏具有效度的數據。

第四單元

臨床應用

前言

「臨床老年病學」處於複雜的情境：政府的規範、保險的誘因與限制，以及各種心理健康專業之倫理與臨床的期望。以下章節將提醒你這些條件對晚年心理疾病之治療反應的影響。

著名的銀行強盜，Willie Sutton，當人問及他為什麼要搶銀行時，他只回答：「因為錢都在那裡。」同樣地，我們將在十一章討論美國主要的老年心理疾病療養機構：護理之家。因為老年心理疾病患者都在那裡。這些機構設置的目的在於提供生理健康照護，主要的服務對象為老年族群。但是，過去三十年來，這些機構已經取代州立心理病院，成為老年心理健康照護的主要來源。

因此，若你考慮老年心理病患的醫療，首選的工作地點就是護理之家。但是，你需要對那裡的住戶（residents）、直接與住戶接觸並負責照顧住戶的員工，以及該機構提供心理健康服務的誘因與阻礙等，有一定程度的瞭解，才能有效地進行你的醫療工作。我們將在十一章內分別討論這些要素。

第十二章則以比較廣的角度檢討老年臨床醫療的環境。我們將分享有關老年臨床醫療工作方面的資訊。舉例來說，老年心理健康執業醫師並非免費提供醫療服務的。他或她必須考慮下面幾個相互影響的條件：醫師的自我專業認定與老年醫療方面的訓練；如何與其他專業人士合作，確保老年病

患獲得最佳醫療；類似老年醫療保險（Medicare）或醫療補助（Medicaid）之社會保險計畫中合理給付標準的認定；大型社會政策之發展對老年心理健康照護重要議題之影響。

Bronfenbrenner（1979）主張個人的發展受下列幾個系統的交互影響：周圍系統（最直接的物理與社會環境）；中間系統（近距離的醫療機構環境，例如護理之家或收容所）；以及外圍系統（範圍較廣的社會政策與社會運動內容）。老年病學的臨床工作也受到這三項系統的影響。接下來的兩個章節將提要列出這些系統對老年心理健康服務之建立與提供的影響。

11
安養機構的心理健康醫療

前言

　　你剛剛接到護理之家醫師的轉介電話，你負責那裡的心理諮商：「請找心理醫師來看看Johnson先生過度的性反應。」你於是先與日班的護理長進行討論，獲得以下的細節：

　　Ralph Johnson是一位77歲的郵差，他在護理之家的短期護理部已經住了15個月了。因為他在11個月內連續經歷兩次心血管中風之後，他的妻子便無法照顧他，於是他獲准由家裡轉到護理之家。Johnson太太每週來看他一、兩次，因為她不會開車，每次都由女兒Elaine陪她來。

　　Johnson先生在中風後變得右半邊無力，說話也有些含糊不輕。護理長反應他有時候會意識不清。其他的內科問題還包括高血壓（服用50 mg capaten）與糖尿病。糖尿病的部份一直採用飲食控制，效果都不錯，直到最近他變得食慾不佳，因此就越來越瘦了。現在他必須使用胰島素控制糖尿病。而他另外還有輕微的關節炎，以及「慢性焦慮症」的問題，目前以xanax控制。

Johnson先生可以助行器自由的活動，但是他過去幾個月來越來越少走動。護理長記得他起初相當熱衷於護理之家的娛樂活動，也相信他仍定期參加這些活動。他睡得很好，也喜歡在房間裡看電視，與認知功能正常的室友聊天。

當你提及醫師需要轉介的問題時，護理長直接回答：「我一點也不曉得這件事。我們和他相處得很好。是晚班的護士讓醫師做這項轉診處理的。」（Spayd, 1993）

這項轉介要求反映了心理健康諮商與護理之家提供服務的複雜性：共發病症的問題、職員換班的工作連續性、跨學科的合作以及有效之診斷、溝通與治療的方法。這些問題都將是本章討論的重點。

我們以一個簡單的問題開始：你將來會不會住進護理之家？我們希望能說服你，這些醫療機構無論是在個人或專業方面，對你都是很重要的。接著，我們會簡單地討論護理之家在美國社會的角色轉變—目前為老年心理疾病最主要的治療機構（Smyer, 1989）。然後我們會討論目前護理之家的作業方式：住戶、職員，以及心理健康服務等：哪些人住在護理之家，哪些人在那裡工作？這些人和心理健康服務提供者的相關性如何（Smyer, Cohn, & Brannon, 1988）？同時，也將扼要地說明公共政策對護理之家與心理健康服務提供的影響（例如Smyer, 1989）。最後將討論護理之家實用的特殊診斷與治療策略（Spayd & Smyer, 1996）。

你將來會不會住進護理之家？

　　一位資深的同事最近問到：「為什麼要麻煩護理之家呢？無論何時，護理之家畢竟只有5%的老年人居住。」他說的不錯：美國在任何一個時間點只有一百六十萬的老年人口住在一萬七千所護理之家（Krauss et al., 1997）。但是，以其他的角度來看，這種橫向式的觀點有過度簡化的嫌疑。這種觀點不看個人一生應用護理之家的風險，也高估了確保我們一生與他人相互依賴照顧之互動。護理之家的照顧不侷限於個人，同時也顧及其他家庭成員（Freedman et al., 1994）。因此，考慮護理之家照顧的其中一個理由，其實與個人風險相關，就是未來的某個時候，你可能也會成為接受護理之家照顧服務的住戶。

　　舉例來說，Kemper與Murtaugh（1991）以國家長期照護調查的數據，回溯估算護理之家照顧的風險，所有的研究對象在1990年都超過65歲。Kemper與Murtaugh重視另一個不同的問題：使用護理之家的終身風險為何？他們指出幾乎有三分之一的男性與超過二分之一的女性（在1990年都超過65歲）能想像他們在離世前可能會多少在護理之家待上一段時間─基本上比橫斷性觀點的5%使用率高出許多。

　　家庭風險也很高，超過個人預期的風險。如同Kemper與Murtaugh（1991）所作的報告，1990年兩人都超過65歲的夫妻中，有十對中有七對可以想像他們至少有一個人會在護理之家住一段時間。十對中有七對將成為護理之家的住戶。

當然，所謂的家人並不只限於配偶。兒女也通常會加入討論有關護理之家照顧的問題。同樣地，在一個擁有四位1990年超過65歲之父母的家庭（雙親與配偶的父母），十位子女中有九位可以想像四位父母至少有一位會進入護理之家（Kemper & Murtaugh, 1991）──十分之九。簡單地說，護理之家的照顧對家庭成員來說相當重要。在一個老化的社會，護理之家的照顧問題會是一個家庭問題。因此，當我們問到：「你將來會不會住進護理之家？」答案可能是肯定的，依你的年齡與在家族中的世代位置而定。

這是我們擔憂護理之家存續的一個理由。而另一個理由為，護理之家其實是一個不斷成長的行業。隨著社會的高齡化，我們可以預測未來25年護理之家的住戶成長率會超過60％。最高齡的（85歲以上）族群將會佔據護理之家人口絕大的比例（Wiener et al., 1994）。

護理之家的花費也不少。舉例來說，1993年護理之家的照顧就花掉將近五百五十萬美元（參見表11.1）。其中二百二

表11.1　護理之家與家庭照顧不同時期的總開銷，以付款方式分類
　　　（1993年為基準，單位：百萬美元）

付款方式 護理之家	1993	2008	2018	1993-2018增加的百分比
醫療補助	22.4	35.4	49.0	119
老年醫療保險	4.3	7.6	10.0	133
病患的現金收入	17.0	28.3	42.6	151
病患的資產	11.0	17.2	26.6	142

資料來源：Weiner et al., 1994.

十萬美元的經費由醫療補助計畫（爲清寒者設立的社會保險與醫療保險制度）給付—而非老年醫療保險。另外，也請注意護理之家的費用有二百八十萬美元是由老年人或其家人以現金支付。護理之家目前是老年人及其家庭最大宗的現金健康照護開銷的來源。最後，表11.1所列的各項開銷在1993年之後的25年，到2018年，基本上預期會持續成長，直到嬰兒潮世代進入老年期。

　　因此，無論由個人或社會的觀點考量，護理之家都將影響你的未來。不過，護理之家有幾個其他的要件使其成爲老年臨床工作的重要專門機構。

護理之家的成員

　　我們可以將護理之家視爲一個社區，擁有幾種相互連結的角色與各種類型的影響（Smyer, Cohn, & Brannon, 1988）。如同其他的社區，護理之家也受到外來環境的影響（例如聯邦與州政策、當地勞動市場），以及社區成員特質或社區本身結構的影響。有三個層面對心理健康的治療特別重要：住戶、員工，以及住戶的需求與職員技能之間的平衡。

住戶

　　你會如何形容將近兩百萬的老年人，傳達他們之間的個別差異與常見的問題？當處理高齡長者的問題時，個人傳記與生物資訊一樣重要，特別是面對嚴重之功能缺損的問題（Cohn, 1993）。下面是紐約時報專欄作家Russell Baker（1982）

的敘述，說明傳記性與生物性交織的特性：

　　家母在80歲時摔過一跤，自那以後，她的心智就在
不同的時空中穿梭。有些時候她會外出參加幾乎半世紀
以前的婚禮或喪禮。有的時候她會在星期日傍晚爲孩子
舉辦兒童式的家庭晚餐，但是她的兒女都已經開始出現
白髮了。不僅如此，有時她人躺在床上，心卻隨時間漂
蕩，在過去的時光遨遊，享受一種物理學無法解釋的無
拘無束。「我的Russell在哪裡？」有一天在我走進護理
之家時，她問道。「我就是，」我回答她。她不相信地
盯著身量高大的我看，難以置信的表情，但很快地又拋
諸腦後。「Russell只有這麼大，」她說，順手比了比離
地兩呎的高度。那天，她是個年輕的村婦，與孩子在種
滿蘋果樹的園子裡，身後是維吉尼亞朦朧的山影，而我
是闖入的陌生人，年齡足以當她的父親。（p. 1）

　　Backer的描述使我們不禁想起護理之家住戶的綜合問
題：心理與生理同時失能的困境。舉例來說，Strahan與Burns
（1991）歸納1985以來全國護理之家調查（the National
Nursing Home Survey）的結果。他們指出，有65%的護理之
家住戶至少患有一種心理疾病。

　　護理之家的住戶有各種各樣的心理疾病。最常見的是各
類型的癡呆症，包括阿茲海默氏症、精神分裂症與其他精神
疾病、憂鬱症，以及焦慮症。要記得，這些患有心理疾病的
護理之家住戶中有72%罹患某種類型的癡呆症，包括阿茲海
默氏症（參見圖11.1）。

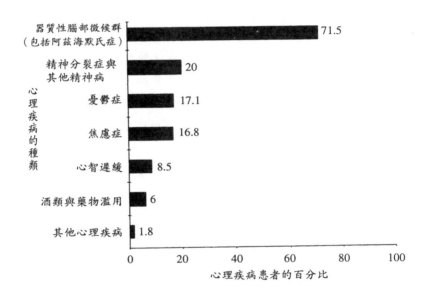

圖11.1 護理之家住戶之心理疾病患者百分比,依不同的心理疾病分類:美國,1985年

資料來源:Strahan & Burns, 1991.

　　心理疾病罹患率的另一個評估來自國家醫學開銷調查(the National Medical Expenditure Survey, NMES; Lair & Lefkowitz, 1990)。這份調查也報告大多數住戶患有心理疾病,而癡呆症也是主要的問題。因此,我們可以另一個角度看待護理之家的住戶—他們是患有心理疾病的老年族群,而護理之家則是提供心理健康服務的重要機構。我們會再回來討論這個議題。

　　護理之家在美國社會之角色改變,特別自去機構化(deinstitutionalization)年代以來的另一個層面為,一個公共

政策優先考慮將州立心理病院患者轉入的機構（Gatz & Smyer, 1992; Shadish et al., 1989; Smyer, 1989）。Kiesler及其同事認為，解構的過程同時也伴隨著門診與住院服務量的擴增（Kiesler, 1991; Kiesler & Sibulkin, 1987; Kiesler & Simpkins, 1991）。成長量最大的莫過於私人單位，尤其是私立精神病院與綜合醫院的精神部。Shea（1994）最近總結了1977到1987年住院醫療服務之改變量。其數據與私人醫療單位和護理之家的成長總數相符（參見表11.2）。

　　在解構之後的一段時間，護理之家就成為老年心理健康照護的主要機構。Russell Baker母親的例子提醒我們，護理之家的住戶同時患有生理與心理疾病。舉例來說，1985年全國護理之家調查數據顯示，護理之家多數住戶的自我照顧活動都需要人協助，如盥洗、更衣等一生理失能者常見的寫照（Cohn et al., 1993）。1987年的NMES調查也反應類似的模式（Lair & Lefkowitz, 1990）。然而，護理之家並非為治療心理疾病而設立的；他們是為生理疾病住戶而設的（參見圖11.2）。

表11.2　醫療機構之住戶人數變化，1977-87年

健康照護機構組織	1977	1987	改變百分比，1977-87
州或郡立心理醫院	165,990	103,463	-37.7
私立精神病院	12,980	26,587	+104.8
非聯邦之綜合醫院	22,992	35,170	+53.0
維吉尼亞醫學中心	30,408	20,422	-32.8
護理之家	228,100	474,490	+108.0

資料來源：Shea, 1994.

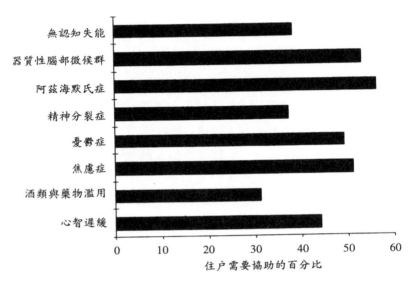

圖11.2　護理之家65歲以上住戶，依其認知功能退化程度標示需要
　　　　他人協助五到七項ADL的百分比：美國，1985年

註：資料來自於訪談護理之家內對採樣住戶最瞭解的職員。
資料來源：National Center for Health Statistics: data from the National Nursing
　　　　　Home Survey.

大多數的護理之家住戶飽受共發病症之苦，不只與一種生理
或心理疾病奮戰。舉例來說，Strahan與Burns（1991）依據全
國護理之家調查報告，平均來說，護理之家患有心理疾病
的，其自我照顧的能力在晚年期急劇地降低。患有心理疾病
的住戶，隨年齡增加，其ADL之自我照顧能力受限的程度也
越高，而心智健全者在年齡增加後，其ADL退化的情形就相
當穩定。這種情形可能反應癡呆症的進程，醫療機構中最常
見的心理疾病。

　　1996年醫學開銷分布調查（Medical Expenditure Panel

Survey, MEPS）也發現，護理之家80%以上的住戶有超過三項之ADL需要他人協助，其中有半數患有某種類型的癡呆症（Krauss et al., 1997）。這種生理與心理疾病共發的狀況十分常見，不僅Russell Baker的母親如此，大多數的護理之家住戶都有這種情形。

員工

　　誰負責照顧這些罹患生理與心理疾病的住戶？員工是什麼樣的人？自1977年全國護理之家調查（1985）的數據反應了一般的照顧模式。無論是全職或兼職照護，護理佐理（nursing assistants，以下簡稱護佐）或護理員（nurses aides）為主要的照顧者，提供了72%的全職勞動力以及57%兼職的勞工。一般來說，他們擁有高中學歷，賺取微薄的酬勞。這些是直接與住戶接觸的人（Brannon & Smyer, 1990, 1994）。他們也是老年心理健康專業在護理之家最重要的治療夥伴。

　　他們都做些什麼事呢？人類學家Renee Shield在她的觀察研究《最後的難關》中描述了美國護理之家內的生活。其中一位護理員對Shield描述她的工作內容（1988）：

　　　　我替他們洗澡。做體溫、呼吸、脈搏（temp, respiration, pulse, TRP），以及血壓的測量和記錄。測量體重。為他們準備兩餐。足部護理、手部護理；維持他們的指甲清潔與整齊…

　　　　…有時候工作壓力和沮喪感非常大，特別是在我們人手不足的時候。當樓的這一側有三名護士，三名護佐

時，日子就非常舒服。因為你有多餘的時間和老人家相

處。

　　…很多時候在我走進他們的房裡鋪床，或只是打聲

招呼時，他們都很希望我坐下來。他們想和我聊幾句。

所以，當我們人手充足時，就可以和他們聊天。但是，

當人手不夠的時候，工作量多得嚇人。就是很多很多。

當我回家休息時，雖然我的心情很好，但是我的身體卻

累壞了。（p. 223）

　　護理之家一個最大的挑戰就是員工更換的問題。有些護

理之家表示他們每年的員工汰換率高達百分之百，需要投注

許多時間與金錢在員工訓練上。如此高的汰換率並非護理工

作的特質可以解釋。舉例來說，Brannon及其同事調查21間護

理之家的489名護佐與臨床護理師（licensed practical nurses,

LPN），評估他們對其工作的看法（Brannon et al., 1990）。與

其他勞工比較（例如農場工人、高中畢業生、小公司的員

工、計時工），護佐認為他們在許多方面都算還好，就只有一

個層面比較重要：工作的重要性，或者是他們為眾人工作的

影響面。

　　Brannon及其同事也詢問這些護佐對工作各方面的滿意度

（例如上司、酬勞、同事、工作安全）。他們對同事的滿意度

高於平均，但是在酬勞方面，以他們的角度看來，滿意度低

於平均。

　　Brannon與Smyer（1990）總結護佐對酬勞的看法，為此

行業汰換率過高的問題理出頭緒：

護理員會因為酬勞每小時增加25-50%而換工作
（Institute of Medicine, 1989）。許多護理之家發現他們留
住員工的努力無法與速食業的雇員制度競爭。 （p. 64）

Brannon與Smyer（1990）甚至描述護理之家未來的員工
需求量。他們發現，到西元2000年，護理之家可能需要將近
一百萬的護佐、339,000名合格的臨床護理師與職業護理師
（VN），以及838,000名的註冊護士（RN）。總之，護理之家的
員工數將大量成長，也需要大量爭取提供長期照護的員工。

住戶與員工之間的平衡

在護理之家，直接與住戶接觸的人員多半是護理員。這
使得護理之家的社區內出現第三個要素：住戶需求與員工可
提供之服務的平衡。

由於住戶複雜的心裡與生理健康需求，評估護理之家所
提供服務的多樣性就相當重要。最近對1987年NMES數據的
分析，評估了健康心理服務之使用與提供的模式（Smyer,
Shea, & Streit, 1994）。結果令人眼花撩亂。約有60%的護理之
家報告他們提供諮商或心理健康服務，大多數是與外來提供
者簽約。心理健康服務提供者的名單上最常出現精神科醫
師，其次為精神科社工與其他心理健康專業人員（Smyer,
Shea, & Streit, 1994）。

然而，Burns及其同事分析全國護理之家調查數據後認
為，情形並不太樂觀（Burns et al., 1993）。護理之家內約有三
分之一的住戶患有心理疾病，但僅有4.5%每個月接受心理健

康治療，再強調一次，4.5%（Burns et al., 1993）。其中有一半的治療是一般執業醫師執行的（例如，基層照護醫師），這些醫師多半沒有，或很少受過專業的老年心理健康相關訓練。

NMES的數據也反映出類似醫療服務提供不足的情形（Smyer, Shea, & Streit, 1994）。在這些患有心理疾病的住戶中，有將近80%住在聲稱有心理健康服務資源的機構。但是，去年真正接受過心理健康服務的心理疾病患者不超過20%，這還是以廣義的方式定義「接受醫療服務」一詞。

簡單來說，無論是以每月（Burns et al., 1993）或每年（Smyer, Shea, & Streit, 1994）的統計來看，護理之家的心理健康專業服務顯然不足：也就是說，住戶的需求與員工的技能之間不平衡。我們看到極高的心理健康介入需求量，專業服務的提供率卻相當低。Lichtenberg（1994）指出，護理佐扮演之各種角色影響護理之家住戶的身心健康（例如，行為管理、家庭訪查、以特殊活動輔導住戶）。至此，這些工作都未包含在傳統護理員的工作中。

1987年護理之家改革法案

當地護理之家的住戶需求與員工技能間的平衡受國家老年醫療保險與醫療補助之規範，以及有關護理之家的會議法令影響。舉例來說，大部分本章所引用的醫療服務應用形式都來自於1985到1987年國家統整的數據，這也是最新的數據。但是這些數據是在許多影響護理之家的重要法條實施前蒐集的：1987年護理之家改革法案（the Nursing Home

Reform Act of 1987; Smyer, 1989）。

　　護理之家改革法案是國會意圖改善護理之家照護品質的法令，主要經由規範的改革，與雷根總統強調去除法條的方式不同。該法案具有三個主要成份：入院前篩檢、改善住戶的權益，以及增進護理員的訓練。

入院前篩檢

　　入院前篩檢的理由其實很簡單：找出單純的心理疾病患者，那些需要心理健康照護，而非護理之家照護的病患。此概念相當清楚明確：所有申請進入護理之家的病患—無論是自費或公費—都必須經過篩檢。上述的兩項都能作為篩檢制度與評估過程的基礎。許多心理學家都參與入院前篩檢的工作，同時也為護理之家的住戶進行每年的評估（PASARR）。

　　有幾個研究團體以全國資料庫進行OBRA八十七項規定的模擬，評估這類篩檢程序（如Freiman et al., 1990）可能造成的影響。Lair與Smyer（1994）以NMES調查數據量度入院前篩檢標準的效應。

　　護理之家改革法案的衝擊決定於兩個要素的定義：癡呆症與心理疾病。OBRA特別規定癡呆症患者無須進行篩檢。換句話說，如果你是癡呆症患者，你就可以直接進入護理之家—儘管癡呆症是護理之家住戶最常見的心理疾病。阿茲海默氏症協會（the Alzheimer's Association）積極地遊說國會，儘管癡呆症常伴有行為問題（如Light & Lebowitz, 1991），該症仍然被視為生理疾病而非心理疾病。同樣地，這些規定常出現太嚴格或太寬鬆之心理疾病的認定標準。究竟什麼是心

理疾病？

　　Lair與Smyer（1994）為了突顯護理之家改革法案的效應，提出了三個基本問題：第一，個人的狀況是否反映其對護理服務的需求？1987年申請進入護理之家的人中，只有11%的申請人並無明顯之照護需求。換句話說，89%的申請人確實需要護理服務，也因此無須進行篩檢，因為他們真的需要護理之家的照顧。第二，個人是否患有癡呆症，無論是依據初級或次級之器質性腦部徵候診斷。若結果是肯定的，則個人就無須進行篩檢。第三，個人是否患有心理疾病—無論是以狹義的標準，如精神病；或廣義的標準。若結果是肯定的，則個人都需要接受篩檢。依照這些標準，我們估計大約會有2－5%的申請會因為護理之家改革法案而被駁回。因此，我們不認為住戶的共發病症—生理疾病與心理疾病同時發生—會改變法案規定的篩檢結果。

　　護理之家改革法案並未明顯地改變一般的護理之家申請程序。相反地，以下三類申請者仍然屬於心理健康治療的可能病患：患有生理疾病但認知功能正常；患有心理疾病但認知正常，以及癡呆症患者（Lichtenberg, 1994）。

護理之家住戶的權益

　　法案中有關住戶權益的部份也很重要，因為其中注意到以不必要之物理或化學方式限制住戶行動自由的權益—給藥、過度給藥，或大量用藥—都與主動之心理健康治療的自我決定和權益有關。最近的研究認為，以化學方式控制住戶的情形需要特別關切（如Beardsley et al., 1989; Beers et al.,

1988; Buck, 1988; Burns & Kamerow, 1988; Ray et al., 1980）。
舉例來說，Spore及其同事就報告了419名護理之家住戶使用
抗精神病藥物（Spore et al., 1992）。這些住戶中約有50%診斷
有心理疾病，有42%診斷有癡呆症，與全國調查之數據相
符。當我們比較抗精神病藥物使用者與非使用者發現，兩族
群之間的診斷結果有明顯的差異。但是，使用抗精神病藥物
的族群中有22%並沒有心理疾病的診斷病歷，而未接受抗精
神病藥物的族群裡，卻有42%診斷出有心理疾病。因此，法
令規定中以不當使用藥物限制住戶的情形確實存在。若護理
之家減少不當的化學與物理限制，對替代性治療方法的重視
應該就會增加。心理健康臨床工作者應該參與替代性、心理
社會性心理治療法的發展（Smyer, 1989）。

　　在進行有關住戶參與健康照護決策的工作前，住戶自我
決定的權益部份應該是另一個需要受到重視的領域。舉例來
說，Goodwin、Smyer與Lair（1995）分析NMES的數據結果
發現，有超過50%的護理之家住戶會因其生理機能狀況，而
被評定為無決策能力者。簡單地說，若要依護理之家改革法
案實行住戶權益的規定，就需要大費周章地為護理之家那些
功能缺損的住戶進行最有效的評估。

　　有關住戶權益的第三個要素，著眼於住戶的主動性心理
健康治療。該法案要求護理之家為所有的住戶提供基本的心
理健康服務，並為患有重度心理疾病的住戶提供主動性心理
健康治療。Shea及其同事（1993）評估心理治療服務的開銷
可由每年的四億八千萬美元到每年超過十三億美元，依所提
供的服務類型與認定需要服務者的標準而定。再強調一次，

心理健康臨床工作者應該主動地參與心理疾病之治療計畫的設計與執行。我們之後還會再討論該議題。

護理員的訓練

那麼，護理之家改革法案中的第三個要素—護理員的訓練又是什麼情況？儘管我們起初樂觀地以為法令規定與要求會包括那些強調心理健康治療的議題，但現在大多數的護佐職前訓練都要求健康與安全注意事項（例如，消防守則、攙扶病患的正確方式等），但當心理健康問題演變為常見的附帶問題時，也只是增加護佐的職前訓練（Smyer, Brannon, & Cohn, 1992）。

Lichtenberg（1994）簡介了以護佐為主要心理健康照顧者的訓練課程。他發現訓練課程包括技能（例如諮商技巧、行為矯正）與知識兩者（如心理藥物學、神經心理學）。而沒有單一種訓練課程能夠同時涵蓋所有的內容（參見表11.3）。

醫師做些什麼？

護理之家的結構組織如同一個小型社區，使醫師在其中扮演特定的角色並進行活動。面對社區裡各種不同的成員（員工、諮商師、住戶、家屬），提醒了我們介入醫療機構之心理健康治療的複雜性。

心理健康專業瞭解這些機構過去的歷史與當代角色就很重要，因為它們會改變醫師治療住戶之心理疾病時的期待與可應用的資源（Smyer, 1989）。舉例來說，1987年的護理之家

表11.3　參與長期照護之心理健康工作者的訓練內容

諮商
1. 同情心
2. 熱心
3. 聰穎
4. 主動傾聽

重大心理疾病
1. 精神分裂症／妄想疾病
2. 躁鬱症
3. 重度憂鬱

阿茲海默氏症與其他癡呆症
1. 認知功能的影響
2. 行為問題
3. 照顧者的負擔與心理沮喪

心理藥物學
1. 常見之抗精神病藥物
2. 常見之抗憂鬱症藥物
3. 常見之抗焦慮症藥物

行為矯正
1. 正增強／懲罰
2. 其他行為特定正增強
3. 暫停
4. 行為塑造
5. 連鎖

神經心理學
1. 大腦皮質的基本組成
2. 使用測驗
3. 標準治療的程序與操作

憂傷
1. 分期：震驚、找理由、痛苦、平復
2. 階段：否認、生氣、交涉、沮喪、接受

病例討論
1. 整理病例內容
2. 報告病例

資料來源：Lichtenberg, 1994, p. 89.

改革法案就明顯地改變了對護理之家的規定與要求。結果同時影響了員工的訓練與住戶的權益。老年心理健康專業可在護理之家應用的專業知識主要有三類：診斷評估（對個人與環境）、治療介入，以及心理諮商。

診斷評估

讓我們再看看本章開始時描述的Johnson先生。身為護理之家的心理健康專科醫師，你的首要工作可能是評估護理之家住戶個人，以及其所生活的硬體環境。就Johnson先生的病例來說，轉介的理由為「過度的性反應」。這個簡單的敘述可引發一連串的問題：在該環境中，這個用詞的意義為何？「過度的性反應」之行為模式如何（譬如說在一天中不同的時間，或護理之家內不同的地點發生）？這是誰的問題？轉介是「晚班的護士請醫師開具的。」這個病例看起來是否會成功？是否會有行為消失、發生頻率降低，或限制在某一種情境下發生？轉移Johnson先生行為模式的做法是否能成功（像是將地點由活動室轉移至他半私人的房間）？

若要回答這些問題，醫師必須先瞭解醫療機構的運作方式、員工與住戶互動互依的生活模式（Baltes & Reisenzein, 1986）。舉例來說，該護理之家的輪班方式為何？護理之家通常採取兩種方式：每位護佐照顧固定的住戶，或輪流安排照顧住戶的人員。照護工作的設計會影響員工的工作能力（Brannon et al., 1994），以及住戶的心理社會機能（Teresi et al., 1993）。同樣地，主管護理師（LPN與RN）的領導能力也會影響員工的表現（Brannon et al., 1994）。因此，重要的是要

瞭解醫療機構中的工作安排與領導結構，及其對住戶與員工的潛在衝擊。

　　雖然這些議題非常重要，但經常忽視護理之家的傳統心理健康諮商，譬如以下兩方面的問題：臨床訓練與保險給付方式。許多心理健康專業所受的訓練都只重視住戶個人的問題，卻忽略了硬體機構與環境組織對住戶的影響。同樣地，許多保險理賠（如醫療補助）的重心都放在為病患或住戶個人提供服務的開銷，並不給付有關單位之心理諮商與員工制度的建立。

　　然而，醫療機構為個人評估提供了環境背景。面對護理之家住戶個人的有效評估，醫師可能發現三項挑戰（Williams & Shadish, 1991）：病患失能與失去定位（disoriented），很難以傳統方式進行評估；為護理之家設計且擁有常模的評估工具不多；而具有評估護理之家老年族群經驗的心理醫師也不多。

　　儘管有上述的困難存在，仍然有一些與護理之家老年疾病評估之基本領域有關的數據（Gatz; Smyer et al., 1991; Williams & Shadish, 1991）。為了避免內科疾病引起混淆，除了進行一般的理學檢查外，評估心理疾病還有四個重要的部份：認知功能、心理功能、自我照護能力，以及行為觀察。

　　認知功能的評估是以標準化之心理狀態調查表開始。有幾種簡單的篩檢工具可用來評估認知功能退化的老年人，包括簡單的心理狀態調查表（the Mental Status Questionnaire; Pfeiffer, 1975）、簡式心理狀態檢查（the Mini Mental Status Exam, MMSE; Cockrell & Folstein, 1988; Folstein et al.,

1975），以及馬提斯癡呆評估表（Mattis Demential Rating Scale; Coblentz et al., 1973; Mattis, 1976）。舉例來說，MMSE 包括的項目有：評估定位、訊息登入、注意力與計算、回憶，以及語言之表達與理解能力等。Lichtenberg（1994）歸納了一些可進行癡呆症評估之深入的神經心理學綜合測驗。表11.4就列舉了一些評估的工具和內容。

　　老年族群之心理功能常模具有幾組標準的測量結果（Overall & Rhoades, 1988）；但是，護理之家的住戶群通常沒有可供比較的常模（Williams & Shadish, 1991）。這裡建議兩個方法：可同時評估各方面問題的自陳報告法，以及評估單一疾病的度量法。比較常用之深入測量法為：由霍普金斯症狀檢查表（the Hopkins Symptoms Check List; Derogatis, 1977）衍生而來的簡要症狀調查表（Brief Symptom Inventory; Derogatis & Spencer, 1982），以及簡要精神病評分表（the Brief Psychiatric Rating Scale; Overall & Gorham, 1962, 1988; Overall & Beller, 1984）。

　　也有一些量表可評估老年憂鬱症（Gallagher, 1986; Thompson, Futterman, & Gallagher, 1988）以及前面其他章節強調過的老年心理疾病。但是，許多量表都缺乏醫療機構之老年族群的常模標準。因此，當醫師採用這些量表時，應將結果作為功能表現的指標，而不應將之視為某心理疾病存在與否的特定標準。

　　除了診斷老年心理疾病常遭遇的困難，護理之家住戶的生理狀況不佳也會為診斷工作帶來額外的挑戰（Cohen, 1985, 1992）。

表11.4　評估癡呆症之神經心理測驗題組範例

測驗表	評估內容
一般智力／認知功能	
威氏成人智力測驗	一般的智力測驗；完整的口語及表現之IQ得分；分測驗得分（見下述）
癡呆評估表	測量基本的認知功能（如注意力、記憶、視覺活動、摘要邏輯）
注意力	
記憶廣度測驗（WAIS-R）	立即的聽覺注意力
視覺注意分測驗（DRS）	過目檢查
軌跡完成測驗A	簡單視覺活動軌跡
語言	
失語篩檢測驗	包括基本的語言範圍：命名、朗讀、重複、理解力、表達
波士頓命名測驗	比較困難的一對一命名測驗
字彙（WAIS-R）	字詞認識
記憶力	
記憶與辨認	句子的回想、分辨字彙與句構
邏輯記憶分測驗（Wechsler Memory Scale-Revised）	語言內容資訊之立即與延遲回想
視覺重建分測驗（Wechsler Memory Scale-Revised）	視覺空間條件之立即與延遲回想
佛氏物體記憶測驗	字詞學習與記憶、辨認、及延遲回想；經過五次試驗，學習十個觸摸並命名過的物品
雷氏聽力字詞學習測驗	在五個試驗裡學習15個不相關的單字；短期間與辨認試驗
視覺空間	
圖像完成（WAIS-R）	辨認短缺的部份
圖像安排（WAIS-R）	非口語之社會判斷與組織測驗
數字符號（WAIS-R）	視覺—動作複製
摘要邏輯	
相似性（WAIS-R）	口語摘要邏輯
區塊設計（WAIS-R）	視覺空間摘要邏輯
情感	
老年憂鬱症量表	憂鬱症檢測工具
酒類濫用	
CAGE問卷表	酒類濫用檢測

資料來源：修訂自Lichtenberg, 1994.

　　診斷評估的第三個部份為住戶的自我照護能力。日常起居活動（ADL）與工具性活動（IADL）為公認之機能健康的標準，也常用於評估自我照護的能力（Lawton, 1988）。ADL包括的項目有洗澡、更衣、如廁、散步，以及將自己由床上移動到椅子或輪椅上等。IADL則包括像是使用電話、平衡收支、購物，以及使用大眾交通工具。以這些項目評估護理之家住戶的理由有三：上述皆為日常生活重要的基本活動；患有心理疾病的住戶通常無法完成這些活動（Lair & Lefkowitz, 1990）；另外，這些活動是潛在之認知與社會機能的寫照（Kemp & Mitchell, 1992）。

　　評估的第四個部份為行為觀察。行為觀察可以個人為基本單位，也無須使用心理測量工具（如Edinberg, 1985; Hussian, 1986）。然而，心理醫師若使用標準的評分量表，可以達成兩個目標：可利用醫療機構裡的重要資料提供者或觀察員（如護理員工），並且提供標準化的方式，可進行目前或未來之不同時間的機能表現，或不同情境間的比較（例如每日的時間、員工的輪班、室友的安排）。有一些評量系統已經為護理之家所採用，像是住院病患之護理觀察評量表（the Nurses Observation Scale for Inpatient Evaluation, NOSIE; Honigfeld & Klett, 1965）、老年族群之多面向觀察表（the Multidiemsional Observation Scale for Elderly Subjects, MOSES; Helmes, 1988; Helmes et al., 1987; Pruchno et al., 1988），以及改良之記憶與行為問題檢查表（the Revised Memory and Behavior Problem Checklist; Teri, Truax et al., 1992）。

　　行為分析引人爭論的議題在於建立描述行為、前提（起

因）與結果時的一致性（Cohn, Smyer, & Horgas, 1994）。舉例來說，Cohn及其同事就為護佐設計了一套行為課程。重點在行為改變的ABC：動作（Actions）、原因（Becauses），以及結果（Consequences）（參見表11.5）。

該課程的目的之一在於建立觀察方法的普遍標準，以改善討論特定問題時的溝通方式。舉例來說，當面對Johnson先生「過度的性反應」時，Cohn及其同事可能就會採用他們比較具有專一性的模式：有關動作（例如，什麼樣的行為，發生地點等）；可能的原因（例如，行為表現時的情境）；以及行為表現後的結果（例如，「過度性表現」後所得到的反應，在不同時刻表現的行為是否不同，不同員工在場時的表現是否不同？）

治療

在前面幾章，我們提出一些重度心理疾病（例如，焦慮症、憂鬱症、認知功能退化）之重要治療介入法。這些方法也是治療護理之家住戶的方法（Spayd & Smyer, 1996）。此外，Spayd與Smyer（1996）列出五個為護理之家患有心理疾病住戶選擇適當且有效心理介入法的步驟：

1. 以行為學的名詞指出問題
2. 為治療介入法定出可行且雙方認同的目標
3. 指出所有可取得之心理健康資源
4. 以住戶個人的問題和特質評估可行的介入法
5. 考慮治療介入可能的出現問題，以及不進行治療的可

表11.5　行為改變的ABCs

觀察步驟

A）描述行為

　　住戶在做什麼？

　　發生的地點？

　　該行為表現多久？

　　表現的頻率如何？比一般常見或少見？

　　造成什麼人的問題？

B）描述原因

　　住戶最近有沒有發生其他的事？

　　住戶的心理有沒有發生什麼改變？

　　當時還有誰在場？

　　他們在做什麼？

　　有什麼事不一樣了？

C）描述後果

　　住戶的反應如何？

　　住戶接下來做了什麼？

　　其他人做了什麼？

　　與其他同事討論觀察到的現象。

改變步驟

A）建立行為目標

　　我們希望住戶怎麼做？

　　是否可以單一步驟完成？

　　該行為是否具有專一性？

　　該行為是否可行？

B）新的原因

　　有哪些原因是可以消除或改變的？

　　有什麼新的動機或暗示可以用在所期待的行為上？

C）新的結果

　　哪些無用的增強物可以消除？

　　哪些新的增強物可以刺激新的行為表現？

　　與其他同事討論這些可能性。

資料來源：修訂自Cohn, Smyer, & Horgas, 1994.

能性

Spayd與Smyer（1996）以問題的特定組成開始進行治療。他們提醒我們應避免員工常見的抱怨，譬如像Johnson先生的轉介問題：「過度的性反應」，而要將問題的焦點放在特定行為上。就該轉診病例來說，第一個步驟應該是指出何種情境下，出現什麼樣的特定活動（例如，一天當中的什麼時刻、出現的特定人物等）。

第二步，訂出雙方皆同意的目標—需要衡量究竟這是誰的問題。在Johnson先生的例子裡，護理長認為問題只發生在晚班。因此，決定治療目標的一個關鍵在於，指出那些人必須參與目標之建立和認同：住戶、相關員工、其他住戶與家屬（若可能的話），以及心理醫師。但是，要讓所有的相關人士參與這個問題，在護理之家是件相當複雜的事。舉例來說，住戶可能因其生理與心理疾病的緣故，理解度可能會隨時改變（Smyer, Schaie, & Kapp, 1996）。此外，不同的員工可能也會因面臨的工作要求不同，而有不同的看法。譬如說，Johnson先生對晚班護理員表現出比較具有傷害性的行為，是否因為晚班的員工在住戶就寢的時間有其他例行的工作？

最後，要達成雙方同意的目標意味著必須在員工、時刻，以及衝突的看法等方面協調。就醫師的立場而言，這代表著必須同時考量個人與環境的關係。

第三個步驟—指出可取得之心理健康服務的資源—提醒了我們，治療計畫可以包括護理之家大家庭的其他成員（例如，其他住戶、員工、家屬、訪客等）與其他外界的專家。

當然，在列舉其他的心理健康資源時，費用也會是個重要的問題：由誰付費？許多聯邦與私人的保險理賠方式都只限於個人醫療的部份，並未替員工訓練或心理諮商的部份準備費用。最後，評估住戶本身的能力是否能成為一種資源也是相當重要的（例如，住戶的認知功能是否能使其主動地參與治療過程？）。

在為住戶的問題提出適當的治療目標與可獲得之資源後，下一個步驟就是提出可行之介入法。在此過程中，醫師扮演的角色是科學家，以住戶個人及其環境中的專業與非專業資源為研究範圍。常見的治療介入法包括藥物治療、行為管理、心理治療（個人或團體式的），以及介紹各種活動、社交接觸，或其他既有的醫療服務。

最後一個步驟其實包含醫療介入法的第一守則：首先，不能傷害病患。當我們清楚問題所在、醫療資源，以及可能之介入法後，我們會同時考慮治療的限制與益處。Brink（1979）強調Segal的「介入最低原則」（principle of minimal interference），儘可能地降低對病患生活形態的干擾為目標。其他研究（如Burnside, 1980; Sundberg et al., 1983）也提出，任何一種介入法多少都會干擾病患的生活。因此，在進行治療之前，我們應該全方面地考慮各種選擇，包括不進行治療。前幾章描述之老年重度心理疾病患者的治療方式，都可以應用於護理之家。這些方法基本上是以住戶個人為主。其他面向比較廣的治療方式則需經由心理諮商達成。下面的病例描述了治療護理之家癡呆症住戶的複雜性。

　　C女士在家中排行老三，也是老么。她在校成績很好，她作郵差的父親也鼓勵她繼續唸書。在她高中畢業後，進入師範學院就讀，並以歷史和拉丁文爲主修。她後來一直在學校裡教書教了43年。C女士在廿歲左右拒絕了婚姻，因爲她必須照顧年邁的雙親，以及患有心理疾病，需要接受家人照顧的哥哥。她的姊姊有嚴重的憂鬱症，最後在她六十歲的時候自殺了。她的哥哥與父親不久之後也相繼過世。C女士則繼續照顧母親，直到她九十多歲離世。同年，C女士約六十多歲，她從學校退休。

　　C女士退休後的廿年獨自居住在農場，而根據她姪女的說法，她漸漸變得頑固且不講理。在她七十出頭歲時跌了一跤，跌斷了骨盆。接著她渡過了一段沮喪的時期。當她快八十歲時，開始出現阿茲海默氏症的症狀。隨著認知功能開始降低，她有時候會告訴姪女家裡有東西被偷走了。而儘管她的姪女總是在原處找到不見的東西，這樣的事情還是不斷發生。後來，農場裡開始有一些乳牛死亡，而她無法處理這些狀況。於是她就被帶往長期照護中心。

　　C女士的疾病狀況造成嚴重的認知功能不穩定。她在1988年九月，以及1989年一月接受過全套的神經心理學檢查，並且在1988年八月和1988年十二月接受篩檢評估。這些檢查結果都將與C女士不穩定的疾病狀況一同出現。就在C女士獲准入院接受長期照護的同時（1988年八月），發現她有嚴重的聽力問題與急性的意識不清。

需要以固定手腕和藥物控制的方式壓制她。神經學方面的評估發現她並不合作，也無法集中注意力。不過一週後，又發現她曾有心肌梗塞的記錄。

C女士一直都因藥物副作用受苦，包括體溫高達38.9℃、尿道感染、積便、慢性便秘等。一整個月，她的意識清醒度不斷地波動；隨後又發現她的心肌梗塞復發。

那時她也接受了第一次全套的神經心理學評估。C女士時空混淆，不曉得自己身處何處。同時也有注意力困難、口語摘要邏輯，以及記憶力的問題。口語能力比視覺空間能力還糟。

C女士的疾病狀況在第一次與第二次神經心理學評估之間表現得相當穩定。這期間她增加了3又1/4磅，但距理想體重還有7磅。她同時也開始接受姿勢訓練（gait training），並學習使用助行器。但是她不願意使用助聽器。在第二次神經心理學評估時，「已學會資訊」的表現良好，但在社會判斷與摘要邏輯方面的表現不如預期，甚至有降低的趨勢。口語記憶力良好，但有輕微的命名困難。視覺空間能力與非口語記憶力都有嚴重地受損。醫師們的結論認為，她的口語能力與視覺空間能力之間有強烈的相關性。於是建議長期照護部使用口語指示，並採用閱讀和對話的方式進行休閒活動。

C女士的過去代表著具有高度社會機能的婦女，充分地自給自足但也被社會孤立。她罹患的漸進性癡呆症影響自我照護的能力，同時因過去一年來的認知功能降低，也使她不再適合回家獨居。在生理疾病狀況改善後

進行之神經心理學再評估結果顯示，C女士的認知功能有顯著的進步，尤其在口語表達功能方面。但是她的整合能力與判斷能力仍有許多缺失。C女士主要的需求在於調適失去自主性與健康等功能降低的事情上，但她的神經心理功能方面的不足卻妨礙了她的適應能力。

提供癡呆症病患心理治療最令人不忍部份的莫過於病患的憂傷。癡呆症病患顯然有很強烈的憂傷感，雖然可以支持治療幫助他們，但卻不是長久之計。由於這些病患的認知功能不足，使他們會忘記令人憂傷的事件，也無法整合所有的事情，以致於無法進行某些形式的療傷過程。於是他們經常陷在憂傷之中。癡呆患者的憂傷症狀其實與正常老年人的一樣，只不過憂傷痊癒的過程十分緩慢。C女士的憂傷症狀為某種程度的進展提供了一個例子。她每週與治療師會面兩次，一次15-30分鐘。

早期，她相信她可以獨自居住，而且有鄰居可以幫她的忙。這顯然是早期否認的過程。兩個月後，她告訴員工她獲得了一大筆錢，因此可以請人在家裡照顧她。這是討價還價的階段。儘管院方試著為她準備更多的娛樂活動，她卻拒絕接受。之後，她聲稱如果她不能回家的話，她會死在這裡。隨後她出現憂鬱症狀，像是恐懼與冷淡的態度。漸漸地，她開始沈醉於回憶，吟誦她學過的詩歌。顯然她從憂傷中逐漸恢復了。她越來越少提及回家的事。同時，院方在白天為她安排許多娛樂活動：繪畫、閱讀、記憶，以及烹飪。她的憂鬱症狀於是消失，也和員工變得非常親近。

　　C女士的病例突顯了許多癡呆症病患心理治療的重要成份。首先，傳統的支持治療有助於建立信任，並為患者準備行為治療。C女士在信任治療師，並認為醫師瞭解狀況後，參與娛樂活動的頻率就自然增加。先讓她處理好情緒的問題，之後就能在長期照護機構裡找到能滿足她的樂趣。

（Lichtenberg, 1994, pp. 163-5）

心理諮商

　　很重要的一點是，心理健康醫師能「互補」彼此的專長：因為不僅沒有足夠的專科醫師。也沒有足夠的經費確保每一個護理之家的醫生能提供一對一的心理介入法。因此，比較聰明的做法就是在機構裡設置諮商師，在護理之家內的重要組成裡尋找心理健康治療小組的成員（Cohn & Smyer, 1988）。

　　心理諮商的過程有五個步驟：1）準備；2）建立關係；3）問題評估；4）設計介入法並執行；5）追蹤（Caplan, 1970）。就醫師來說，開始為護理之家提供心理諮商前，需要瞭解相關的背景知識與經驗—學習護理之家的管轄範圍和心理健康保險給付，以及與管理者、護理長，及其他重要轉介資源建立良好的管道。

　　當進行個人治療時，諮商過程由諮商師的理論觀點決定。我們發現有兩種理論結構在護理之家特別實用：行為理論（Baltes & Reisenzein, 1986; Vernberg & Reppucci, 1986）與

組織化的發展技巧（organizational development techmiques, Keys, 1986）。舉例來說，行為理論強調學習過程，導致適應行為與適應不良的行為，特別是護理之家所有成員對住戶行為的影響。而組織發展理論則相反，強調改變醫療機構本身的組織。

Brannon等人（1994）最近歸納了這些觀點的相互影響。他們的研究結果說明了心理健康醫師可能扮演的角色：設計並進行員工訓練，強調心理健康的治療，期待能影響患有心理疾病之住戶的身心健康。Brannon及其同事（Brannon & Smyer, 1995; Smyer, Brannon, & Cohn, 1992）曾記錄顯示，有方法可以改善護理員對患有心理疾病住戶之行為理論的知識。但他們也發現，這種訓練並不會由「教室」轉移至工作場所（Smyer, Brannon, & Cohn, 1992）。組織化的技巧在兩方面對訓練效果有特別驚人的影響：護佐面對的主管領導能力，以及護佐角色的設計（例如，固定班，或輪流照顧不同的住戶，參見對話框11.1）。簡單來說，Brannon及其同事（1994）發現，行為理論與組織理論不但與有助於瞭解心理諮商對護理之家的影響，也與之密切相關。他們認為醫療機構中的主管若有一定的經驗，並支持員工職訓練；而人事制度又使排班穩定，就能讓心理諮商與員工訓練的效果發揮到極致。

護理之家的心理健康諮詢師必須釐清幾個諮商的重點（Cohn & Smyer, 1988）：客戶是誰（是住戶、員工或家屬）？心理諮商發生在問題發展過程的哪一個階段（例如，問題尚未發生，或現正處於危機當中）？心理諮商參與的階

層（是住戶個人，或管理階層）？希望介入法如何進行（直接治療住戶，或間接地與其他員工合作）？而最重要的應該是，心理諮商介入的目的為何（治療特定住戶，或建立規範）？

　　儘管目前護理之家的心理健康諮商已經建立了基本概念（Cohn & Smyer, 1988），但仍有許多工作可以讓這類心理健康服務繼續。發展心理諮商其中一個阻礙就是缺乏主要的資金來源：究竟由誰負擔員工的心理諮商與訓練經費？我們的心理健康服務體系是以個人為基準：一對一的服務模式與保險理賠。醫師還有未完的工作，為醫療機構建立並進行創新且有效的心理諮商程序。

對話框11.1　賓夕法尼亞州立護理之家治療介入課程

　　賓夕法尼亞州立護理之家治療介入課程是一個短期的縱貫面研究，評估單一或合併兩種介入法──重新安排工作與技能訓練──對護佐之技能與動機的效果（Smyer & Wall s, 1994; Smyer, Brannon, & Cohn, 1992）。技能訓練增加護佐對行為治療策略的相關知識，以及如何應用於住戶的失序、不安，以及憂鬱症狀。但是，護佐的動機並未受到影響。此外，依管理者的評分看來，該介入法對護佐照護住戶之工作也沒有影響。

　　基於這些結果，我們認為若要增進住戶的身心健康，就

要同時增進護佐的技能、知識、信念、管理者的動作與信念，以及護理工作的安排（例如，固定照護同一住戶或輪流）。下圖簡單地說明了上述的要件。

照護環境模式

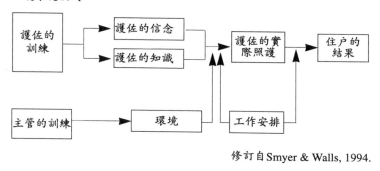

修訂自Smyer & Walls, 1994.

結論

護理之家的問題為老年住戶與照顧者帶來了重大的挑戰：如何有效地處理生理與心理健康的問題。不幸地，職員安排與保險理賠的模式並非專為住戶之生理與心理疾病提供醫療服務而設計的。因此，困難就在於如何平衡老年心理健康專業之診斷評估、治療介入，以及諮商。

12
臨床背景與應用

　　時間：下午1：50。地點：你的辦公室。你接到一通電話，對話內容如下：

　　嗨，某醫師您好，真高興連絡上您。我是B醫師。在下一位病患來之前，我只有十分鐘，我急切需要您的建議。明天我就要開始到護理之家進行心理諮商，但我並沒有診治老年人的經驗，而您的經驗豐富。可否告訴我，我需要知道哪些事？

　　你會怎麼回答？有什麼資料可以幫你回覆那位即將到任的諮商師？

　　這段對話事實上發生在幾年前，當時心理健康諮商機構才發覺老年心理健康的問題，尤其是在護理之家。我們對那位將來的心理諮詢師（以及希望成功治療老年心理疾病的學生）的建議為，有效的諮商應以下列三項背景為基礎：1）臨床專業能力的定義；2）資金來源的可能與限制，特別是管理型照護；以及3）其他影響老年心理健康議題之社會與政策改革。本章將導入上述要素，並幫助你評估每一件事對日常實際選擇的影響，這些決定構成了老年之心理健康醫療服務的內涵。同時，本章也為前面討論過之重要議題提出結論（例如，老年病患的評估與治療）。

臨床專業能力的定義，老年心理健康開業醫師該做的事

　　心理健康領域的四大核心（精神病學、心理學、社會工作，以及護理學）都在為有效地治療老年病患尋找專業條件的定義。我們將以心理學為例，因為我們對心理學專業領域最熟悉。然而，每一個專業領域都面臨著同樣的挑戰。

　　Lobwitz（1993）認為有關心理健康與老化的專業發展有三個不同的階段：由早期的「專業破壞者」，然後到1970年代開始將老化與阿茲海默氏症劃為等號的時期；接著是最近的老化主流議題，將老化的問題與比較巨觀之心理與生理健康影響的社會關懷連在一起。此方面的觀點也與老年心理健康之醫療服務的理念相同。

　　老年心理健康是由早期簡短的臨床與病例報告（如Rechtschaffen, 1959）開始的「簡陋的行業」，發展為系統化的調查，以作為適用於特定疾病類型最有效療法的選擇參考（Smyer, Zarit, Qualls, 1990; Zarit & Knight, 1996）。目前，老年臨床醫學轉變為「主流」，並將有關心理健康核心專業之定義的爭議一掃而盡，包括每一項專業與學科。正是這種轉變的狀況引發有關誰可稱為老年心理學家，以及何為老年專業知識的意含等議題。

　　就心理學而言，有關的爭論在於治療老年人需要接受何種訓練（Knight et al., 1995）。一般認為專攻成年心理發展與老化的臨床心理醫師，有三種不同等級的訓練：一般知識、

普通訓練加上額外的經驗，以及經過認證的專業訓練經歷。
美國心理學會的工作小組對每一階段訓練內容應包括的要件
提出了建議（參見見表12.1）。所建議的訓練都是以心理學模式
爲基礎設計的，每一位學生應接受臨床、諮商或其他心理學
應用層面的訓練。

表12.1　老化相關知識與技能訓練之建議

老化相關知識與技能訓練應分爲三等級：

第一級：老化的一般知識。

　　　　每一位臨床心理醫師都應該修讀老化過程與老年期相關的臨床課程。
有鑑於臨床心理醫師可能會接觸病患及不同年齡層的家庭成員，整體
的教育訓練應包括個人一生的發展時期，對各年齡族群的認識，特別
是老年期。

第二級：普通臨床老年心理學訓練。

　　　　要參與老年病患治療工作的臨床心理醫師，應接受完整的訓練以達到
普通或熟稔臨床老年心理醫師的能力。這種訓練程度通常相當於高臨
床純熟度，可能也需要經過已有必備能力之心理醫師的認證以取得證
照。

第三級：臨床老年心理學專業訓練。

　　　　要成爲臨床老年心理學專科的心理醫師應接受延伸訓練，通常是接受
更廣更深入之密集專業領域的課程。這些執業醫師通常接受由他人轉
介的特殊老年問題，再做進一步地診斷與治療。這類以臨床老年心理
學爲主的專科心理醫師，是該領域執業醫師的少數族群。學術界、教
育界、臨床老化專業研究者，以及執業醫師都相當適合接受此等級的
專業訓練。這種等級的概念即爲，臨床老年心理學是心理學領域內的
一門專科。對執業醫師來說，專科的認證方式應該由美國專業心理
學會（American Board of Professional Psychology）發出的專業證照。

資料來源：Niederehe & Teri, 1996.

　　精神病專科方面也建立了一套訓練程序，以及附加於老年精神病學資格的認證標準。以美國精神病與神經學會建立並監督的標準，醫師必須先通過精神病學的認證。認證的過程須經由紙筆測驗與口頭測驗鑑定。基本上，受過住院醫師的訓練後，大約還需要兩年才能完成認證。外加老年精神病學專科資格的認證則需要在指定的機構中接受12個月的訓練，然後必須再通過一次考試。此時，該名醫師才擁有老年精神病學專科的資格。

　　至此，我們可以簡單地回答「我需要知道哪些事？」的問題：「要依你是普通老年心理醫師或專業老年心理醫師而定。」

　　若你希望成為專科醫師，意思就是說你需要知道晚年心理健康與心理疾病的理論模式，以及建立下列各方面的技能：評估老年病患；對老年病患進行心理治療介入；調整評估與介入方式，以應用於特殊情境；如何適應伴隨著老年心理健康問題而來的倫理議題（Niederehe & Teri, 1996）。

老年病患之評估

　　當我們思考老年病患之評估時，以報告者的角度來看問題可能比較實用。捫心自問幾個有關老年病患評估的問題：何事？何人？為何？如何？

　　在一次國家衛生研究院（National Institute of Health）交流研討會（NIH Consensus Statement, 1988）中，提出了評估老年病患的意義：

…以各學科的評估發現、描述並解釋老年病患的各種問題，若可能的話，將個人的內在資源與能力分類、評估所需的醫療服務，以及建立合宜之照護計畫。（p.342）

這段定義包含了幾個重要層面：第一，立即吸引我們對老年病患評估之合作計畫的注意；老年病患評估確實屬於一種團體工作，需要各種專業領域的資源。第二，描述、解釋，以及介入等各階段都與我們的評估過程相關。我們評估造成心理沮喪的可能原因，並排除其他的可能性。第三，深入的評估則強調個人內在的平衡，檢查個人的長處與弱點。最後比較樂觀的一點為，評估結果應該列入治療介入與心理醫療服務的參考。

我們為什麼要進行老年病患的評估？Zairt, Eiler與Hassinger（1985）強調四個目的：1）決定診斷的結果；2）評估行為、思想與情緒的廣義模式，以獲得目前的機能狀況；3）評估有助於照護計畫的特定變數（例如家庭資源、物理環境等）；以及，4）度量重要變數以作為介入結果的評估。因此，老年病患評估不僅止於獲得精確的診斷；深入地評估也同樣重要，因其可以提供老年人在環境中的全貌。除此之外，老年病患之評估應該提供與未來比較的基準：我們應該能描述個人的穩定類型或變化，以與評估當時之機能作比較。

如何完成老年病患評估的積極目標呢？Knight（1986）列出了幾個合宜之評估方法的特性。他提醒我們使用具有下

列特性的度量方法：

1. 以年齡為準的常模
2. 在老年族群具有一定的信度與效度
3. 具有可重複性
4. 具有鑑別各種疾病的能力（例如憂鬱症與癡呆症的區別）
5. 能反應我們對正常老化與疾病之基本瞭解
6. 簡短且不具威脅的形式

　　在現實世界裡，Knight的期望過於理想化。我們採用的諸多度量法都缺乏特定年齡的常模，尤其是最年長的族群（超過85歲的老年人）。另外，有些方法應用於老年族群時，並無法保證其具有一定的效度與信度。舉例來說，臨床訪談是許多心理評估法的基礎。但是，卻沒有足夠的資訊告訴我們有關這些訪談在老年族群的效度與信度（如Edelstein & Semenchuk, 1996）。

　　同樣地，我們對自陳報告的結果也很為難：我們能信任老年人或其家屬對個人功能評估的精確度嗎？譬如說，Willis（1996）就指出社區老人之自陳報告與實際表現有相當大的差距（參見圖12.1）。老人幾乎過度誇耀每一項重要的自我照護工作。這對評估具有重要的意含：當你有懷疑時，確實觀察老人的行為表現，不要只是口頭問「你會不會做這個？」

　　評估老年病患的兩個重要取向在於：篩檢工具與深入的綜合評估測驗。篩檢工具可提供有關個人功能的輪廓。若病患無法完成簡式篩檢測驗比較簡單的部份，就需要更深入的

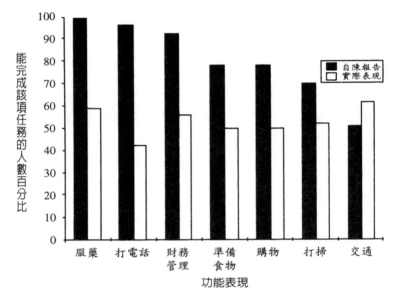

圖12.1　就七方面重要的功能表現，比較自陳報告與客觀表現的結果

資料來源：修訂自Willis, 1996.

評估資訊。舉例來說，簡式心理狀態檢驗（MMSE; Folstein et al., 1975; Cockrell & Folstein, 1988）是一個包括11個測驗項目之評估認知能力的簡單工具，其中包括對時空的定位、注意力、回想，以及接受與表達語言的功能。

相反的，美國高齡資源與服務（the Older Americans Resources and Services; OARS）調查表則是為提供深入評估而設計的，可用於評量個人所需的服務，以及評估介入課程的影響（Fillenbaum & Smyer, 1981）。該調查表強調老年族群及其環境中幾個重要面向：社會資源、經濟資源、生理健康、

心理健康、自我照護能力、可獲得與使用之服務，以及物理環境等。不過，完成一份OARS調查需要至少一個小時以上的時間。此外，訪談時有幾項資訊可用於確認老年人的自陳報告。

當然，篩檢測驗與深入的問卷調查只是萬中選一的方式，其他還有像是神經影像（neuro-imaging tests）等測驗。有效的老年病患評估應用各種取向方式，以提供老年人運作機能之深入、可信的全貌。

要達成這樣的評估通常需要經由團隊合作。依評估目的決定評估小組之成員。舉例來說，若評估目的在排除腦瘤的可能性，或許就需要神經心理學測驗以及神經影像法，並需要心理醫師與神經學家主動地合作。另一方面，若認知功能並不是重點，問題在於家居支持的程度，則可能比較需要醫師評估內科功能，以及社工人員評估資源和ADL的需求度。

通常會有各種不同類型的人士參與評估：家庭成員、專業人士、非專業人員，以及機構成員等。為求效率，評估過程需要一位協調者，並掌控全程。這個人通常由各醫療機構或評估資金的提供單位決定。

老年病患之治療介入

老年心理健康介入法隨兩個關鍵面向而改變：介入的層面與介入的時間點（Smyer & Gatz, 1986）。介入層面可能會隨個人導向的治療（例如，藥物治療、心理治療，或其他合併治療法）或社區導向之介入法而異（Schneider, 1995）。同樣地介入的時間點也可能會因預防或維持而不同（Mrazek &

Haggerty, 1994）（參見表12.2）。

　　心理健康專業領域包括以不同時間點和層面設計、執行並評估介入法。舉例來說，Thompson及其同事（1983）就設計了教育老年族群的小組模式，用以預防輕微或中度的憂鬱症。同樣地，Rashcko（1985）訓練可能會面對老年人的不同行業僱員（像是郵政服務、銀行、各種公司行號），讓他們辨認出可能患有心理或生理疾病的老年人。

　　本書中已經強調過有關個人層面之介入的診斷與治療，這些都是晚年心理健康問題最傳統的治療方式。這些介入方式同時也為晚年心理健康之預防或維持課程的設計奠定了基礎。

　　因此，我們可以另一種方式回答B醫師的問題：「我應該知道些什麼？」第一件事，你必須知道你所擁有的專業知識對評估與介入的基本概念。

表12.2　心理健康介入法，依時間與程度分類

層面\時間	個人	家庭	社區
預防	情緒管理技巧之課程	合作延伸服務家有40系列	NIMH憂鬱症察覺計畫
治療	心理治療藥物治療	家庭治療	老年住宅延伸課程
維持	後續照護課程	家庭支持小組	阿茲海默患者支持小組

為不同的機構修改介入法

　　老年心理疾病患者若有接受任何治療，絕大多數也都不是在傳統心理健康機構接受治療的。此外，許多老年人在面對心理健康問題的同時，可能也都同時面臨其他挑戰（例如，適應慢性生理疾病、面對必須搬家的情形、學習在幾十年的婚姻生活後以寡婦的身分獨居等）。因此，老年心理健康專業必須提供層面極廣的服務，從治療住在自家中的老年人到與住在老年公寓的住戶進行諮商，乃至於面對持續型照護退休社區的住戶，再到無障礙空間大廈的住戶，以及為護理之家或收容機構進行心理諮商。除了這些不同的居住環境外，老年心理健康專業可能會發現他們處於選擇極多的治療環境（譬如說，醫院的社會服務部、當地老年資訊與轉介處、郡立之社會服務處成人保護服務部）。每一個機構都代表不同的要求——心理諮商與跨學科合作的困難、保險理賠的困難、不同類型之生理與心理疾病共發的挑戰，以及平衡不同觀點的困難（如個人的心理治療、員工的輪班，或心理教育課程的設計）（參見對話框12.1）。

　　在第十一章裡，我們詳細地討論過一個醫療機構——護理之家。不過，我們希望在本章討論有關專注於護理之家照護的心理醫師，如何發展自訂之照護標準。舉例來說，參考長期照護心理醫師（the Psychologists in Long Term Care）網絡提議的照護標準（參見表12.3a; PLTC, 1997）。這些標準是考量下列族群之需求而發展的：可能會在護理之家工作的心理醫師；護理之家的管理階層與員工，他們需要知道如何選擇

表12.3a　長期照護機構之心理服務標準

I. 提供者

　A. 領有心理學博士學位的心理醫師，並持有該州的執業執照

　B. 有下列三類心理醫師可以在長期照護機構中執業：

　　1）在老年心理服務部門受訓、具有老年心理之經驗與能力的心理醫師*

　　2）接受過老年心理學正式訓練的心理醫師，但尚缺乏臨床經驗，並接受具有經驗與能力之老年心理醫師的監督（上述第一類醫師）*

　　3）主動接受老年心理學延伸教育的心理醫師，並接受具有經驗與能力之老年心理醫師的監督（上述第一類醫師）*

　　*註：有關這些定義的進一步討論，請參考APA Interdivisional Task Force on Qualifications for Practice in Clinical and Applied Geropsychology, 1996, Section II （Clinical Geropsychology） of Division 12 （Clinical Psychology） and Division 20 （Adult Development and Aging）, American Psychological Association的草案。第一類心理醫師包括接受普通或專業之臨床老年心理訓練，都屬於該草案定義內的醫師。

II. 心理服務轉介

　A. 長期照護機構內的住戶若表現出行為、認知或情緒失調的症狀，就應該接受心理治療。可能引起轉介的行為包括認知功能下降、過度哭泣、社交退縮或其他憂鬱症狀，以及人格特質改變（如，過分的命令行為）、攻擊或戰鬥行為、不當的性行為，或精神病行為。心理醫師應針對特殊的問題儘可能地轉介到合適的機構。並不鼓勵標準或制式的心理服務轉介醫囑。

　B. 除了直接評估並治療轉介至心理醫療服務單位的病患之外，心理醫師可能也要為員工提供心理諮商與建議、員工訓練與教育、家庭諮商與建議、設計並執行預防性篩檢與其他教育課程、環境評估、行為分析與設計行為管理計畫，以及其他服務等。

　　心理醫師也要瞭解上述這些醫療服務可能無法由第三責任賠償。

III. 診斷評估

　A. 為了提供符合經濟效益與高品質的治療，心理醫師需評估病患的認知、情緒，以及行為功能。評估程序可能包括：

　　1）經由臨床訪談、心理狀態問卷表、來自家人、員工或其他來源的資訊，評估病患的心理狀態。

　　2）心理測驗，包括對人格、情緒功能與心理病態的評估，使用符合目

前臨床專業標準的量表或工具*。

3）神經行為測驗，作為評估認知功能強弱、記憶能力與特殊神經心理缺損的情形。這類測驗可能包括對注意力、語言、記憶、視覺空間，以及摘要邏輯技巧的評估。測驗時間可能很短。進行神經行為測驗的理由可能包括：解決診斷上的模稜兩可（例如，究竟是癡呆症或是憂鬱症，還是兩者同時發生）、評估突發的認知功能下降或改變（例如，是否為瞻妄）、為認知功能描繪其優劣勢（可以作為治療記參考）、評定病患所需的照護協助、設計復健計畫，並判定病患的行為能力。

4）評估功能，強調與日常功能有關的所有行為，包括自我照護技能與日常生活技能。功能評估通常會放大人格、心理狀態，以及神經行為的評估。

5）行為觀察與分析，包刮系統性的觀察與行為記錄，以及刺激—反應與反應—增強偶發事件的記錄，以作為行為介入法設計的參考，增加正向行為的發生頻率並減少負向行為的出現率。

*註：舉例來說，參考the Geropsychology Assessment Resource Guide, 1996 revision. National Technical Information Service, US Department of Commerce, 5285 Port Royal Road, Springfield, VA 22161. Request publication #PB96-144365.

B. 心理醫師知道他們的責任，身為跨學科醫療小組的一部份，必須與內科和藥物學科的同事合作社記並執行一個整合性的醫療服務。心理醫師支持適當的內科與理學檢查，包括實驗室與放射線檢查，以排除可回復性的功能缺損原因，例如可經內科治療的疾病。

IV. 治療介入

A. 治療計畫：

1）依據每位病患特殊的心理評估結果與轉介的問題，設計個人化的治療計畫。

2）治療計畫包括診斷與特定的治療模式，以達成短期與長期的目標。

3）若治療次數由臨床標準程序而來，必須在治療計畫中做修正。

4）臨床表現的改變反應了治療計畫的改變。

B. 治療程序：

1）選擇最符合病患之診斷結果與症狀的治療方式。

2）治療模式可能包括獨立或合併之個人心理治療、行為治療與行為矯正、團體心理治療與家庭心理治療。

3）治療方式立基於實驗結果，並反應當代之老年心理學臨床操作標準。

4）心理醫師要知道，大多數第三責任理賠要求整個治療過程是病患，或病患家庭與醫師一對一的接觸，其他重要且必需的相關治療時間，如員工諮商，可能就不適用於第三責任賠償。

5）心理醫師要知道他們有責任為每一個病患進行一定時間的面對面治療，並與跨學科小組協商，且避免每天治療過多的病患。

6）當情緒、認知或行為療程達到治療目標時，要繼續進行。若治療並沒又任何進展，但病患顯然對親友的拜訪有良好反應時，就應建議友善的拜訪、活動等。

7）要循序漸進地結束治療，提醒病患所有的注意事項，並讓病患有所準備。

C. 結果：

1）持續監控病患達成治療目標後的穩定度，並記錄下有效的治療，以及是否應該繼續進行治療、修改或結束。這類監控至少每三個月進行一次。

2）治療結果可以多方面評估，包括情感、認知或行為三方面。

3）正向的治療結果可包括心理與行為疾病的穩定性，因為當治療不再繼續時，病情會有預期的惡化。但是，當治療屬於長期性時，就必須嘗試減低治療頻率。若病患出現惡化的症狀時，就可以重新開始進行治療。

D. 記錄：

1）心理醫師需提出每一位病患之診斷、治療計畫、進程，以及結果之日期時間與清楚的記錄，都要與目前之倫理與法律標準相符。

資料來源：PLTC, 1997.

適當的心理健康醫師；以及，為老年住戶尋求協助的家屬（在Lichtenberg et al., 1988的著作中有更新的版本）。

照護標準四個重要的內容：第一，清楚地說明哪些人符合提供服務的資格（希望能達成專業期待與標準）；第二，清楚地強調評估與治療的重要動作—這些是護理之家的老年

心理醫師的專業領域；第三，與可能之經費來源的連絡關係明確（我們將於其後的章節討論）；以及第四，強調與其他學科進行有效合作的重要性。

對話框12.1　國民住宅之心理健康挑戰

　　國民住宅（public housing）是否為心理健康治療機構？實際情形或許遠超出你的想像。美國約有六十萬名低收入老年人住在國民住宅裡。最近的研究（Rabins, et al., 1996）認為該族群的老年人確實患有一定比例的心理疾病：精神類疾病的終身盛行率為58%；每月的盛行率為28%。最常見的疾病為認知功能疾病（11%）、情緒疾病（8%）、精神病（5%），藥物濫用或依賴（4%）。

　　Rabins及其同事指出，國民住宅本身可能就已經篩選了解構（deinstitution）後的患病老人。由於缺乏經濟與社會資源，這些老年人可能會轉向那些優先給予沒有任何援助者的機構。不幸地，國民住宅並沒有適當的心理治療或心理健康服務。其中一個可行的計畫就是訓練員工，讓這些天天與住戶接觸的員工學會辨認可能患有心理疾病，或需要進一步之心理健康諮商的老年人。

　　這些要素─資格、動作、經費來源、各學科專家的互動─都是回答B醫師「我應該知道些什麼？」問題的另一個答

案。這個答案會因不同的醫療機構而異。但是，無論是何種機構，心理健康醫師必須瞭解評估與介入的技巧、目前的保險理賠政策，以及如何有效地與其他學科合作。

跨學科的合作：哪些是你可以期待他人的，而他人又可以期待你什麼？

想想下面的病例：

> 你接到一通來自護理之家的電話。Alyce的女兒希望為母親完成一份生存意願書。她十分確定並不希望以「維生系統」延長母親的生命。問題很簡單：應該由誰決定生存意願書的內容——Alyce或她的女兒？
>
> 你同意與她的女兒、護理之家的員工，以及專科醫師會面。此外，你向Alyce的律師詢問，確定她並沒有任何既有的生存意願書。

就某個角度來說，這是個簡單的例子。你受召進行評估，扮演一個傳統老年心理健康專業的角色。另一方面，要有效地為評估其Alyce做決定的能力，就必須與護士、護佐、醫師、護理之家管理者，以及律師進行諮商。為此，你必須相信每一個領域都具有足夠的技能與專業完成這項工作。你也必須相信他們期待你能有心理健康專業應有的表現。

每一個專業完成其評估與介入的方法，都立基於不同的評估邏輯、相當的專業標準、負責的部份，以及老年病學的介入方式（Qualls & Czirr, 1988）。不同的專業會因其不同的評估邏輯，而對問題有不同的定義。以內科為例，診斷評估以系統化地排除可能問題之方式為主，這種方式的目的在於

排除可能的病因假設，以找出真正的問題與解決的方法。其他專業（例如心理學、社會工作）則強調「選定」問題，以廣義的角度看問題、找出可能的原因，以及可能影響評估與介入結果的交互因素。

　　不同的專業也強調不同的介入方式。舉例來說，內科醫師可能會重視急性照護、生理方面之病症，以及理科療法。其他專業（如，護理、社會工作、心理學）可能強調機能觀點，評估功能退化對社會與日常機能的影響，並將這些因素列入介入法成功或失敗的參考。

　　有關病情改變的原因，不同的專業也有不同的假設。舉例來說，當面對心理健康的問題時，接受傳統教育的醫師可能會將自己定位在內科專家的角色，分析問題並為病患提供直接的處方。其他專業則可能將自己定位為共同合作的諮商者，與病患一同建立並執行治療計畫。

　　最後，不同專業對病症改變的速度也有不同的期待。某些醫療單位（如急診室、急性照護醫院等）就需要立即的治療。其他醫療機構（如持續照護退休社區）可能就會偏好以比較長遠的角度期待漸進式的改變，並以老年人可以接受的速度進行治療。

　　以Alyce病例的合作情形來說，你可能會極力達成三方面的跨學科合作：醫療小組的注意焦點、有關小組決策的期望，以及學科間相互依賴的信念（Qualls & Czirr, 1988）。

　　有關生存意願的討論應該著重於一些的資訊來源，以及各方面的分析。舉例來說，在討論Alyce的病例時，決策小組應注意Alyce的狀況、她做決定的能力，以及她個人的偏好與

價值觀。另一方面，他們也應該將Alyce的情形作爲檢討醫療機構立場的機會，就是有關生存意願、不進行恢復意識的處置，以及保證這些決定確實執行的責任。當你開始爲Alyce的狀況進行諮商時，重要的是先清楚地表達你的立場，並爲其他參與者提出最合宜的討論重點：Alyce的病例、醫療機構的政策，或兩者合併討論。

同樣地，當你開始與照護小組之各成員進行討論時，釐清醫療機構對決定的期望就很重要。該機構是否由獨立單位做治療決策？若是，那個人是誰，而你在決策其中所扮演的角色爲何？該機構是否以會議形式運作，決策前需要獲得所有成員的同意？若是，誰能確保諮詢了所有相關的人士？再次地，你在該會議進行過程中所扮演的角色爲何？

最後一個重點，要釐清每一位參與者對學科間之相互依賴的態度。舉例來說，Alyce的律師是否認爲生存意願應該完全由她自己決定，無須參考老年心理健康專業者的意見？而主治醫師與護士是否認爲應該由他們最終結生命的決定，而無須與Alyce的律師或神職人員討論？該醫療機構是否隸屬於某宗教團體，其管理階層對終結生命處置已有既定的價值觀，並且有明確的答案？該機構是否擁有倫理道德委員會，授權其處理必要的決策？這些假設組成了你爲Alyce女兒解決問題的可行方式。

因此，回答「我應該知道些什麼？」的另一個答案就是：你必須知道醫療機構裡各學科之間合作的機會、期望，以及限制。

倫理道德議題

　　老年醫學的另一個面向就是各種的倫理問題。我們可以長期照護心理醫師網絡（參見表12.3b）之護理之家工作標準為說明。要注意，這些所強調的倫理道德議題都是醫療機構本身的問題。而保密與隱私的問題是許多服務機構關心的焦點，不同之機構裡都有其特殊的保密與隱私的問題。以Alyce是否具有決定其生存意願之能力的例子來說，究竟誰才是你諮商的對象：Alyce、她的女兒，還是護理之家？而你的回答是否會影響你從Alyce那兒知道之訊息的保密性？

　　另一個倫理議題也許是最基本的：所有心理健康專業必須要求其會員，在他們專業領域的限制範圍內從事臨床工作。因此，就心理醫師或心理學家來說，美國心理學會的道德規定就明確地規範他們不可以從事專業以外的工作。若心理醫師想擴展其專業領域，他們應該請一位專業的監督者協助他們發展第二專長（Qualls, 1988）。因此，回答本章一開始，B醫師「我應該知道些什麼？」的問題：你應該知道你的專業規範，並在臨床上受其約束。

經費：由誰負擔費用？

　　心理健康照護的開銷顯然值得好好討論。舉例來說，1994年美國約花費五百四十億美金在心理健康與藥物濫用上（Frank et al., 1994），約佔個人健康開銷的10%（Arons et al., 1994）。其中最大部分（79%）的費用花在心理健康服務上。

表12.3b　長期照護機構之心理服務標準，續

V. 倫理議題*

　A. 告知同意書：

　　1）告知的內容應基於病患的行為能力，以為告知有關健康照護決定、長期照護機構認識、病患認知能力、可連絡之家屬，以及心理治療需求之急切度的基礎。

　　　　a）無重大認知功能退化之具有行為能力的個人，在接受心理治療前，心理醫師為病患提出需要進行心理治療的條件、有哪些醫療服務，以及接受或拒絕治療的後果。

　　　　b）當病患被宣告為無行為能力者時，心理醫師必須對監護人報告詳盡之需要進行心理治療的條件、有哪些醫療服務，以及接受或拒絕治療的後果。儘管告知同意書由監護由簽署，但心理醫師仍要嘗試幫助病患瞭解治療的原因（在病患認知理解的範圍內）。

　　　　c）若病患有嚴重的認知功能退化，並認為其無法瞭解進行治療的原因，但在法律上並未被宣告為無行為能力者，心理醫師必須指定負責人，並對指定的法律負責人報告治療的理由。心理醫師同時也要嘗試幫助病患瞭解治療的原因。

　　　　d）當病患具有威脅自己或他人的危險性時，並不需要治療同意書（在州法的規範內）。

　　2）若心理醫師本身就是醫療機構的職員，由醫療機構直接授權提供服務，並在機構整體同意書的涵蓋範圍內，在進行治療前就無須取得個別的告知同意書。若不屬於機構職員治療小組的心理諮商師，就必須在進行醫療服務前取得獨立的告知同意書。

　B. 保密性

　　1）長期照護機構中的病患和其他病患同樣具有心理治療的保密權，而有關保密權利的訊息及其限制也必須列為告知同意書的一部份，在進行治療服務前告知病患、監護人或負責人。

　　2）心理醫師要知道保密性的限制，並努力維繫病患的權利不受這些限制的阻礙。

　　　　a）儘管病患、監護人或負責人有權知道長期照護機構內的職員瞭解多少，但這些權利並不適用於保護病患免於傷害自己或他人時。

　　　b）保密標準必須與定期的報告／病歷表相符，這些是職員必須接觸的。若發現衝突，心理醫師要與職員討論，以達到最大的保密性。

　　　c）保密標準應該考慮心理醫師所扮演之角色的要求，身爲機構治療小組的一份子，他要與其他健康專業分享重要的資訊。

C. 隱私性：

　1）心理醫師要試著以最隱密的方式提供心理服務。

　2）爲符合隱密的標準，心理醫師通常需要具有創意。有些長期照護機構提供隱蔽的諮商室以供心理醫師提供治療服務，但多數機構並沒有這類設計。並無諮商室或病患臥病在床時，心理服務就只能在床邊進行。若病患並無私人的房間，心理醫師可能需要要求室友暫時離開直到諮商結束，並將房門關上。若室友也臥病在床或者拒絕離開，治療過程就可能要在床邊圍上簾子（在室友的同意下），以獲得隱私性。要知會護理人員，讓他們知道病患在哪裡，也因此不至於打斷治療過程。

　3）心理醫師要知道有關治療隱私之機構／州／聯邦的法令規定。

　4）治療進行前需確定病患獲得足夠的隱私，並盡力滿足病患的希望。

D. 利益衝突：

　1）只在有心理服務之需求時，心理醫師才可自我推薦，而跨學科醫療小組成員要時刻注意心理服務的需求。

　2）心理醫師必須留意，有時候機構與病患的利益並不一致，要盡最大的努力解決衝突，取得病患的最大利益。

　3）心理醫師要盡力使病患獲得持續的照護。若心理服務因費用問題、醫療機構的困難，或其他非臨床性的原因而中止時，心理醫師依循可接受的專業標準停止治療，並轉介病患至其他照護系統。

　4）心理醫師要瞭解掌管第三責任理賠部份的規定與條例，並依規定向理賠單位申請款項，但病患照護決策則要以病患的最佳利益爲考量，而不以理賠方式爲主要考量。當理賠規定不適用於目前的需求時，心理醫師要嘗試向州與聯邦機構或私人保險業者提出理賠要求。

E. 建議：

　1）心理醫師致力於使病患獲得適當的心理健康服務，以減少過度的失能並增進生活品質。

　2）當心理健康服務並未受到妥善的應用，或者不當使用時，心理醫師

> 應極力教育照護提供者，以改善照護服務，使其符合老年生物─心
> 理─社會取向的評估與治療。
> *註：除上述標準外，心理醫師應遵守APA Ethics Code（American
> Psychological Association, 1992）. Ethical principles of psychologist and
> code of conduct. Washington, DC: Author; also published in American
> Psychologist, 47, 1597-1611.

資料來源：PLTC, 1997.

Rice等人（1992）為年齡與性別估算出醫療開銷。他們發現，在1985年有一百七十三億美金花在65歲以上老年人身上（包括直接的醫療開銷，間接的致病與死亡開銷），其中超過三分之二的開銷花在65歲以上的婦女。因此，關些老年族群心理健康照護的人將會受健康醫療開銷的限制。

許多心理健康專業在醫療機構，或是包含老年心理健康專業員工為第一級照護品質的體系裡工作（例如，退伍軍人管理系統、猶太老年之家、老年公寓，以及某些護理之家）。然而，許多健康專業發現他們面對兩個主要體系：使用者付費市場與計畫性照護市場。使用者付費方式無限制地讓提供者提供醫療服務，但卻少有（若有的話）適當的治療監控或療效監控。相反地，計畫性照護的重點在同時限制醫療服務的取得與使用的強度。

「計畫性照護」包括具有同一要素的不同方式：由單一部門組織同時負責提供醫療照護及其相關費用與（Kane & Friedman, 1996）。老年族群的心理健康照護正逐漸受到一般健康照護之計畫性照護的影響。因為計畫性照護的方式影響醫療服務提供的方式（藉由排除或涵蓋某些程序），服務提供

的時間長短（藉由管制服務的總次數，便可計算固定的時數），以及由誰爲老年人提供醫療服務（藉由計畫性照護表中認可的成員，限制服務提供者）。

　　大多數心理健康專業所接觸的心理健康照護經費都來自於地區。我們將在此討論美國經驗，但所學得的經驗一樣可應用於已開發國家。以英國爲例，1990年的國家健康服務與社區照護法案（the 1990 National Health Service and Community Care Act）就準備更改健康與社會照護的提供與資助，其中包括心理健康照護一項（Kavanagh & Knapp, 1995）。

　　就大多數醫師來說，心理健康照護有三個主要的資金來源：老年醫療保險，政府之老年健康照護計畫；醫療補助，政府爲清寒者提出的健康照護計畫；以及私人保險業者。Edmunds及其同事（1997）就歸納比較了心理健康照護之公費與私人部份的異同（參見表12.4）。

　　許多醫師都必須同時應付這兩個部份。除此之外，大多數老年人都同時擁有部份的私人保險與公費保險。舉例來說，超過60%以上的老年人以私人保險補足老年醫療保險未涵蓋的部份（Chollet, 1989），像是「跨越醫療」計畫，是私人保險計畫，或者是由前雇主負擔的一種保險，可填補老年醫療保險不足之處。

　　老年醫療保險與醫療補助計畫的要義列在表12.5。這兩個保險計畫的差別在於目標族群、認同標準、保險內容認定標準的一致性，以及管理者。法定要素也因不同的保險計畫而異，但是老年醫療保險與醫療補助同樣具有三層負責單

表12.4 心理健康照護之公費與私人部份的比較

特性	心理健康照護的公費部份	心理健康照護的私人部份
服務對象	大多數是無保險者,以重度心理疾病患者優先	已經有保險的人
照護經費來源	州的一般經費、老年醫療保險與醫療補助收入、地區或其他經費	保險費
治療負責單位	當地主管機關(譬如郡政府),社區心理健康中心	保險計畫與/或提供者
主要服務項目	病歷管理、藥物使用、住宅補助、復健、危機介入與住院	門診治療、用藥與住院

資料來源:Edmunds et al., 1997, p.138.

表12.5 老年醫療保險與醫療補助

老年醫療保險	醫療補助
聯邦爲老年與失能族群辦的健康保險	聯邦/州共同爲清寒者設立的醫療服務基金
任何社會保險參與者都具有老年醫療保險的資格	領取社會福利者
全國統一標準	聯邦的「醫療需要」標準,由各州定義由州政府管理
由聯邦政府管理(DHHS/HCFA)	心理健康屬於選擇性理賠項目

位:立法、規範,以及執行(參見表12.6)。

　　許多醫師都逐漸熟悉聯邦或私人保險的執行方式。當地保險業者決定由誰提供醫療服務、哪些服務可以獲得理賠,

表12.6　老年醫療保險：政策與程序的分層範例

立法階層
國會：
* 通過一般適用狀況
* 例如，心理醫師可能可因獨立治療而獲得保險理賠。
規範階層
美國健康與人類服務健康照護財務管理（HCFA）：
* 執行狀況依據國會的規定與指示
* 例如，如何理賠、理賠方式。
執行階層
地區老年醫療保險執行者：（藍十字，安泰等）
* 作爲HCFA的地區代表，執行公告與理賠
* 制定符合HCFA標準的理賠比例
* 制定公告過程的執行標準（例如，指定醫療需要的文件）。

以及那些服務的基本付費結構。

　　醫療補助與老年醫療保險的設計變得越來越依賴計畫性照護方式。舉例來說，在1991到1995年間，參加醫療補助者增加了217%，而老年醫療補助參與者增加的60%都涵蓋在計畫性照護下。最近估算的結果認爲，在未來幾年內，計畫性照護的地位會顯得更爲重要（參見圖12.2）。

　　由最近狀況的歸納結果看來，似乎同時適用於英國與美國：「計畫性心理健康照護：無法賴以生，棄之又亡」（Eisdorfer, 1995）。Carl Eisdorfer，臨床心理醫師與精神科醫師，爲計畫性照護至今對老年心理健康服務的衝擊提出了具有洞見的結論：

　　計畫性照護的重心一直都在於急性醫療照護的管理，而將心理健康照護與長期照護放在第二順位。麻煩的並非心理

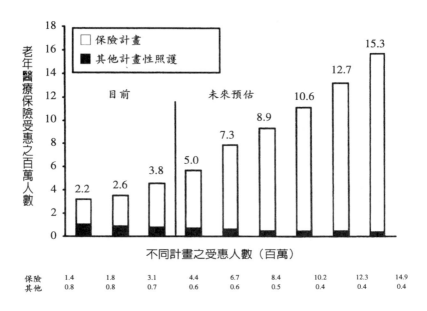

圖12.2　參與老年醫療保險之人數，1991-2007
資料來源：Kaiser Medicare Policy Project, 1997, p.63.

　　健康服務的持續性與不公平的理賠方式，也不在於長期照護
缺乏保險賠償。失敗之處在於如何教育制定政策者、如何發
展整合式的照護體系，以及尋找將心理健康照護列入基層與
慢性照護的誘因。此照護目的對所有年齡的族群都會造成負
面影響，卻也更容易使老年人處於不當照護的危險。

　　…有些保險計畫使病患無法接受門診照護，卻因從未處
理過的問題被迫接受比較昂貴的住院照護，這樣的情形越來
越嚴重。這些住院照護的開銷又受到入院許可與住院時間限
制的管轄。門診照護的開銷也受制於醫療服務的使用頻率、

盡力採用開銷最少的醫療服務（由精神科醫師轉介至心理醫師，再轉到社工服務處）、限制長時間的心理治療為短期或危機重點式的治療，最近更以病歷管理的方式，偏向以臨床教科書中比較有效率的診斷和治療程序進行心理照護。（Eisdorfer, 1995, pp. 5-6）

　　正如Eisdorfer暗示的，保險理賠規則與執行決定影響老年醫學科醫師的工作、他們所扮演的角色與責任，以及他們可以利用的經費。

　　因此，回答B醫師「我應該知道些什麼？」這個簡單問題的另一個答案是：你必須充分瞭解有關目前法令與規定的發展，以及當地保險業者如何執行這些法令。

　　影響老年心理健康照護的社會政策提案：以決策能力為例著重老年族群之身心健康與機能的新社會政策提案，也同樣影響著老年心理健康醫師。我們再考量Alyce女兒的例子，她希望簽署並執行生存意願書。她的要求正代表公共政策與個人機能的交點：決策能力的部份（Smyer, 1993）。舉例來說，美國患病者有關健康照護決定之權利，正是病患自決法案（the Patient Self-Determination Act）中的主要部份，該法案於1991年十二月生效（American Bar Association, 1991）。在該法案的規定下，凡接受老年醫療保險或醫療補助理賠的醫療機構，都必須為每一名住戶或病患提供有關「有權利接受或拒絕藥物或手術治療，以及提出深入治療之權利」的書面資料。

　　同樣地，第十一章提過，1987年的護理之家改革法案也試圖以改革規章的方式增進護理之家的照護品質。該法案也

包括幾項住戶的權利，其中有選擇醫師的權利、獲得更深入的照護相關資訊、參與照護計畫過程、自我給藥，以及拒絕治療等。當護理之家改革法案開始執行時，主要由法院與法規討論有關住戶權利的限制，其意圖相當明顯：極盡可能讓護理之家的住戶參與健康照護的決策。

這些發展反應出法律議題的趨勢，改變年老等於無行為能力的假設（Anderer, 1990; Smyer, 1993）。最近的研究以三個重要條件替換以年齡為準的無行為能力定義：1）出現疾病或失能；2）決策／溝通能力受損；以及3）機能退化。Sabatino（1996）就強調了與新頒訂之統一健康照護討論法案（the new Uniform Health Care Decisions Act）類似的標準，其內容強調個人做決定的能力。

一如美國律師協會提出的（American Bar Association, 1991），決策能力的認定需要下列三個條件：1）擁有一套價值觀與目標；2）具有溝通與理解的能力；以及3）理性且慎重做選擇的能力。

應Alyce之女的要求，你安排第二天與Alyce在護理之家會面。你正在準備攜往護理之家的評估工具。你會帶些什麼？

評估老年族群能力方面的改變是法律與臨床上重要的程序（Sabatino, 1996）。不幸地是，最近的結論仍然傾向於：「目前評估決策能力的程序具有嚴重的瑕疵」（Hofland & David, 1990, p. 92）。基於我們對老化與心理疾病及其評估方式的瞭解，這是屬於老年心理健康專業的領域。

你對Alyce的責任為何？若你不確定她具有行為能力，又

該由誰簽署同意書？這些議題的複雜性反應在決策能力之臨床評估的建議程序上，該程序是由退伍軍人管理系統內的心理學家設計的（Department of Veterans Affairs, 1977）（參見圖12.3）。要注意該程序是以釐清問題作為開始：我們是否瞭解決策議題？你是否具有足夠的資格進行評估，並免於利益衝突？然後該程序將重點放在老年人之生理與心理健康狀況上，我們前面討論過之共發疾病狀況。

此外，我們的注意力在告知同意書的潛在功能。有幾個研究認為，決策能力可經由下列三個層次評估：1）瞭解與同意；2）瞭解其他可能性與選擇；以及3）知道後果與合理性（Drane, 1984; Grisso, 1994; Appelbaum et al., 1987）。惟有經過這些步驟才算完整的評估。在評估過程中，著重傳統的老年醫學評估重點。

然而，醫師在整個過程需要與幾個關鍵的參與者互動：病患、病患家屬、職員、其他健康照護提供者，若必要，則還有律師。

總之，老年族群決策能力的範圍反應在幾個普通，但對老年醫學科醫師卻很重要的條件上：第一，要知道許多目標問題都必須同時考慮個人機能與公共政策環境；第二，建立以研究與臨床專業為基礎的合作關係；第三，建立篩檢評估，使我們易於訂出所需要的後續專業評估程序。

結論

在本章中，我們強調了幾個影響老年心理健康醫療的要

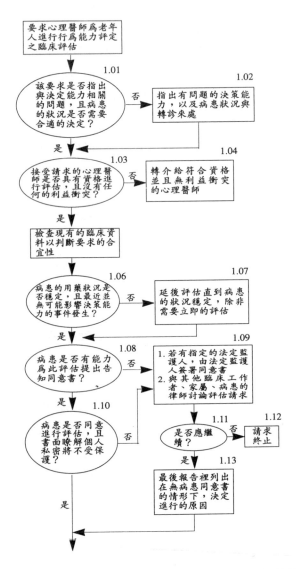

圖12.3　老年族群決策能力之臨床評估程序：心理醫師的操作指引

資料來源：Department of Veterans Affairs, 1997.

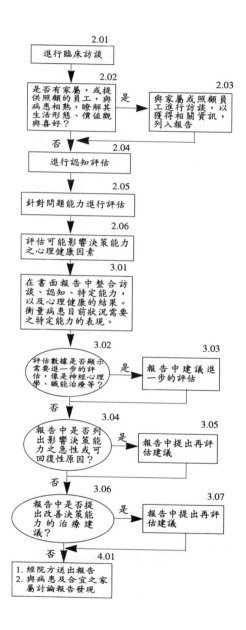

素。每一個專科醫師的自我定位與自我期許,都爲認證、照護品質,以及評估和治療介入的各種動作設立了一套標準。除此之外,經費來源也影響著醫師可能扮演的角色、他們可接受的病患、可提供的服務,以及可以收取的費用。最後,社會政策改革(如最近強調的病患參與醫療決定之權利)也直接或間接影響著老年臨床醫學。總之,簡單地回答B醫師的問題「我應該知道些什麼?」:很多。

跋

…是結束，也是開始

終點站不過是下一站的起點

T. S. Eliot, Four Quartets, "Little Gidding"

在本書中，我們嘗試為老年族群提供有效之心理健康療法的評估理論。為此，我們在廿世紀終了之時，簡短地介紹理論與臨床概念。有效的老年醫學介入法將持續地在三個要件下繼續發展：未來老年族群之世代特質的改變；影響老年心理健康發展進程之基本瞭解的建立；以及公共政策內容的改變，影響老年心理健康醫療服務的提供。

今天的老年人代表著個人與時代獨特的交會。有一些證據顯示，明天的老年人可能會發展出不同形態的心理健康問題與心理疾病。舉例來說，有些人認為今天的青年與中年人，以相同的生命期相比，會比目前的老年人發生更多的憂鬱症（如，Zarate & Tohen, 1996）。此外，未來的老年人可能會有更多的心理治療經驗，也會在晚年時期待更多的心理健康治療：他們可能會十分依賴心理健康服務，因此會要求更方便更有效率的心理健康醫療體系。最後，未來的老年人將在年老時獲得完全不同於今日老人的歷史與個人的生活壓力。綜合來說，這些改變可能會造成未來不同的心理疾病發生率與徵兆。

　　未來的老年族群會有所改變，我們在有關老年族群心理
健康服務之發展與執行的瞭解，也會有三方面不同的改變：
老化學、心理疾病，以及心理健康治療的效果。老化基本進
程的研究持續為我們開拓正常老化另一個新的觀念：進程與
預期（如Task Force on Aging Research, 1995）。同時，有關晚
年心理疾病的預測因子仍為科學研究的一個重要議題（如
Smyer, 1995b）。這些有關老化進程與心理疾病的研究將伴隨
著更仔細地查驗，為老年族群及其家屬帶來更有效的治療方
式。未來也將會有越來越多跨學科的合作關係。簡言之，實
際臨床工作的基本知識將繼續地演進。

　　老年族群本身的改變與我們對老化進程之瞭解的改變，
將促使影響老年心理健康臨床之公共政策更新。舉例來說，
目前有關有關老年醫療保險、醫療補助，及社會保險的財務
爭論將調整未來老年心理健康服務的視野與開銷。例如，我
們可能會看到以年齡為準的政策設計，轉變為視需求或的設
計，或是以分擔風險為重心而非晚年生活之偶發事件
（Hudson, 1993）。我們可能也將看到供給跨學科合作的經費增
加，以為老年族群提供更有效的醫療服務。

　　國會要求老化研究工作隊（Task Force on Aging Research）
做出以下結論：

　　　目前，科學正在為老化尋找答案——身體或心靈的、
　　家庭或工作的、政見或社會的。這些答案應該會改變我
　　們的生活與我們的生活形態。這些答案會增加我們的年
　　歲、健康、能力、成就、關係，以及生命與老化的意

義。由生物學到行為科學，我們站在發現的開端。
（Task Force on Aging Research, 1995, p. iii）

　無論將來的政策是否一致，老年心理健康服務的提供將
是政策內容、未來老年族群特質，以及對老化與心理健康持
續更新之認識共同作用的結果。本書為當代的治療介入將來
的治療選擇提供了良好的基礎。

參考文獻

Acierno, R., Hersen, M., & Van Hasselt, V. B. (1996). Anxiety-based disorders. In M. Hersen & V. B. Van Hasselt (eds), *Psychological treatment of older adults* (pp. 149–80). New York: Plenum.

Advisory Panel on Alzheimer's Disease (1993). *Fourth report of the Advisory Panel on Alzheimer's Disease, 1992* (NIH Publication no. 93-3520). Washington, DC: US Government Printing Office.

Albert, M. (1988). Assessment of cognitive dysfunction. In M. S. Albert & M. B. Moss (eds), *Geriatric neuropsychology* (pp. 57–81). New York: Guilford Press.

Aldwin, C., Folkman, S., Coyne, J., Schaefer, C., & Lazarus, R. S. (1980). The ways of coping scale: a process approach. Paper presented at the annual meeting of the American Psychological Association, Montreal, Quebec, Canada.

Aldwin, C. M. (1991). Does age affect the stress and coping process? Implications of age differences in perceived control. *Journals of Gerontology*, 46 (4), 174–80.

Aldwin, C. M. (1994). *Stress, coping, and development: an integrative perspective.* New York: Guilford Press.

Almeida, O. P., Förstl, H., Howard, R., & David, A. S. (1993). Unilateral auditory hallucinations. *British Journal of Psychiatry*, 162, 262–4.

Almeida, O. P., Howard, R. J., Levy, R., & David, A. (1995). Psychotic states arising in late life (late paraphrenia): the role of risk factors. *British Journal of Psychiatry*, 166, 215–28.

American Bar Association (ABA) (1991). *Patient Self-Determination Act: state law guide.* Washington, DC: ABA Commission on Legal Problems of the Elderly.

American Psychiatric Association (1994). *DSMIV: diagnostic and statistical manual of mental disorders*, 4th edn. Washington, DC: American Psychiatric Association.

Anderer, S. (1990). *Determining competency in guardianship proceedings.* Washington, DC: American Bar Association.

Andersen, B. L., Kiecolt-Glaser, J. K., & Glaser, R. (1994). A biobehavioral model of cancer stress and disease course. *American Psychologist*, 49 (5), 389–404.

Anderson, S. A., Russell, C. S., & Schumm, W. A. (1983). Perceived marital quality and family life-cycle categories: a further analysis. *Journal of Marriage and the Family*, 45, 127–39.

Aneshensel, C. S., Pearlin, L. I., Mullan, J. T., Zarit, S. H., & Whitlatch, C. J. (1995). *Profiles in caregiving: the unexpected career.* San Diego: Academic Press.

Annon, J. F. (1975). *The behavioral treatment of sexual problems.* Honolulu: Enabling Systems.

Antonucci, T. C., & Akiyama, H. (1995). Convoys of social relations: family and friendships within the lifespan context. In R. Blieszner & V. H. Bedford (eds), *Handbook on aging and the family* (pp. 355–71). Westport, CT: Greenwood Press.

Apfel, R., & Handel, M. (1996). Women with long-term mental illness: a different voice. In S. M. Soreff (ed.), *Handbook for the treatment of the seriously mentally ill* (pp. 325–49). Seattle: Hogrefe & Huber.

Applebaum, P. S., Lidz, C. W., & Meisel, A. (1987). *Informed consent: legal theory and clinical practice.* New York: Oxford University Press.

Arean, P. A., Perri, M. G., Nezu, A. M., Schein, R. L., Christopher, F., & Joseph, T. X. (1993). Comparative effectiveness of social problem-solving therapy and reminiscence therapy as treatments for depression in older adults. *Journal of Consulting and Clinical Psychology*, 61, 1003–10.

Arons, B. S., Frank, R. G., Goldman, H. H., McGuire, T. G., & Stephens, S. (1994). Mental health and substance abuse coverage. *Health Affairs*, 13 (1), 192–205.

Atkinson, R. M., Ganzini, L., & Bernstein, M. J. (1992). Alcohol and substance-use disorders in the elderly. In J. E. Birren, R. B. Sloane, & G. D. Cohen (eds), *Handbook of mental health and aging*, 2nd edn (pp. 515–55). San Diego: Academic Press.

Avorn, J., Soumerai, S. B., Everitt, D. E., & Ross, D. D. (1992). A randomized trial of a program to reduce the use of psychoactive drugs in nursing homes. *New England Journal of Medicine*, 327, 168–73.

Baker, R. (1982). *Growing up.* New York: New American Library.

Baltes, M. (1988). The etiology and maintenance of dependency in the elderly: three phases of operant research. *Behavior Therapy*, 19, 301–20.

Baltes, M. M., & Barton, E. M. (1979). Behavioral analysis of aging: a review of the operant model and research. *International Journal of Behavioral Development*, 2 (3), 297–320.

Baltes, M. M., & Reisenzein, R. (1986). The social world in long term care institutions: psychological control toward dependency? In M. M. Baltes & P. B. Baltes (eds), *The psychology of control and aging* (pp. 315–43). Hillsdale, NJ: Lawrence Erlbaum.

Baltes, P. B., & Baltes, M. M. (1990a). Selective optimization with compensation. In P. B. Baltes & M. M. Baltes (eds), *Successful aging: perspectives from the behavioral sciences* (pp. 1–34). New York: Cambridge University Press.

Baltes, P. B., & Baltes, M. M. (1990b). *Successful aging: perspectives from the behavioral sciences.* New York: Cambridge University Press.

Baltes, P. B., Reese, H. W., & Lipsitt, L. P. (1980). Life-span developmental psychology. *Annual Review of Psychology*, 31, 65–110.

Bandura, A. (1977). Self-efficacy: toward a unifying theory of behavioral change. *Psychological Review*, 84, 191–215.

Banner, C. (1992). Recent insights into the biology of Alzheimer's disease. *Generations*, 16 (4), 31–4.

Bartels, S. J. (1989). Organic mental disorder: when to suspect medical illness as a cause of psychiatric symptoms. In J. M. Ellison (ed.), *Psychopharmacology: a primer for the psychotherapist*. Chicago: Year Book Medical Publishers.

Bartels, S. J., & Drake, R. E. (1988). Depressive symptoms in schizophrenia: comprehensive differential diagnosis. *Comprehensive Psychiatry*, 29, 467–83.

Bartels, S. J., & Drake, R. E. (1989). Depression in schizophrenia: current guidelines to treatment. *Psychiatric Quarterly*, 60, 333–45.

Bartels, S. J., Drake, R. E., Wallach, M. A., & Freeman, D. H. (1991). Characteristic hostility in schizophrenic outpatients. *Schizophrenia Bulletin*, 17, 163–71.

Bartels, S. J., & Liberto, J. (1995). Dual diagnosis in the elderly. In A. F. Lehman & L. Dixon (eds), *Substance disorders among persons with chronic mental illness* (pp. 139–57). New York: Harwood Academic.

Bartels, S. J., Mueser, K. T., & Miles, K. M. (1997). Functional impairments in elderly patients with schizophrenia and major affective disorder living in the community: social skills, living skills, and behavior problems. *Behavior Therapy*, 28, 43–63.

Bartels, S. J., Mueser, K. T., & Miles, K. M. (in press). A comparative study of elderly with schizophrenia and bipolar disorder in nursing homes and the community. *Schizophrenia Research*.

Bartels, S. J., Teague, G. B., Drake, R. E., Clark, R. E., Bush, P., & Noordsy, D. L. (1993). Service utilization and costs associated with substance abuse among rural schizophrenic patients. *Journal of Nervous and Mental Disease*, 181, 227–32.

Beardsley, R. S., Larson, D. B., Burns, B. J., Thompson, J. W., & Kamerow, D. B. (1989). Prescribing of psychotropics in elderly nursing home patients. *Journal of the American Geriatrics Society*, 37, 327–30.

Beck, A. T., Emery, G., & Greenberg, R. L. (1985). *Anxiety disorders and phobias: a cognitive perspective*. New York: Basic Books.

Beck, A. T., Epstein, N., Brown, G., & Steer, R. (1988). An inventory for measuring clinical anxiety: psychometric properties. *Journal of Consulting and Clinical Psychology*, 56, 893–7.

Beck, A. T., Rush, A. J., Shaw, B. F., & Emery, G. (1979). *Cognitive therapy of depression*. New York: Guilford Press.

Beck, A. T., Sokal, L., Clark, D. A., Berchick, R., & Wright, F. (1992). A crossover study of focused cognitive therapy for panic disorder. *American Journal of Psychiatry*, 149, 778–83.

Beck, A. T., Ward, C. H., Mendelson, M., Mock, J., & Erbaugh, J. (1961). An inventory for measuring depression. *Archives of General Psychiatry*, 4, 561–71.

Becker, E. (1973). *The denial of death*. New York: Macmillan.

Bedford, V. H. (1995). Siblings in middle and later adulthood. In R. Blieszner & V. H. Bedford (eds), *Handbook on aging and the family* (pp. 201–22). Westport, CT: Greenwood Press.

Beers, M., Avorn, J., Soumerai, S., Everitt, D., Sherman, D., & Salem, S. (1988). Psychoactive medication use in intermediate-care facility residents. *Journal of the American Medical Association*, 260, 3016–20.

Belitsky, R., & McGlashan, T. H. (1993). The manifestations of schizophrenia in late life: a dearth of data. *Schizophrenia Bulletin*, 19, 683–9.

Bellack, A. S., Morrison, R. L., Wixted, J. T., & Mueser, K. T. (1990). An analysis of social competence in schizophrenia. *British Journal of Psychiatry*, 156, 809–18.

Bellack, A. S., & Mueser, K. T. (1993). Psychosocial treatment of schizophrenia. *Schizophrenia Bulletin*, 19, 317–36.

Bellack, A. S., Turner, S. M., Hersen, M., & Luber, R. F. (1984). An examination of the efficacy of social skills training for chronic schizophrenic patients. *Hospital and Community Psychiatry*, 35, 1023–8.

Belle, D. (1990). Poverty and women's mental health. *American Psychologist*, 45 (3), 385–9.

Bengtson, V. L., & Kuypers, J. A. (1984). The family support cycle: psychosocial issues in the aging family. In J. M. A. Munnichs, P. Mussen, E. Olbrich, & P. G. Coleman (eds), *Life-span and change in a gerontological perspective* (pp. 257–73). Orlando, FL: Academic Press.

Bengtson, V. L., Rosenthal, C., & Burton, L. (1996). Paradoxes of families and aging. In R. H. Binstock & L. K. George (eds), *Handbook of aging and the social sciences*, 4th edn (pp. 253–82). San Diego: Academic Press.

Berezin, M. A. (1972). Psychodynamic considerations of aging and the aged: an overview. *American Journal of Psychiatry*, 128, 1483–91.

Binder, E. F., & Robins, L. N. (1990). Cognitive impairment and length of hospital stay in older persons. *Journal of the American Geriatric Society*, 38, 759–76.

Birkel, R. C. (1987). Toward a social ecology of the home-care household. *Psychology and Aging*, 2, 294–301.

Birren, J. E., & Renner, V. J. (1980). Concepts and issues of mental health and aging. In J. E. Birren & R. B. Sloane (eds), *Handbook of mental health and aging* (pp. 3–33). Englewood Cliffs, NJ: Prentice-Hall.

Blazer, D. G. (1993). *Depression in late life*, 2nd edn. St Louis: Mosby.

Blazer, D. G. (1994). Epidemiology of late-life depression. In L. S. Schneider, C. F. Reynolds, B. D. Lebowitz, and A. J. Friedhoff (eds), *Diagnosis and treatment of depression in late life* (pp. 9–19). Washington, DC: American Psychiatric Press.

Blazer, D., George, L. K., & Hughes, D. (1991). The epidemiology of anxiety disorders: an age comparison. In C. Salzman & B. D. Lebowitz (eds), *Anxiety in the elderly: treatment and research* (pp. 17–30). New York: Springer.

Blazer, D. G., Woodbury, M., Hughes, D. C., George, L.K., & Manton, K. G. (1989). A statistical analysis of the classification of depression in a mixed community and clinical sample. *Journal of Affective Disorders*, 16, 11–20.

Blow, F. C., Brower, J. K., Sculenberg, J. E., Demo-Dananberg, L. M., Young, K. J., & Beresford, T. P. (1992). The Michigan alcoholism screening test: geriatric version (MAST-G): a new elderly-specific screening instrument. *Alcoholism*, 16, 372.

Bootzin, R. R., Epstein, D., Engle-Friedman, M., & Salvio, M. A. (1996). Sleep disturbances. In L. L. Carstensen, B. Edelstein, & L. Dornbrand (eds), *Practical handbook of clinical gerontology* (pp. 398–420). Thousand Oaks, CA: Sage.

Boszormenyi-Nagy, I., & Sparks, G. M. (1984). *Invisible loyalties.* New York: Brunner/Mazel.

Bowen, M. (1978). *Family therapy in clinical practice.* New York: J. Aronson.

Bowlby, J. (1969). *Attachment and loss,* vol. 1: *Attachment.* New York: Basic Books.

Bowlby, J. (1980). *Attachment and loss,* vol. 3. New York: Basic Books.

Brannon, D., Cohn, M. D., & Smyer, M. A. (1990). Caregiving as work: how nurses' aides rate it. *Journal of Long-Term Care Administration,* 18 (1), 10–14.

Brannon, D., & Smyer, M. A. (1990). Who will provide long-term care in the future? *Generations,* 14 (2), 64–7.

Brannon, D., & Smyer, M. (1994). Good work and good care in nursing homes. *Generations,* 17, 34–8.

Brannon, D., Smyer, M. A., Cohn, M. D., Downs, M. G., & Rovine, M. J. (1994). Transfer of training effects in nursing homes: staff outcomes. Unpublished manuscript, Pennsylvania State University.

Brink, T. L. (1979). *Geriatric psychotherapy.* New York: Human Sciences Press.

Bronfenbrenner, U. (1979). *The ecology of human development: experiments by nature and design.* Cambridge, MA: Harvard University Press.

Buck, J. A. (1988). Psychotropic drug practice in nursing homes. *Journal of the American Geriatrics Society,* 36, 409–18.

Bulger, M. W., Wandersman, A., & Goldman, C. R. (1993). Burdens and gratifications of caregiving: appraisal of parental care of adults with schizophrenia. *American Journal of Orthopsychiatry,* 63, 255–65.

Burgio, L. D. (1991). Behavioral staff training and management in geriatric long-term care facilities. In P. A. Wisocki (ed.), *Handbook of clinical behavior therapy with the elderly client* (pp. 423–38). New York: Plenum.

Burgio, L. (1996). Interventions for the behavioral complications of Alzheimer's disease: behavioral approaches. *International Psychogeriatrics,* 8, 45–52.

Burgio, L. D., & Locher, J. L. (1996). Urinary incontinence. In L. L. Carstensen, B. Edelstein, & L. Dornbrand (eds), *Practical handbook of clinical gerontology* (pp. 349–73). Thousand Oaks, CA: Sage.

Burgio, L. D., & Sinnott, J. (1989). Behavioral treatments and pharmacotherapy: acceptability ratings for elderly individuals. *Journals of Gerontology,* 44, P3–P8.

Burns, B. J., & Kamerow, D. B. (1988). Psychotropic drug prescriptions for nursing home residents. *Journal of Family Practice,* 26, 155–60.

Burns, B., & Taube, C. A. (1990). Mental health services in general medical care and nursing homes. In B. S. Fogel, A. Furino, & G. Gottlieb (eds), *Protecting minds at risk* (pp. 63–84). Washington, DC: American Psychiatric Association.

Burns, B. J., Wagner, R., Taube, J. E., Magaziner, J., Permutt, T., & Landerman, L. R. (1993). Mental health service use by the elderly in nursing homes. *American Journal of Public Health,* 83 (3), 331–7.

Burns, D. D., & Nolen-Hoeksema, S. (1991). Coping styles, homework compliance, and the effectiveness of cognitive-behavioral therapy. *Journal of Consulting and Clinical Psychology,* 59 (2), 305–11.

Burns, D. D., Shaw, B. F., & Crocker, W. (1987). Thinking styles and coping strategies of depressed women: an empirical investigation. *Behavioral Research and Therapy*, 25, 223–5.

Burnside, I. M. (1980). Symptomatic behaviors in the elderly. In J. E. Birren & R. B. Sloane (eds), *Handbook of mental health and aging* (pp. 719–44). Englewood Cliffs, NJ: Prentice-Hall.

Busse, E. W., & Pfeiffer, E. (1969). *Behavior and adaption in late life*. Boston: Little, Brown.

Butler, R. (1974). Successful aging and the role of life review. *Journal of the American Geriatric Society*, 22, 529–35.

Butler, R. N., Lewis, M., & Sunderland, T. (1991). *Aging and mental health: positive psychosocial and biomedical approaches*, 4th edn. New York: Merrill.

Butler, S. F., & Strupp, H. H. (1991). Psychodynamic psychotherapy. In M. Hersen, A. E. Kazdin, & A. S. Bellack (eds), *The clinical psychology handbook*, 2nd edn (pp. 519–33). New York: Pergamon Press.

Butters, M. A., Salmon, D. P., & Butters, N. (1994). Neuropsychological assessment of dementia. In M. Storandt & G. R. VandenBos (eds), *Neuropsychological assessment of dementia and depression in older adults: a clinician's guide* (pp. 33–59). Washington, DC: American Psychological Association.

Canadian Study of Health and Aging Working Group (1994). Canadian study of health and aging: study methods and prevalence of dementia. *Canadian Medical Association Journal*, 150, 899–912.

Caplan, G. (1970). *The theory and practice of mental health consultation*. New York: Basic Books.

Carr, V. (1988). Patients' techniques for coping with schizophrenia: an exploratory study. *British Journal of Medical Psychology*, 61, 339–52.

Carson, R. C., & Butcher, J. N. (1992). *Abnormal psychology and modern life*, 9th edn. New York: Harper Collins.

Carstensen, L. L. (1991). Selectivity theory: social activity in life-span context. In K. W. Schaie (ed.), *Annual review of gerontology and geriatrics* (pp. 195–217). New York: Springer.

Carstensen, L., & Fisher, J. E. (1991). Problems of the elderly in nursing homes. In P. Wisocki (ed.), *Handbook of clinical behavior therapy with the elderly client* (pp. 337–62). New York: Plenum.

Carter, E., & McGoldrick, M. (1988). *The changing family life cycle: a framework for family therapy*, 2nd edn. New York: Gardner Press.

Cassel, C. K., Rudberg, M. A., & Olshansky, S. J. (1992). The price of success: health care in an aging society. *Health Affairs*, 11 (2), 87–99.

Castle, D. J., & Murray, R. M. (1993). The epidemiology of late-onset schizophrenia. *Schizophrenia Bulletin*, 19, 691–700.

Chollet, D. (1989). Retiree health insurance benefits: trends and issues. In *Retiree health benefits: what is the promise?* Washington, DC: Employee Benefit Research Institute.

Ciompi, L. (1980). The natural history of schizophrenia in the long term. *British Journal of Psychiatry*, 136, 413–20.

Coblentz, J. M., Mattis, S., Zingesser, L. H., Hasoff, S. S., Wisniewski, H. M., & Katzman, R. (1973). Presenile dementia: clinical aspects and evaluation of cerebrospinal fluid dynamics. *Archives of Neurology*, 29, 299–308.

Cockrell, J. R., & Folstein, M. F. (1988). Mini-mental state examination (MMSE). *Psychopharmacology Bulletin*, 24 (4), 689–92.

Cohen, C. I., Talavera, N., Hartung, R. (1996). Depression among aging persons with schizophrenia who live in the community. *Psychiatric Services*, 47, 601–7.

Cohen, G. D. (1985). Toward an interface of mental and physical health phenomena in geriatrics: clinical findings and questions. In C. M. Gaitz & T. Samorajski (eds), *Aging 2000: our health care destiny: biomedical issues*, vol. 1 (pp. 283–99). New York: Springer.

Cohen, G. D. (1990). Psychopathology and mental health in the mature and elderly adult. In J. E. Birren & K. W. Schaie (eds), *Handbook of the psychology of aging*, 3rd edn (pp. 359–71). San Diego: Academic Press.

Cohen, G. D. (1992). The future of mental health and aging. In J. E. Birren, R. B. Sloane, & G. D. Cohen (eds), *Handbook of mental health and aging*, 2nd edn. (pp. 893–914). San Diego: Academic Press.

Cohen, G. D. (1993). Comprehensive assessment: capturing strengths, not just weaknesses. In M. A. Smyer (ed.), *Mental health and aging: progress and prospects* (pp. 93–100). New York: Springer.

Cohen, R. A., Van Nostrand, J. F., & Furner, S. E. (eds) (1993). Chartbook on health data on older Americans: United States (1991). National Center for Health Statistics. *Vital and Health Statistics*, 3 (29).

Cohen, S., Kamarck, T., & Mermelstein, R. (1983). A global measure of perceived stress. *Journal of Health and Social Behavior*, 24, 385–96.

Cohen, S., & Williamson, G. (1988). Perceived stress in a probability sample of the United States. In S. Spacapan & S. Oskamp (eds), *The social psychology of health* (pp. 31–67). Newbury Park, CA: Sage.

Cohen-Mansfield, J., Werner, P., Culpepper, W. J., Wolfson, M. A., & Bickel, E. (1996). In L. L. Carstensen, B. Edelstein, & L. Dornbrand (eds), *Practical handbook of clinical gerontology* (pp. 374–97). Thousand Oaks, CA: Sage.

Cohler, B. J. (1993). Aging, morale, and meaning: the nexus of narrative. In T. R. Cole, W. A. Achenbaum, P. L. Jakobi, & R. Kastenbaum (eds), *Voices and visions of aging: toward a critical gerontology* (pp. 107–33). New York: Springer.

Cohler, B. J., & Grunebaum, H. U. (1981). *Mothers, grandmothers and daughters: personality and childcare in three generation families*. New York: Wiley.

Cohn, M. D., & Smyer, M. A. (1988). Mental health consultation: process, professions, and models. In M. A. Smyer, M. D. Cohn, & D. Brannon (eds), *Mental health consultation in nursing homes* (pp. 46–63). New York: New York University Press.

Cohn, M. D., Smyer, M. A., & Horgas, A. L. (1994). *The ABCs of behavior change: skills for working with behavior problems in nursing homes*. State College, PA: Venture.

Colarusso, C. A., & Nemiroff, R. A. (1979). Some observations and hypotheses about the psychoanalytic theory of adult development. *International Journal of Psycho-Analysis*, 60, 59–71.

Cole, C. L. (1986). Developmental tasks affecting the marital relationship in later life. *American Behavioral Scientist*, 29, 389–403.

Coles, R. (1967). *Children of crisis*, vol. I: *A study of courage and fear*. Boston: Little, Brown.

Conwell, Y. (1994). Suicide in elderly patients. In L. S. Schneider, C. F. Reynolds, B. D. Lebowitz, & A. J. Friedhoff (eds), *Diagnosis and treatment of depression in late life: results of the NIH consensus development conference* (pp. 397–419). Washington, DC: American Psychiatric Press.

Cook, J. (1988). Who mothers the chronically mentally ill? *Family Relations*, 37, 42–9.

Costa, P. T., Jr, & McCrae, R. R. (1985). *The NEO personality inventory manual*. Odessa, FL: Psychological Assessment Resources.

Costa, P. T., Jr, & McCrae, R. R. (1988). Personality in adulthood: a six-year longitudinal study of self-reports and spouse ratings on the NEO personality inventory. *Journal of Personality and Social Psychology*, 54, 853–63.

Costa, P. T., Jr, & McCrae, R. R. (1992a). Trait psychology comes of age. In T. B. Sonderegger (ed.), *Nebraska symposium on motivation: psychology and aging* (pp. 169–204). Lincoln, NE: University of Nebraska Press.

Costa, P. T., Jr, & McCrae, R. R. (1992b). *Revised NEO personality inventory (NEO-PI-R) and NEO five factor inventory (NEO-FFI) professional manual*. Odessa, FL: Psychological Assessment Resources.

Costa, P. T., & McCrae, R. R. (1994). Depression as an enduring disposition. In L. S. Schneider, C. F. Reynolds, B. D. Lebowitz, and A. J. Friedhoff (eds), *Diagnosis and treatment of depression in late life* (pp. 155–67). Washington, DC: American Psychiatric Press.

Costa, P. T., Jr, Metter, E. J., & McCrae, R. R. (1994). Personality stability and its contribution to successful aging. *Journal of Geriatric Psychiatry*, 27 (1), 41–59.

Couros, F. & Bakalar, N. (eds) (1996). *Aids and people with severe mental illness: a handbook for mental health professionals*. New Haven, CT: Yale University Press.

Coyne, J. C., & Downey, G. (1991). Social factors and psychopathology: stress, social support, and coping processes. *Annual Review of Psychology*, 42, 401–25.

Coyne, J., & Smith, D. A. F. (1991). Couples coping with a myocardial infarction: a contextual perspective on wives' distress. *Journal of Personality and Social Psychology*, 61, 404–12.

Cuffel B. J., Jeste D. V., Halpain, M., Pratt, C., Tarke, H., & Patterson, T. L. (1996). Treatment costs and use of community mental health services for schizophrenia by age cohorts. *American Journal of Psychiatry*, 153, 870–6.

Cummings, J. (1985). Organic delusions: phenomenology, anatomical correlations and review. *British Journal of Psychiatry*, 145, 184–97.

Cummings, J. L., & Benson, D. F. (1992). *Dementia: a clinical approach*, 2nd edn. Boston: Butterworth-Heinemann.

Davidson, M., Harvey, P. D., Powchick, P., Parrella, M., White, L., Knobler, H. Y., Losonczy, M. F., Keefe, R. S., Katz, S., & Frecska, E. (1995). Severity of symptoms in chronically institutionalized geriatric schizophrenic patients. *American Journal of Psychiatry*, 152, 197–207.

Davison, G. C., & Neale, J. M. (1994). *Abnormal psychology*, 6th edn. New York: Wiley.

DeLongis, A., Folkman, S., & Lazarus, R. S. (1988). The impact of daily stress on health and mood: psychology and social resources as mediators. *Journal of Personality and Social Psychology*, 54, 486–95.

Department of Veterans Affairs (1997). *Clinical assessment for competency determination of the older adult: a practice guideline for psychologists*. Milwaukee: National Center for Cost Containment, Department of Veterans Affairs.

Derogatis, L. R. (1977). *Scl-90 administration, scoring, & procedures manual-I*. Baltimore: Johns Hopkins University School of Medicine, Clinical Psychometrics Research Unit.

Derogatis, L. R., & Spencer, P. M. (1982). *The brief symptom inventory (BSI) administration, scoring, & procedures manual-I*. Baltimore: Johns Hopkins University School of Medicine, Clinical Psychometrics Research Unit.

Dhingra, U., & Rabins, P. V. (1991). Mania in the elderly: a 5–7 year follow-up. *Journal of the American Geriatrics Society*, 39, 581–3.

Diehl, M., Coyle, N., & Labouvie-Vief, G. (1996). Age and sex differences in strategies of coping and defense across the life-span. *Psychology and Aging*, 42, 127–39.

Dobson, D. J. G., McDougall, G., Busheikin, J., & Aldous, J. (in press). Social skills training and symptomatology in schizophrenia. *Psychiatric Services*.

Dohrenwend, B. S., Krasnoff, L., Askenasy, A. R., & Dohrenwend, B. P. (1978). Exemplification of a method for scoring life events: the PERI life events scale. *Journal of Health and Social Behavior*, 19, 205–29.

Drake, R. E., Osher, F. C., & Wallach, M. A. (1989b). Alcohol use and abuse in schizophrenia: a prospective community study. *Journal of Nervous and Mental Disease*, 177, 408–14.

Drake, R. E., Osher, F. C., & Wallach, M. A. (1991). Homelessness in dual diagnosis patients. *American Psychologist*, 46, 1149–58.

Drake, R. E., Wallach, M. A., & Hoffman, J. S. (1989a). Housing instability and homelessness among aftercare patients of an urban state hospital. *Hospital and Community Psychiatry*, 40, 46–51.

Drane, J. F. (1984). Competency to give consent: a model for making clinical assessments. *Journal of the American Medical Association*, 252, 925–7.

Dupree, L. W., Broskowski, H., & Schonfeld, L. (1984). The gerontology alcohol project. a behavioral treatment program for elderly alcohol abusers. *The Gerontologist*, 24, 510–16.

Dupree, L. W., & Schonfeld, L. (1996). Substance abuse. In M. Hersen & V. B. Van Hasselt (eds), *Psychological treatment of older adults* (pp. 281–97). New York: Plenum.

Dworkin, R. H. (1994). Pain insensitivity in schizophrenia: a neglected phenomenon and some implications. *Schizophrenia Bulletin*, 20, 235–48.

Edelstein, B. A., & Semenchuk, E. M. (1996). Interviewing older adults. In L. L. Carstensen, B. A. Edelstein, & L. Dornbrand (eds), *The practical handbook of clinical gerontology* (pp. 153–73). Thousand Oaks, CA: Sage.

Edinberg, M. A. (1985). *Mental health practice with the elderly*. Englewood Cliffs, NJ: Prentice-Hall.

Edmunds, M., Frank, R., Hogan, M., McCarty, D., Robinson-Beale, R., & Weisner, C. (eds) (1997). *Managing managed care: quality improvement in behavioral health*. Washington, DC: National Academy Press.

Eisdorfer, C. (1995). Managed mental health care: can't live with it and can't live without it. *Journal of Mental Health and Aging*, 1 (1), 5–6.

Elder, G. H., Jr (1974). *Children of the great depression: social change and life experiences*. Chicago: University of Chicago Press.

Erikson, E. H. (1963). *Childhood and society*, 2nd edn. New York: W. W. Norton.

Erikson, E. H., Erikson, J. M., & Kivnik, H. Q. (1986). *Vital involvement in old age: the experience of old age in our time*. New York: W. W. Norton.

Exner, J. E. (1974). *The Rorschach: a comprehensive system*, vol. 1. New York: Wiley.

Exner, J. E. (1978). *The Rorschach: a comprehensive system*, vol. 2. New York: Wiley-Interscience.

Falloon, I., Boyd, J., McGill, C., Razani, J., Moss, H., & Gilderman, A. (1982). Family management in the prevention of exacerbations of schizophrenia. *New England Journal of Medicine*, 306, 1437–40.

Falloon, I., & Talbot, R. E. (1981). Persistent auditory hallucinations: coping mechanisms and implications for management. *Psychological Medicine*, 11, 329–39.

Fillenbaum, G., & Smyer, M. (1981). The development, validity, and reliability of the OARS multidimensional functional assessment questionnaire. *Journal of Gerontology*, 36, 428–34.

Finch, C. E., & Morgan, D. (1987). Aging and schizophrenia: a hypothesis relating to asynchrony in neural aging processes to the manifestations of schizophrenia and other neurologic diseases with age. In N. E. Miller & G. Cohen (eds), *Schizophrenia and Aging* (pp. 97–108). New York: Guilford Press.

Finlayson, R. E. (1984). Prescription drug abuse in older persons. In R. M. Atkinson (ed.), *Alcohol and drug abuse in old age* (pp. 61–70). Washington, DC: American Psychiatric Press.

First, M. B., Spitzer, R. L., Gibbon, M., & Williams, J. B. W. (1995). *Structured clinical interview for DSM-IV Axis I disorders: patient edition (SCID-I/P, Version 2.0)*. New York: Biometrics Research Department, New York State Psychiatric Institute.

Fisher, J. E., & Noll, J. P. (1996). Anxiety disorders. In L L. Carstensen, B. A. Edelstein, & L. Dornbrand (eds), *The practical handbook of clinical gerontology* (pp. 304–23). Thousand Oaks, CA: Sage.

Florsheim, M. J., & Herr, J. J. (1990). Family counseling with elders. *Generations*, 14 (1), 40–2.

Folkman, S., & Lazarus, R. S. (1980). An analysis of coping in a middle-aged community sample. *Journal of Health and Social Behavior*, 21, 219–39.

Folkman, S., Lazarus, R. S., Dunkel-Schetter, C., Delongis, A., & Gruen, R. (1986). The dynamics of a stressful encounter: cognitive appraisal, coping, and encounter outcomes. *Journal of personality and social psychology*, 50, 992–1003.

Folkman, S., Lazarus, R. S., Gruen, R., & DeLongis, A. (1986). Appraisal, coping, health status, and psychological symptoms. *Journal of Personality and Social Psychology*, 50, 571–9.

Folkman, S., Lazarus, R. S., Pimley, S., & Novacek, J. (1987). Age differences in stress and coping processes. *Psychology and Aging*, 2 (2), 171–84.

Folstein, M. F., Bassett, S. S., Romanoski, A. J., & Nestadt, G. (1991). The epidemiology of delirium in the community: the eastern Baltimore mental health survey. *International Psychogeriatrics*, 3, 169–76.

Folstein, M. F., Folstein, S. E., & McHugh, P. R. (1975). 'Mini mental state': a practical method for grading the cognitive state of patients for the clinician. *Journal of Psychiatric Research*, 12, 189–98.

Frank, R. G., McGuire, T. G., Regier, D. A., Manderschied, R., & Woodward, A. (1994). Paying for mental health and substance abuse care. *Health Affairs*, 13 (1), 337–42.

Freedman, V. A., Berkman, L. F., Rapp, S. R., & Ostfeld, A. M. (1994). Family networks: predictors of nursing home entry. *American Journal of Public Health*, 84 (5), 843–5.

Freiman, M. P., Arons, B. S., Goldman, H. H., & Burns, B. J. (1990). Nursing home reform and the mentally ill. *Health Affairs*, 9 (4), 47–60.

Freud, A. (1937). *The ego and the mechanisms of defense*. London: Hogarth Press.

Freud, S. (1933). The dissection of the psychical personality. New introductory lectures on psycho-analysis. In J. Strachey (ed.) (1964), *The standard edition of the complete psychological works of Sigmund Freud*, vol. 22. London: Hogarth Press.

Freud, S. (1940). An outline of psychoanalysis. In J. Strachey (ed.) (1964). *The standard edition of the complete psychological works of Sigmund Freud*, vol. 23. London: Hogarth Press.

Friedhoff, A. (1994). Consensus development conference statement: diagnosis and treatment of depression in late life. In L. S. Schneider, C. F. Reynolds, B. D. Lebowitz, & A. J. Friendhoff (eds), *Diagnosis and treatment of depression in late life* (pp. 493–511). Washington, DC: American Psychiatric Press.

Fuld, P., Katzman, R., Davies, P., & Terry, R. D. (1982). Intrusions as a sign of Alzheimer dementia: chemical and pathological verification. *Annals of Neurology*, 11, 155–9

Futterman, A., Thompson, L. W., Gallagher-Thompson, D., & Ferris, R. (1995). Depression in later life: epidemiology, assessment, etiology and treatment. In E. Beckham & R. Leber (eds), *Handbook of depression*, 2nd edn (pp. 494–525). New York: Guilford Press.

Gallagher, D. (1986). Assessment of depression by interview methods and psychiatric rating scales. In L. W. Poon (ed.), *Handbook for clinical memory assessment of older adults* (pp. 202–12). Washington, DC: American Psychological Association.

Gallagher, D., & Frankel, A. S. (1980). Depression in older adult(s): a moderate structuralist viewpoint. *Psychotherapy: Theory, Research and Practice*, 17 (1), 101–4.

Gallagher, D. E., & Thompson, L. W. (1983). Effectiveness of psycho-therapy for both endogenous and non-endogenous depression in older adults. *Journal of Gerontology*, 18, 707–12.

Gallagher, D., Thompson, L. W., Baffa, G., Piatt, C., Ringering, L., & Stone, V. (1981). *Depression in the elderly: a behavioral treatment manual*. Los Angeles: University of Southern California Press.

Gallagher-Thompson, D., Hanley-Peterson, P., & Thompson, L. W. (1990). Maintenance of gains versus relapse following brief psychotherapy for depression. *Journal of Consulting and Clinical Psychology*, 58, 371–4.

Gallagher-Thompson, D., & Thompson, L. W. (1996). Applying cognitive-behavioral therapy to the psychological problems of later life. In S. H. Zarit & B. G. Knight (eds), *A guide to psychotherapy and aging* (pp. 61–82). Washington, DC: American Psychological Association.

Gatz, M. (1992). Stress, control, and psychological interventions. In M. L. Wykle, E. Kahana, & J. Kowal (eds), *Stress and health among the elderly* (pp. 209–22). New York: Springer.

Gatz, M., Bengtson, V. L., & Blum, M. J. (1990). Caregiving families. In J. E. Birren & K. W. Schaie (eds), *Handbook of psychology and aging*, 3rd edn (pp. 404–26). San Diego: Academic.

Gatz, M., Kasl-Godley, J. E., & Karel, M. J. (1996). Aging and mental disorders. In J. E. Birren & K. W. Schaie (eds), *Handbook of the psychology of aging*, 4th edn. (pp. 365–82). San Diego: Academic Press.

Gatz, M., Lowe, B., Berg, S., Mortimer, J., & Pedersen, N. (1994). Dementia: not just a search for the gene. *The Gerontologist*, 34 (2), 251–5.

Gatz, M., Pedersen, N. L., Plomin, R., & Nesselroade, J. R. (1992). Importance of shared genes and shared environments for symptoms of depression in older adults. *Journal of Abnormal Psychology*, 101, 701–8.

Gatz, M., & Smyer, M. A. (1992). The mental health system and older adults in the 1990s. *American Psychologist*, 47 (6), 741–51.

Gatz, M., Smyer, M. A., Garfein, A. J., & Seward, M. (1991). Essentials of assessment in long-term care settings. In M. S. Harper (ed.), *Management and care of the elderly: psychosocial perspectives* (pp. 293–309). Newbury Park, CA: Sage.

George, L. K. (1992). Community and home care for mentally ill adults. In J. E. Birren, R. B. Sloane, G. D. Cohen, N. R. Hooyman, B. D. Lebowitz, M. H. Wykle, & D. E. Deutschman (eds), *Handbook of mental health and aging*, 2nd edn (pp. 793–813). San Diego: Academic Press.

George, L. K. (1994). Social factors and depression in late life. In L. S. Schneider, C. F. Reynolds, B. D. Lebowitz, and A. J. Friedhoff (eds), *Diagnosis and treatment of depression in late life* (pp. 131–53). Washington, DC: American Psychiatric Press.

Gilford, R., & Bengtson, V. (1979). Measuring marital satisfaction in three generations: positive and negative dimensions. *Journal of Marriage and the Family*, 41, 387–98.

Gleser, G. C., & Ihilevich, D. (1969). An objective instrument for measuring defense mechanisms. *Journal of Consulting and Clinical Psychology*, 33, 51–60.

Glynn, S., Randolph, E., Eth, S., Paz, G., Shaner, A., & Strachan, A. (1990). Patient psychopathology and expressed emotion in schizophrenia. *British Journal of Psychiatry*, 157, 877–80.

Goffman, E. (1961). *Asylums*. Garden City, NY: Anchor Books.

Goldberg, T. E., Hyde, T. M., Kleinman, J. E., & Weinberger, D. R. (1993). Course of schizophrenia: neuropsychological evidence for a static encephalopathy. *Schizophrenia Bulletin*, 19, 797–804.

Goldstein, J. M. (1988). Gender differences in the course of schizophrenia. *American Journal of Psychiatry*, 145, 684–9.

Goodwin, P., Smyer, M. A., & Lair, T. I. (1995). Decision-making incapacity among nursing home residents: results from the 1987 NMES survey. *Behavioral Sciences and the Law*, 13, 405–14.

Gough, H. G. (1987). *California psychological inventory: administrator's guide*. Palo Alto, CA: Consulting Psychologists Press.

Gould, R. L. (1978). *Transformations: growth and change in adult life*. New York: Simon & Schuster.

Greenberg, J., Pyszczynski, T., Solomon, S., Simon, L., & Breus, M. (1994). Role of consciousness and accessibility of death-related thoughts in mortality salience effects. *Journal of Personality and Social Psychology*, 67, 627–37.

Grisso, T. (1986). *Evaluating competencies: forensic assessments and instruments*. New York: Plenum.

Grisso, T. (1994). Clinical assessments for legal competence of older adults. In M. Storandt & G. R. VandenBos (eds), *Neuropsychological assessment of dementia and depression in older adults: a clinician's guide* (pp. 119–39). Washington, DC: American Psychological Association.

Groth-Marnat, G. (1984). *Handbook of psychological assessment*. New York: Van Nostrand Reinhold.

Grotjahn, M. (1955). Analytic psychotherapy with the elderly. *Psychoanalytic Review*, 42, 419–27.

Grundmann, M. (1996). Historical context of father absence: some consequences for the family formation of German men. *International Journal of Behavioral Development*, 19 (2), 415–31.

Gutmann, D. L. (1986). Oedipus and the aging male: a comparative perspective. Special issue: toward a new psychology of men: psychoanalytic and social perspectives. *Psychoanalytic Review*, 73 (4), 541–52.

Gutmann, D. L. (1987). *Reclaimed powers: toward a new psychology of men and women in later life*. New York: Basic Books.

Gutmann, D. L. (1992). Toward a dynamic geropsychology. In J. W. Barron, M. N.

Eagle, & D. L. Wolitzky (eds), *Interface of psychoanalysis and psychology* (pp. 284–96). Washington, DC: American Psychological Association.

Hagestad, G. O. (1986). The aging society as a context for family life. *Daedalus*, 115, 119–39.

Hagestad, G. O. (1988). Demographic change and the life course: some emerging trends in the family realm. *Family Relations*, 37, 405–10.

Harding, C. M., Brooks, G. W., Ashikaga, T., Strauss, J. S., & Breier, A. (1987a). The Vermont longitudinal study of persons with severe mental illness, I: Methodology, study sample, and overall status 32 years later. *American Journal of Psychiatry*, 144, 718–26.

Harding, C. M., Brooks, G. W., Ashikaga, T., Strauss, J. S., & Breier, A. (1987b). The Vermont longitudinal study of persons with severe mental illness, II: Long-term outcome of subjects who retrospectively met DSM-III criteria for schizophrenia. *American Journal of Psychiatry*, 144, 727–35.

Hargrave, T. D., & Anderson, W. T. (1992). *Finishing well: aging and reparation in the intergenerational family*. New York: Brunner/Mazel.

Harris, M., & Jeste, D. (1988). Late-onset schizophrenia: an overview. *Schizophrenia Bulletin*, 14, 39–55.

Hartman, A. (1997). Aging holocaust survivors and PTSD. *Dimensions*, 4 (3), 3–5.

Hawkins, A. M., Burgio, L. D., Langford, A., & Engel, B. T. (1992). The effects of verbal and written supervisory feedback on staff compliance with assigned prompted voiding in a nursing home. *Journal of Organizational Behavior Management*, 13, 137–50.

Hayes, R. L., Halford, W. K., & Varghese, F. T. (in press). Social skills training with chronic schizophrenic patients: effects on community functioning. *Behavior Therapy*.

Hayslip, B., & Lowman, R. D. (1986). The clinical use of projective techniques with the aged: a critical review and synthesis. *Clinical Gerontologist*, 5, 63–93.

Heaton, R., Paulsen, J. S., McAdams, L. A., Kuck, J., Zisook, S., Braff, D., Harris, M. J., & Jeste, D. V. (1994). Neuropsychological deficits in schizophrenics: relationship to age, chronicity, and dementia. *Archives of General Psychiatry*, 51, 469–76.

Helmes, E. (1988). Multidimensional observation scale for elderly subjects (MOSES), *Psychopharmacology Bulletin*, 24 (4), 733–45.

Helmes, E., Csapo, K. G., & Short, J. A. (1987). Standardization and validation of the multidimensional observation scale for elderly subjects (MOSES). *Journal of Gerontology*, 42, 395–405.

Herbert, M., & Jacobson, S. (1967). Late paraphrenia. *British Journal of Psychiatry*, 113, 461–9.

Herbert, T. B., & Cohen, S. (1993a). Stress and immunity in humans: a meta-analytic review. *Psychosomatic Medicine*, 55, 364–79.

Herbert, T. B., & Cohen, S. (1993b). Depression and immunity: a meta-analytic review. *Psychological Bulletin*, 113 (3), 472–86.

Herr, J. J., & Weakland, J. H. (1979). *Counseling elders and their families*. New York: Springer.

Hersen, M., & Barlow, D. (1976). *Single case experimental designs: strategies for studying behavior change*. New York: Pergamon Press.

Herz, M. I. (1989). Prodromal symptoms and prevention of relapse in schizophrenia. *Journal of Clinical Psychiatry*, 46, 22–5.

HHS Inspector General, US Department of Health and Human Services (1989). *Expenses incurred by Medicare beneficiaries of prescription drugs*. Washington, DC: US Department of Health and Human Services.

Himmelfarb, S., & Murrell, S. A. (1984). The prevalence and correlates of anxiety symptoms in older adults. *Journal of Psychology*, 116, 159–67.

Hofland B. F., & David, D. (1990). Autonomy and long-term-care practice: conclusions and next steps. *Generations*, 14 (suppl.), 91–4.

Hogarty, G. E., Anderson, C. M., Reiss, D. J., Kornblith, S. J., Greenwald D. P., Javna, C. D., & Madonia, M. J. (1986). Family psychoeducation, social skills training, and maintenance chemotherapy in the aftercare treatment of schizophrenia, I: One-year effects of a controlled study on relapse and expressed emotion. *Archives of General Psychiatry*, 43, 633–42.

Holden, N. L. (1987). Late paraphrenia or the paraphrenias? A descriptive study with a 10 year follow-up. *British Journal of Psychiatry*, 150, 635–9.

Holmes, T., & Rahe, R. (1967). The social readjustment rating scale. *Journal of Psychosomatic Research*, 11, 213–18.

Honigfeld, G., & Klett, C. J. (1965). Nurses' observation scale for inpatient evaluation: a new scale for measuring improvement in chronic schizophrenia. *Journal of Clinical Psychology*, 21, 65–71.

Horgas, A. L., Wahl, H. W., & Baltes, M. M. (1996). Dependency in later life. In L. L. Carstensen, B. A. Edelstein, & L. Dornbrand (eds), *The practical handbook of clinical gerontology* (pp. 54–75). Thousand Oaks, CA: Sage.

Horney, K. A. (1945). *Our inner conflicts*. New York: W. W. Norton.

House, J. S., Kessler, R. C., Herzog, A. R., Mero, R. P., Kinney, A. M., & Breslow, M. J. (1992). Social stratification, age, and health. In K. W. Schaie, D. Blazer, & J. House (eds), *Aging, health behaviors, and health outcomes* (pp. 1–37). Hillsdale, NJ: Lawrence Erlbaum Associates.

Howard, R., Castle, D., Wessely, S., & Murray, R. (1993). A comparative study of 470 cases of early- and late-onset schizophrenia. *British Journal of Psychiatry*, 163, 352–7.

Howell, S. C. (1980). *Designing for aging*. Cambridge, MA: MIT Press.

Hudson, R. B. (1993). Social contingencies: the aged and public policy. *Milbank Memorial Quarterly*, 73, 253–77.

Hughes, J. R., Hatsukami, D. K., Mitchell, J. E., & Dahlgren, L. A (1986). Prevalence of smoking among psychiatric outpatients. *American Journal of Psychiatry*, 143, 993–7.

Hussian, R. A. (1986). Severe behavioral problems. In L. Teri & P. M. Lewinsohn (eds), *Geropsychological assessment and treatment* (pp. 121–44). New York: Springer.

Hussian, R., & Davis, R. (1985). *Responsive care*. Champaign, IL: Research Press.

Ihilevich, D., & Gleser, G. C. (1986). *Defense mechanisms: their classification, correlates, and measurement with the defense mechanism inventory*. Owosso, MI: DMI Associates.

Jackson J. H. (1984). Remarks on the evolution and dissolution of the nervous system. *Journal of Mental Science*, 33, 25–48.

Jahoda, M. (1958). *Current concepts of positive mental health*. New York: Basic Books.

Janik, S. W., & Dunham, R. G. (1983). A nationwide examination of the need for specific alcoholism treatment programs for the elderly. *Journal of Studies on Alcohol*, 44, 307–17.

Jensen, G. A., & Morrisey, M. A. (1992). Employer-sponsored postretirement health benefits: not your mother's Medigap plan. *The Gerontologist*, 32 (5), 693–703.

Jeste, D. V., Lacro, J. P., Gilbert, P. L., Kline, J., & Kline, N. (1993). Treatment of late-life schizophrenia with neuroleptics. *Schizophrenia Bulletin*, 19, 817–30.

Johnson, C. J., & Johnson, F. A. (1992). Psychological distress among inner-city American elderly: structural, developmental, and situational contexts. *Journal of Cross-Cultural Gerontology*, 7 (3), 221–36.

Jorm, A. F., Korten, A. E., & Henderson, A. S. (1987). The prevalence of dementia: a quantitative integration of the literature. *Acta Psychiatrica Scandinavica*, 76, 465–79.

Joseph, J. (1991). Warning. In S. Martz (ed.), *When I am an old woman I shall wear purple*. Watsonville, CA: Papier-Mache Press.

Jung, C. G. (1933). *Modern man in search of a soul*. New York: Harcourt, Brace.

Kahana, E. (1982). A congruence model of person–environment interaction. In M. P. Lawton, P. G. Windley, & T. O. Byerts (eds), *Aging and the environment: directions and perspectives* (pp. 97–121). New York: Springer.

Kahn, R. L. (1975). The mental health system and the future aged. *The Gerontologist*, 15 (2), 24–31.

Kahn, R. L. (1977). Perspectives in the evaluation of psychological mental health problems for the aged. In W. D. Gentry (ed.), *Geropsychology: a model of training and clinical service* (pp. 9–19). Cambridge, MA: Ballinger.

Kaiser Medicare Policy Project (1997). *Medicare managed care enrollment, Medicare chart book: historical data from the Health Care Financing Administration, Office of Managed Care, 1995. Projections from the Congressional Budget Office, 1997*. Menlo Park, CA: Henry J. Kaiser Family Foundation.

Kane, J., Jeste, D., Barnes, T., Casey, D., Cole, J., Davis, J., Gualtieri, C., Schooler, N., Sprague, R., & Wettstein, R. (1992). *Tardive dyskinesia: a task force report of the American Psychiatric Association*. Washington, DC: American Psychiatric Association.

Kane, J., Woerner, M., & Lieberman, J. (1988). Tardive dyskinesia: prevalence, incidence, and risk factors. *Journal of Clinical Psychopharmacology*, 8, 52–6.

Kane, J. M. (1989). Innovations in the psychopharmacologic treatment of schizophrenia. In A. S. Bellack (ed.), *A clinical guide for the treatment of schizophrenia* (pp. 43–75). New York: Plenum.

Kane, J. M., & Marder, S. R. (1993). Psychopharmacologic treatment of schizophrenia. *Schizophrenia Bulletin*, 19, 287–302.

Kane, R. L., & Friedman, B. (1996). Health care and services. In J. Birren (ed.), *Encyclopedia of gerontology: age, aging, and the aged*, vol. I (pp. 635–41). New York: Academic Press.

Kashner, T. M., Rodell, D. E., Ogden, S. R., Guggenheim, F. G., & Karson, C. N. (1992). Outcomes and costs of two VA inpatient treatment programs for older alcoholic patients. *Hospital and Community Psychiatry*, 43, 958–89.

Kaszniak, A. W., & Christenson, G. D. (1994). Differential diagnosis of dementia and depression. In M. Storandt & G. R. VandenBos (eds), *Neuropsychological assessment of dementia and depression in older adults: a clinician's guide* (pp. 87–117). Washington, DC: American Psychological Association.

Katz, I. R., & Parmelee, P. A. (1994). Depression in elderly patients in residential care settings. In L. S. Schneider, C. F. Reynolds, B. D. Lebowitz, & A. J. Friedhoff (eds), *Diagnosis and treatment of depression in late life*. Washington, DC: American Psychiatric Press.

Katzman, R. (1986). Alzheimer's disease. *New England Journal of Medicine*, 314, 964–73.

Kavanagh, D. J. (1992). Recent developments in expressed emotion and schizophrenia. *British Journal of Psychiatry*, 160, 601–20.

Kavanagh, S., & Knapp, M. (1995). Market rationales, rationing, and rationality: mental health care reform in the United Kingdom. *Health Affairs*, 14 (3), 260–8.

Kay, D., & Roth, M. (1961). Environmental and hereditary factors in the schizophrenias of old age ("late paraphrenia") and their bearing on the general problem of causation in schizophrenia. *Journal of Mental Science*, 107, 649–86.

Kazdin, A. (1975). *Behavior modification in applied settings*. Homewood, IL: Dorsey Press.

Kemp, B. J., & Mitchell, J. M. (1992). Functional impairment in geriatric mental health. In J. E. Birren, R. B. Sloane, & G. D. Cohen (eds), *Handbook of mental health and aging*, 2nd edn (pp. 671–97). San Diego: Academic Press.

Kemper, P., & Murtaugh, C. M. (1991). Lifetime use of nursing home care. *New England Journal of Medicine*, 324 (9), 595–600.

Keys, C. B. (1986). Organization development: an approach to mental health consultation. In F. V. Mannino, E. J. Trickett, M. F. Shore, M. G. Kidder, & G. Levin (eds), *Handbook of mental health consultation* (Publication No. (ADM) 86–1446) (pp. 81–112). Washington, DC: Department of Health & Human Services.

Kiecolt-Glaser, J. K., Dura, J. R., Speicher, C. E., Trask, J., & Glaser, R. (1991). Spousal caregivers of dementia victims: longitudinal changes in immunity and health. *Psychosomatic Medicine*, 53, 345–62.

Kiecolt-Glaser, J. K., & Glaser, R. (1992). Psychoneuroimmunology: can psychological interventions modulate immunity? *Journal of Consulting and Clinical Psychology*, 60 (4), 569–75.

Kiesler, C. A. (1991). Changes in general hospital psychiatric care, 1980–1985. *American Psychologist*, 46, 416–21.

Kiesler, C. A., & Sibulkin, A. E. (1987). *Medical hospitalization: myths and facts about a national crisis*. Newbury Park, CA: Sage.

Kiesler, C. A., & Simpkins, C. (1991). The de facto national system of psychiatric inpatient care. *American Psychologist*, 46, 579–84.

King, P. H. (1980). The life cycle as indicated by the transference in the psychoanalysis of the middle-aged and the elderly. *International Journal of Psychoanalysis*, 61, 153–60.

Kinsella, K. (1995). Aging and the family: present and future demographic issues. In R. Blieszner & V. H. Bedford (eds), *Handbook on aging and the family* (pp. 32–56). Westport, CT: Greenwood Press.

Kivnick, H. Q. (1985). Grandparenthood and mental health. In V. L. Bengtson & J. F. Robertson (eds), *Grandparenthood* (pp. 211–24). Beverly Hills, CA: Sage.

Kivnick, H. Q. (1993). Everyday mental health: a guide to assessing life strengths. In M. A. Smyer (ed.), *Mental health and aging* (pp. 19–36). New York: Springer.

Klerman, G. L., Weissman, M. M., Rounsaville, B. J., & Chevron, E. (1984). *Interpersonal psychotherapy of depression*. New York: Basic Books.

Knight, B. (1986). *Psychotherapy with older adults*. Newbury Park, CA: Sage.

Knight, B. G. (1992). *Older adults in psychotherapy: case histories*. Newbury Park, CA: Sage.

Knight, B. (1993). Psychotherapy as applied gerontology: a contextual, cohort-based maturity-specific challenge model. In M. A. Smyer (ed.), *Mental health and aging* (pp. 125–34). New York: Springer.

Knight, B. (1996). *Psychotherapy with older adults*, 2nd edn. Thousand Oaks, CA: Sage.

Knight, B. G., & Qualls, S. H. (1995). The older client in developmental context: life course and family systems perspectives. *Clinical Psychologist*, 48 (2), 11–17.

Knight, B. G., Teri, L., Wohlford, P., & Santos, J. (eds) (1995). *Mental health services for older adults: implications for training and practice in geropsychology*. Washington, DC: American Psychological Association.

Koenig, H. G., George, L. K., & Siegler, I. C. (1988). The use of religion and other emotion-regulating coping strategies among older adults. *The Gerontologist*, 28 (3), 303–10.

Kofoed, L. L., Tolson, R. L., Atkinson, R. M., Toth, R. L., & Turner, J. A. (1987). Treatment compliance of older alcoholics: an elder-specific approach is superior to "mainstreaming." *Journal of Studies on Alcohol*, 48, 47–51.

Kohut, H. (1977). *The restoration of the self*. New York: International Universities Press.

Koran, L. M., Sox, H. C., Marton, K. I., Moltzen, S., Sox, C. H., Kraemer, H. C., Imai, K., Kelsey, T. G., Rose, T. G., Jr, & Levin, L. C. (1989). Medical evaluation of psychiatric patients. *Archives of General Psychiatry*, 46, 733–40.

Koranyi, E. K. (1979). Morbidity and rate of undiagnosed physical illnesses in a psychiatric clinic population. *Archives of General Psychiatry*, 36, 414–19.

Kraepelin, E. (1971). *Dementia praecox and paraphrenia*, trans. R. M. Barclay. Huntington, NY: Rovert E. Kreiger [original pubd 1919].

Krause, N. (1991). Stress and isolation from close ties in later life. *Journal of Gerontology: Social Sciences*, 46, S183–S194.

Krause, N. (1995a). Stress and well-being in later life: using research findings to inform intervention design. In L. A. Bond, S. J. Cutler, & A. Grams (eds), *Promoting successful and productive aging* (pp. 203–19). Thousand Oaks, CA: Sage.

Krause, N. (1995b). Stress, alcohol use, and depressive symptoms in later life. *The Gerontologist*, 35 (3), 296–307.

Krauss, N. A., Freiman, M. P., Rhoades, J. A., Altman, B. M., Brown, E., Jr, & Potter, D. E. B. (1997). Characteristics of nursing home facilities and residents. *Medical Expenditure Panel Survey*, July (2), 1–3.

Krauthammer, C., & Klerman, G. L. (1978). Secondary mania: manic syndromes associated with antecedent physical illness or drugs. *Archives of General Psychiatry*, 35, 1333–9.

Lair, T., & Lefkowitz, D. (1990). Mental health and functional status of residents of nursing and personal care homes. In *National Medical Expenditure Survey Research Findings*, 7 (DHHS Publication no. PHS90-3470). Rockville, MD: Public Health Service, Agency for Health Care Policy and Research.

Lair, T. J., & Smyer, M. A. (1994). The impact of OBRA 1987 preadmission screening: a simulation from the National Medical Expenditure Survey. Unpublished manuscript.

LaRue, A. (1992). *Aging and neuropsychological assessment*. New York: Plenum.

LaRue, A., Yang, J., & Osato, S. (1992). Neuropsychological assessment. *Handbook of mental health and aging* (pp. 643–70). San Diego: Academic Press.

Lawton, M. P. (1979). Therapeutic environments for the aged. In D. Canter & S. Canter (eds), *Designing for therapeutic environments* (pp. 233–76). New York: Wiley.

Lawton, M. P. (1980). *Environment and aging*. Monterey, CA: Brooks/Cole.

Lawton, M. P. (1982). Competence, environmental press, and the adaptation of older people. In M. P. Lawton, P. G. Windley, & T. O. Byerts (eds), *Aging and the environment: theoretical approaches* (pp. 33–59). New York: Springer.

Lawton, M. P. (1988). Scales to measure competence in everyday activities. *Psychopharmacology Bulletin*, 24 (4), 609–14.

Lawton, M. P., & Nahemow, L. (1973). Ecology and the aging process. In C. Eisdorfer & M. P. Lawton (eds), *The psychology of adult development and aging* (pp. 619–74). Washington, DC: American Psychological Association.

Lazarus, R. S. (1990). Theory-based stress measurement. *Psychological Inquiry*, 1, 3–13.

Lazarus, R. S., & Folkman, S. (1984). *Stress, appraisal, and coping*. New York: Springer.

Lazarus, R. S., & Folkman, S. (1987). Coping and adaptation. In W. Doyle Gentry (ed.), *Handbook of behavioral medicine* (pp. 282–325). New York: Guilford Press.

Lebowitz, B. D. (1993). Mental health and aging: federal perspectives. In M. A.

Smyer (ed.), *Mental health and aging: progress and prospects* (pp. 135–42). New York: Springer.

Lebowitz, B. D., & Niederehe, G. (1992). Concepts and issues in mental health and aging. In J. E. Birren, R. B. Sloane, & G. D. Cohen (eds), *Handbook of mental health and aging*, 2nd edn (pp. 3–26). San Diego: Academic Press.

Leff, J., Kuipers, L., Berkowitz, R., Eberlein-Vries, R., & Sturgeon, D. (1982). A controlled trial of social intervention in the families of schizophrenic patients. *British Journal of Psychiatry*, 141, 121–34.

Lesser, I., Miller, B., Swartz, R., Boone, K., Mehringer, C., & Mena, I. (1993). Brain imaging in late-life schizophrenia and related psychoses. *Schizophrenia Bulletin*, 19, 773–82.

Levenson, R. W., Carstensen, L. L., & Gottman, J. M. (1993). Long-term marriage: age, gender, and satisfaction. *Psychology and Aging*, 8, 301–13.

Levinson, D. J., Darrow, C. N., & Klein, E. B. (1978). *The seasons of a man's life*. New York: Alfred A. Knopf.

Lewin, K. (1935). *A dynamic theory of personality: selected papers of Kurt Lewin*. New York: McGraw Hill.

Lewine, R. J. (1988). Gender in schizophrenia. In H. A. Nasrallah (ed.), *Handbook of schizophrenia*, vol. 3 (pp. 379–97). Amsterdam: Elsevier.

Lewine, R. J. (1990). A discriminant validity study of negative symptoms with a special focus on depression and antipsychotic medication. *American Journal of Psychiatry*, 147, 1463–6.

Lewine, R. J., Gulley, L. R., Risch, S. C., Jewart, R., & Houpt, J. L. (1990). Sexual dimorphism, brain morphology, and schizophrenia. *Schizophrenia Bulletin*, 16, 195–203.

Lewinsohn, P. M., & Graf, M. (1973). Pleasant activities and depression. *Journal of Consulting and Clinical Psychology*, 41, 261–8.

Lewinsohn, P. M., Munoz, R. F., Youngren, M. A., & Zeiss, A. M. (1986). *Control your depression*, rev. edn. New York: Prentice Hall.

Liberman, R. P., DeRisi, W. D., & Mueser, K. T. (1989). *Social skills training for psychiatric patients*. Needham Heights, MA: Allyn & Bacon.

Liberto, J. G., Oslin, D. W., & Ruskin, P. E. (1996). In L. L. Carstensen, B. A. Edelstein, & L. Dornbrand (eds), *The practical handbook of clinical gerontology* (pp. 324–48). Thousand Oaks, CA: Sage.

Lichtenberg, P. A. (1994). *A guide to psychological practice in geriatric long-term care*. New York: Haworth Press.

Lichtenberg, P. A., Smith, M., Frazer, D., Molinari, V., Rosowsky, E., Crose, R., Stillwell, N., Kramer, N., Hartman-Stein, P., Qualls, S., Salamon, M., Duffy, M., Parr, J., & Gallagher-Thompson, D. (1998). Standards for psychological services in long-term care facilities. *The Gerontologist*, 38, 122–7.

Light, E., & Lebowitz, B. D. (eds) (1990). *Alzheimer's disease: treatment and family stress*. New York: Hemisphere.

Light, E., & Lebowitz, B. D. (eds) (1991). *The elderly with chronic mental illness*. New York: Springer.

Lopata, H. Z. (1973). *Widowhood in an American city.* Cambridge, MA: Schenkman.

Mace, N. L., & Rabins, P. V. (1981). *The 36 hour day.* Baltimore: Johns Hopkins University Press.

MacGregor, P. (1994). Grief: the unrecognized parental response to mental illness in a child. *Social Work,* 39, 160–6.

Mahoney, M. J. (1974). *Cognition and behavior modification.* Cambridge, MA: Ballinger.

Malmgren, R. (1994). Epidemiology of aging. In C. E. Coffey & J. L. Cummings (eds), *Textbook of geriatric neuropsychiatry* (pp. 17–34). Washington, DC: American Psychiatric Press.

Manne, S. L., & Zautra, A. J. (1990). Couples coping with chronic illness: women with rheumatoid arthritis and their healthy husbands. *Journal of Behavioral Medicine,* 13, 327–42.

Manton, K. G., Corder, L. S., & Stallard, E. (1993). Estimates of change in chronic disability and institutional incidence and prevalence rates in the US elderly population from the 1982, 1984, and 1989 National Long Term Care Survey *Journal of Gerontology: Social Sciences,* 48 (4), S153–S166.

Marder, S. R. & Meibach, R. (1994). Risperidone in the treatment of schizophrenia. *American Journal of Psychiatry,* 151, 825–35.

Markovitz, P. J. (1993). Treatment of anxiety in the elderly. *Journal of Clinical Psychiatry,* 54 (suppl.), 64–8.

Marsiske, M., Lang, F. R., Baltes, P. B., & Baltes, M. M. (1995). Selective optimization with compensation: life-span perspectives on successful human development. In R. A. Dixon & L. Backman (eds), *Compensating for psychological deficits and declines: managing losses and promoting gains* (pp. 35–79). Mahwah, NJ: Erlbaum.

Martin, P., & Smyer, M. A. (1990). The experience of micro- and macroevents: a life span analysis. *Research on Aging,* 12 (3), 294–310.

Mattis, S. (1976). Mental status examination for organic mental syndrome in the elderly patient. In L. Bellak & T. B. Karasu (eds), *Geriatric psychiatry* (pp. 79–121). New York: Grune & Stratton.

Mayfield, D., McLeod, G., & Hall, P. (1974). The CAGE questionnaire: validation of a new alcoholism screening instrument. *American Journal of Psychiatry,* 131, 1121–3.

McCrae, R. R. (1989). Age differences and changes in the use of coping mechanisms. *Journal of Gerontology: Psychological Sciences,* 44 (6), P161–P169.

McCrae, R. R., & Costa, P. T., Jr (1990). *Personality in adulthood.* New York: Guilford Press.

McGoldrick, M., & Gerson, R. (1985). *Genograms in family assessment.* New York: W. W. Norton.

McKhann, G., Drachman, D., Folstein, M., Katzman, R., Price, D., & Stadlan, F M (1984). Clinical diagnosis of Alzheimer's disease: report of the NINCDS-ADRDA work group under the auspices of Department of Health and Human Services task force on Alzheimer's disease. *Neurology,* 34, 939–44.

Meehan, P. J., Saltzman, L. E., & Sattin, R. W. (1991). Suicides among older United States residents: epidemiologic characteristics and trends. *American Journal of Public Health,* 81, 1198–200.

Meltzer, H. Y. (1990). Clozapine: mechanism of action in relation to its clinical advantages. In A. Kales, C. N. Stefanis, & J. Talbott (eds), *Recent advances in schizophrenia* (pp. 237–56). New York: Springer.

Minuchin, S. (1974). *Families and family therapy.* Cambridge, MA: Harvard University Press.

Mittelman, M. S., Ferris, S. H., Shulman, E., Steinberg, G., & Levin, B. (1996). A family intervention to delay nursing home placement of patients with Alzheimer's disease: a randomized controlled study. *Journal of the American Medical Association,* 276, 1725–31.

Mittelman, M. S., Ferris, S. H., Shulman, E., Steinberg, G., Mackell, J., & Ambinder, A. (1994). Efficacy of multicomponent individualized treatment to improve the well-being of Alzheimer's caregivers. In E. Light, G. Niederehe, & B. D. Lebowitz (eds), *Stress effects on family caregivers of Alzheimer's patients* (pp. 156–84). New York: Springer.

Mittelman, M., Ferris, S. H., Steinberg, G., Shulman, E., Mackell, J., Ambinder, A., & Cohen, J. (1993). An intervention that delays institutionalization of Alzheimer's disease patients: treatment of spouse-caregivers. *The Gerontologist,* 33, 730–40.

Moak, G. S. (1996). When the seriously mentally ill patient grows old. In S. M. Sorreff (ed.), *Handbook for the treatment of the seriously mentally ill* (pp. 279–94). Seattle: Hogrefe & Huber.

Molinari, V., Ames, A., & Essa, M. (1994). Prevalence of personality disorders in two geropsychiatric inpatient units. *Journal of Geriatric Psychiatry and Neurology,* 7, 209–15.

Molinari, V., & Marmion, J. (1995). Relationship between affective disorders and Axis II diagnoses in geropsychiatric patients. *Journal of Geriatric Psychiatry and Neurology,* 8, 61–4.

Moore, J. T., Silimperi, D. R., & Bobula, J. A. (1978). Recognition of depression by family medicine residents: the impact of screening. *Journal of Family Practice,* 7, 509–13.

Morse, C., & Wisocki, P. (1991). Residential factors in programming for elderly. In P. A. Wisocki (ed.), *Handbook of clinical behavior therapy with the elderly client* (pp. 97–120). New York: Plenum.

Mrazek, P. J., & Haggerty, R. J. (eds) (1994). *Reducing risks for mental disorders: frontiers for preventive intervention research.* Washington, DC: National Academy Press.

Mueser, K. T., & Gingerich, S. (1994). *Coping with schizophrenia: a guide for families.* Oakland, CA: New Harbinger.

Mueser, K. T., & Glynn, S. M. (1995). *Behavioral family therapy for psychiatric disorders.* Needham Heights, MA: Allyn & Bacon.

Mueser, K. T., Sayers, S. L., Schooler, N. R., Mance, R. M., & Haas, G. L. (1994). A multi-site investigation of the reliability of the scale for the assessment of negative symptoms. *American Journal of Psychiatry,* 151, 1453–62.

Mueser, K. T., Wallace, C. J., & Liberman, R. P. (in press). New developments in social skills training. *Behaviour Change.*

Mueser, K. T., Yarnold, P. R., Levinson, D. F., Singh, H., Bellack, A. S., Kee, K., Morrison, R. L., & Yadalam, K. G. (1990). Prevalence of substance abuse in schizophrenia: demographic and clinical correlates. *Schizophrenia Bulletin*, 16, 31–56.

Mulkerrin, E., Nicklason, F., Sykes, D., & Dewar, R. (1992). Recognition of cognitive impairment in elderly patients being discharged from hospital. *Clinical Gerontologist*, 12, 3–25.

Mulsant, B. H., Stergiou, A., Keshavan, M. S., Sweet, R. A., Rifai, A. H., Pasternak, R., & Zubenko, G. S. (1993). Schizophrenia in late life: elderly patients admitted to an acute care psychiatric hospital. *Schizophrenia Bulletin*, 19, 709–21.

Murphy, E., Lindesay, J., & Grundy, E. (1986). 60 years of suicide in England and Wales. *Archives of General Psychiatry*, 43, 969–76.

Myers, J. K., Weissman, M. M., Tischler, G. L., Holzer, C. E., Leaf, P. J., Orvaschel, H., Anthony, J. C., Boyd, J. H., Burke, J. D., Kramer, M., & Stolzman, R. (1984). Six month prevalence of psychiatric disorders in three communities: 1980–1982. *Archives of General Psychiatry*, 41, 959–67.

National Center for Health Statistics (1992). Advance report of final mortality statistics, 1989. *NCHS Monthly Vital Statistics Report*, 40 (8, suppl. 2).

National Nursing Home Survey (1985). Vital and health statistics (DHHS Publication No. PHS 89-1758). *National Health Survey Series 13*, no. 97.

Nemiroff, R. A., & Colarusso, C. A. (1990). Frontiers of adult development in theory and practice. In R. A. Nemiroff & C. A. Colarusso (eds), *New dimensions in adult development* (pp. 97–124). New York: Basic Books.

Neugarten, B. L. (1979). Time, age and the life cycle. *American Journal of Psychiatry*, 136, 887–95.

Newhouse, P. A. (1996). Use of serotonin selective reuptake inhibitors in geriatric depression. *Journal of Clinical Psychiatry*, 57 (suppl. 5), 12–22.

Newton, N., Brauer, D., Gutmann, D. L., & Grunes, J. (1986). Psychodynamic therapy with the aged: a review. *Clinical Gerontologist*, 5, 205–29.

Niederehe, G., & Schneider, L. S. (1998). Treatment of depression and anxiety in the aged. In P. E. Nathan & J. M. Gorman (eds), *Treatments that work*. New York: Oxford University Press.

Niederehe, G., & Teri, L. (1996). Draft report of the APA interdivisional task force on qualifications for practice in clinical and applied geropsychology. Unpublished manuscript, American Psychological Association, Division 12, Section II, and Division 20.

NIH Consensus Panel on Assessment & NIH Consensus Panel on Depression in Late Life (1992). Diagnosis and treatment of depression in late life. *Journal of the American Medical Association*, 268 (8), 1018–24.

NIH Consensus Statement: Geriatric assessment methods for clinical decision making (1988). *Journal of the American Geriatrics Society*, 36, 342–7.

Overall, J. E., & Beller, S. A. (1984). The brief psychiatric rating scale (BPRS) in geropsychiatric research, I: Factor structure on an inpatient unit. *Journal of Gerontology*, 39, 187–93.

Overall, J. E., & Gorham, D. R. (1962). The brief psychiatric rating scale. *Psychological Reports*, 10, 799–812.

Overall, J. E., & Gorham, D. R. (1988). Introduction: The brief psychiatric rating scale (BPRS): recent developments in ascertainment and scaling. *Psychopharmacology Bulletin*, 24, 97–9.

Overall, J. E., & Rhoades, H. M. (1988). Clinician-rated scales for multidimensional assessment of psychopathology in the elderly. *Psychopharmacology Bulletin*, 24, 587–94.

Oxman, T. E., Barret, J. E., Barret, J., & Gerber, T. (1990). Symptomatology of late-life minor depression among primary care patients. *Psychosomatics*, 31, 174–80.

Pargament, K. I., Van Haitsma, K. S., & Ensing, D. S. (1995). Religion and coping. In M. A. Kimble, S. H. McFadden, J. W. Ellor, & J. J. Seeber (eds), *Aging spirituality and religion: a handbook* (pp. 47–67). Minneapolis: Fortress Press.

Park, D. C., Willis, S. L., Morrow, D., Diehl, M., & Gaines, C. L. (1994). Cognitive function and medication usage in older adults. *Journal of Applied Gerontology*, 13, 39–57.

Parmelee, P. A., Katz, I. R., & Lawton, M. P. (1989). Depression among institutionalized aged: assessment and prevalence estimation. *Journal of Gerontology*, 44, M22–M29.

Parsons, T. (1949). The social structure of the family. In R. Anshen (ed.), *The family: its function and destiny* (pp. 173–201). New York: Harper & Row.

Pearce, N. (1996). Traditional epidemiology, modern epidemiology, and public health. *American Journal of Public Health*, 86 (5), 678–83.

Pearlin, L. I., & Skaff, M. M. (1995). Stressors and adaptation in late life. Paper presented at the White House mini-conference on Emerging Issues in Mental Health and Aging, Washington, DC.

Pearlson, G. D, Kreger, L., Rabins, P. V., Chase, G. A., Cohen, B., Wirth, J. B., Schlaepfer, T. B., & Tune, L. E. (1989). A chart review study of late onset and early-onset schizophrenia. *American Journal of Psychiatry*, 146, 1568–74.

Pearlson, G. D., & Rabins, P. V. (1988). The late onset psychoses: possible risk factors. *Psychiatric Clinics of North America, Psychosis and Depression in the Elderly*, 11, 15–33.

Pepper, S. C. (1942). *World hypotheses*. Berkeley, CA: University of California Press.

Pfeiffer, E. (1975). A short portable mental status questionnaire for the assessment of organic brain deficit in elderly patients. *Journal of the American Geriatrics Society*, 23, 433–41.

Philadelphia College of Pharmacy and Science (1995). Tailoring the AHCPR clinical practice guidelines on depression in primary care for use in long-term care facilities. Unpublished manuscript.

Philibert, M. (1979). Philosophical approach to gerontology. In J. Hendricks & C. Davis Hendricks (eds), *Dimensions of aging* (pp. 379–94). Cambridge, MA: Winthrop.

Pinkston, E. M., & Linsk, N. L. (1984). *Care of the elderly: a family approach*. New York: Pergamon Press.

Platt, S. (1985). Measuring the burden of psychiatric illness on the family: an evaluation of some rating scales. *Psychological Medicine*, 15, 383–93.

PLTC (1997). Standards for psychological services in long term care facilities. *Psychologists in Long Term Care Newsletter*, 11 (1).

Pollock, B. G., Perel, J. M., Altieri, L. P., & Kirshner, M. (1992). Debrisoquine hydroxylation phenotyping in geriatric psychopharmacology. *Psychopharmacology Bulletin*, 28, 163–7.

Post, F. (1966). *Persistent persecutory states of the elderly*. London: Pergamon Press.

Prager, S., & Jeste, D. V. (1993). Sensory impairment in late-life schizophrenia. *Schizophrenia Bulletin*, 19, 755–72.

Pruchno, R. A., Blow, F. C., & Smyer, M. A. (1984). Life events and interdependent lives: implications for research and intervention. *Human Development*, 27, 31–41.

Pruchno, R. A., Kleban, M. H., & Resch, N. L. (1988). Psychometric assessment of the multidimensional observation scale for elderly subjects (MOSES). *Journal of Gerontology: Psychological Sciences*, 43, P164–P169.

Qualls, S. H. (1991). Resistance of older families to therapeutic intervention. *Clinical Gerontologist*, 11, 59–68.

Qualls, S. H. (1995a). Clinical interventions with later life families. In R. Blieszner & V. H. Bedford (eds), *Handbook on aging and the family* (pp. 474–87). Westport, CT: Greenwood Press.

Qualls, S. H. (1995b). Marital therapy with later life couples. *Journal of Geriatric Psychiatry*, 28, 139–63.

Qualls, S. H. (1996). Family therapy with aging families. In B. Knight & S. H. Zarit (eds), *Psychotherapy and aging* (pp. 121–37). Washington, DC: American Psychological Association.

Qualls, S. H. (1997). Transitions in autonomy: the essential caregiving challenge. *Family Relations*, 46, 41–5.

Qualls, S. H. (1998). Training in geropsychology: preparing to meet the demand. *Professional Psychology: Research and Practice*, 29, 23–8.

Qualls, S. H., & Czirr, R. (1988). Geriatric health teams: classifying models of professional and team functioning. *The Gerontologist*, 28, 372–6.

Rabins, P. V. (1991). Psychosocial and management aspects of delirium. *International Psychogeriatrics*, 3, 319–24.

Rabins, P. V. (1992). Prevention of mental disorder in the elderly: current perspectives and future prospects. *Journal of the American Geriatrics Society*, 40, 727–33.

Rabins, P. V., Black, B., German P., Roca, R., McGuire, M., Brant, L., & Cook, J. (1996). The prevalence of psychiatric disorders in elderly residents of public housing. *Journal of Gerontology: Medical Sciences*, 51A, M319–M324.

Rabins, P. V., Pauker, S., & Thomas, J. (1984). Can schizophrenia begin after age 44? *Comprehensive Psychiatry*, 25, 290–3.

Radloff, L. (1977). The CES-D scale: a self-report depression scale for research in the general population. *Applied Psychological Measurement*, 1, 385–401.

Randolph, E. T., Eth, S., Glynn, S. M., Paz, G. G., Leong, G. B., Shaner, A. L.,

Strachan, A., Van Vort, W., Escobar, J. I., & Liberman, R. P. (1994). Behavioural family management in schizophrenia: outcome of a clinic-based intervention. *British Journal of Psychiatry*, 164, 501–6.

Rapp, S. R., Parisi, S. A., & Walsh, D. A. (1988). Psychological dysfunction and physical health among elderly medical inpatients. *Journal of Consulting and Clinical Psychology*, 56, 851–5.

Rashcko, R. (1985). Systems integration at the program level: aging and mental health. *The Gerontologist*, 25, 460–3.

Ray, W. A., Federspiel, C. F., & Schaffner, W. (1980). A study of antipsychotic drug use in nursing homes: epidemiologic evidence suggesting misuse. *American Journal of Public Health*, 70, 485–91.

Rechtschaffen, A. (1959). Psychotherapy with geriatric patients: a review of the literature. *Journal of Gerontology*, 14, 73–84.

Reese, H. W., & Overton, W. F. (1970). Models of development and theories of development. In L. R. Goulet & P. B. Baltes (eds), *Life-span developmental psychology* (pp. 116–49). New York: Academic Press.

Regan, C. A., Lorig, K., & Thoresen, C. E. (1988). Arthritis appraisal and ways of coping: scale development. *Arthritis Care and Research*, 1, 139–50.

Regier, D. A., Boyd, J. H., Burke, J. D., & Rae, D. S. (1988). One-month prevalence of mental disorders in the United States. *Archive of General Psychiatry*, 45, 977–86.

Reich, J., Nduaguba, M., & Yates, W. (1988). Age and sex distribution of DSM-III personality cluster traits in a community population. *Comprehensive Psychiatry*, 29, 298–303.

Reich, J. W., & Zautra, A. J. (1989). A perceived control intervention for at-risk older adults. *Psychology and Aging*, 4, 415–24.

Reich, J. W., & Zautra, A. J. (1990). Dispositional control beliefs and the consequences of a control-enhancing intervention. *Journal of Gerontology: Psychological Sciences*, 45, P46–P51.

Reisberg, B., Ferris, S. H., de Leon, M. J., & Crook, T. (1982). The global deterioration scale for assessment of primary degenerative dementia. *American Journal of Psychiatry*, 139, 1136–9.

Reynolds, C. F., Frank, E., Kupfer, D. J., Thase, M. E., Perel, J. M., Mazumdar, S., & Houck, P. R. (1996). Treatment outcome in recurrent major depression: a post hoc comparison of elderly ("young old") and midlife patients. *American Journal of Psychiatry*, 153, 1288–92.

Reynolds, C. F., Frank, E., Perel, J. M., Mazumdar, S., & Kupfer, D. J. (1995). Maintenance therapies for late-life recurrent major depression: research and review circa 1995. *International psychogeriatrics*, 7 (suppl.), 27–39.

Reynolds, C. F., Frank, E., Perel, J. M., Miller, M. D., Cornes, C., Rifai, A. H., Pollock, B. G., Mazumdar, S., George, C. J., Houck, P. R., & Kupfer, D. J. (1992). Combined pharmacotherapy and psychotherapy in the acute and continuation treatment of elderly patients with recurrent major depression: a preliminary report. *American Journal of Psychiatry*, 149, 1687–92.

Rice, D. P., Kelman, S., & Miller, L. S. (1992). The economic burden of mental illness. *Hospital and Community Psychiatry*, 43 (12), 1227–32.

Rice, T., & Thomas, K. (1992). Evaluating the new Medigap standardization regulations. *Health Affairs*, 11 (1), 194–207.

Ritchie, K., Kildea, D., & Robine, J. M. (1992). The relationship between age and the prevalence of senile dementia: a meta-analysis of recent data. *International Journal of Epidemiology*, 21, 763–9.

Robertson, J. F. (1995). Grandparenting in an era of rapid change. In R. Blieszner & V. H. Bedford (eds), *Handbook on aging and the family* (pp. 243–60). Westport, CT: Greenwood Press.

Robins, L. N., Helzer, J. C., Weissman, M. M., Owaschel, H., Bruenberg, E., Burke, J. O., & Regier, D. A. (1984). Lifetime prevalence of specific psychiatric disorders in three sites. *Archives of General Psychiatry*, 41, 949–58.

Robins, L. N., Helzer, J. E., Croughan, J., & Ratcliff, K. S. (1981). National Institute of Mental Health diagnostic interview schedule: its history, characteristics, and validity. *Archives of General Psychiatry*, 38, 381–9.

Rockwood, K. (1989). Acute confusion in elderly medical patients. *Journal of the American Geriatrics Society*, 37, 150–4.

Rodgers, R. H., & White, J. W. (1993). Family development theory. In P. G. Boss, W. J. Doherty, R. LaRossa, W. R. Schumm, & S. K. Steinmetz (eds), *Sourcebook of family theories and methods* (pp. 225–54). New York: Plenum.

Roman, G. C., Tatemichi, T. K., Erkinjuntti, T., Cummings, J. L., Masdeu, J. C., & Garcia, J. H. (1993). Vascular dementia: diagnostic criteria for research studies. Report of the NINDS-AIREN International Workshop. *Neurology*, 43, 250–60.

Rosenstein, M. J., Milazzo-Sayre, L. J., & Manderscheid, R. W. (1990). Characteristics of persons using specialty inpatient, outpatient, and partial care programs in 1986. In R. W. Manderscheid & M. A. Sonnenschein (eds), *Mental health, United States, 1990* (pp. 139–72). Washington, DC: US Government Printing Office.

Rosowsky, E., & Gurian, B. (1992). Impact of borderline personality disorder in late life on systems of care. *Hospital and Community Psychiatry*, 43, 386–9.

Rowe, J., & Kahn, R. (1987). Human aging: usual and successful. *Science*, 237, 143–9.

Rush, A. J., Golden, W. E., Hall, G. W., Herrera, M., Houston, A., Kathol, R. G., Katon, W., Matchett, C. L., Petty, F., Schulberg, H. C., Smith, G. R., & Stuart, G. W. (1993). *Depression in primary care*, vol. 2: *Treatment of major depression. Clinical practice guideline, no. 5*. Rockville, MD: US Department of Health and Human Services, Public Health Service, Agency for Health Care Policy and Research. AHCPR Publication no. 93-0551.

Ruth, J. E., & Coleman, P. (1996). Personality and aging: coping and management of the self in later life. In J. E. Birren & K. W. Schaie (eds), *Handbook of the psychology of aging*, 4th edn (pp. 308–22). New York: Academic Press.

Ryff, C. (1982). Successful aging: a developmental approach. *The Gerontologist*, 22, 209–14.

Sabatino, C. (1996). Competency: refining our legal fictions. In M. A. Smyer, K. W. Schaie, & M. B. Kapp (eds), *Older adults' decision-making and the law*. New York: Springer.

Sackeim, H. A. (1994). Use of electroconvulsive therapy in late-life depression. In L. S. Schneider, C. F. Reynolds, B. D. Lebowitz, & A. J. Friedhoff (eds), *Diagnosis and treatment of depression in late life* (pp. 259–73). Washington, DC: American Psychiatric Press.

Sadavoy, J. (1987). Character disorders in the elderly: an overview. In J. Sadavoy & M. Leszcz (eds), *Treating the elderly with psychotherapy: the scope for change in later life* (pp. 175–229). Madison, CT: International Universities Press.

Sadavoy, J., & Fogel, B. (1992). Personality disorders in old age. In J. E. Birren, R. B. Sloane, & G. D. Cohen (eds), *Handbook of mental health and aging*, 2nd edn (pp. 433–62). San Diego: Academic Press.

Salokangas, R. K. R., Palo-Oja, T., & Ojanen, M. (1991). The need for social support among out-patients suffering from functional psychosis. *Psychological Medicine*, 21, 209–17.

Salthouse, T. A. (1991). Cognitive competence and expertise in aging. In J. E. Birren & K. W. Schaie (eds), *Handbook of the psychology of aging*, 3rd edn (pp. 310–46). San Diego: Academic Press.

Salzman, C. (1991). Pharmacological treatment of the anxious elderly patient. In C. Salzman & B. D. Lebowitz (eds), *Anxiety in the elderly: treatment and research* (pp. 149–73). New York: Springer.

Salzman, C., & Nevis-Olesen, J. (1992). Psychopharmacologic treatment. In J. E. Birren, R. B. Sloane, & G. D. Cohen (eds), *Handbook of mental health and aging*, 2nd edn (pp. 721–62). San Diego: Academic Press.

Salzman, C., Vaccaro, B., & Lief, J. (1995). Clozapine in older patients with psychosis and behavioral disruption. *American Journal of Geriatric Psychiatry*, 3, 26–33.

Schaie, K. W. (1994). The course of adult intellectual development. *American Psychologist*, 49, 304–13.

Schaie, K. W. (1995). Training materials in geropsychology: developmental issues. In B. G. Knight, L. Teri, P. Wohlford, & J. Santos (eds), *Mental health services for older adults: implications for training and practice in geropsychology* (pp. 33–9). Washington, DC: American Psychological Association.

Schaie, K. W. (1996). Intellectual development in adulthood. In J. E. Birren & K. W. Schaie (eds), *Handbook of the psychology of aging*, 4th edn (pp. 266–86). San Diego: Academic Press.

Schaie, K. W., & Willis, S. L. (1991). *Adult development and aging*, 3rd edn. New York: Harper Collins.

Scharlach, A. E. (1987). Relieving feelings of strain among women with elderly mothers. *Psychology and Aging*, 2, 9–13.

Schneider, L. S. (1995). Efficacy of clinical treatment for mental disorders among older persons. In M. Gatz (Ed.), *Emerging issues in mental health and aging* (pp. 19–71). Washington, DC: American Psychological Association.

Schneider, L. S., Reynolds, C. F., Lebowitz, B. D., & Friedhoff, A. J. (eds) (1994).

Diagnosis and treatment of depression in late life. Washington, DC: American
Psychiatric Press.
Schulz, R., O'Brien, A. T., Bookwala, J., & Fleissner, K. (1995). Psychiatric and
physical morbidity effects of dementia caregiving: prevalence, correlates, and
causes. *The Gerontologist*, 35, 771–91.
Scogin, F. R. (1994). Assessment of depression in older adults: a guide for practi-
tioners. In M. Storandt & G. R. VandenBos (eds), *Neuropsychological assessment of
dementia and depression in older adults: a clinician's guide* (pp. 61–80). Washington,
DC: American Psychological Association.
Scogin, F. R., Jamison, C, & Davis, N. (1990). Two-year follow-up of bibliotherapy
for depression in older adults. *Journal of Consulting and Clinical Psychology*, 58,
665–7.
Scogin, F. R., & McElreath, L. (1994). Efficacy of psychosocial treatments for
geriatric depression. *Journal of Consulting and Clinical Psychology*, 62, 69–74.
Seeman, M. V. (1986). Current outcome in schizophrenia: women vs. men. *Acta
Psychiatrica Scandinavica*, 73, 609–17.
Seeman, M. V., & Lang, M. (1990). The role of estrogens in schizophrenia gender
differences. *Schizophrenia Bulletin*, 16, 185–94.
Segal, D. L., Hersen, M., Van Hasselt, V. B., Silberman, C. S., & Roth, L. (in press).
Diagnosis and assessment of personality disorders in older adults: a critical
review. *Journal of Personality Disorders.*
Segal, D. L., Van Hasselt, V. B., Hersen, M., & King, C. (1996). Treatment of
substance abuse in older adults. In J. R. Cautela & W. Ishaq (eds), *Contemporary
issues in behavior therapy: improving the human condition.* New York: Plenum.
Shadish, W. R., Lurigio, A. J., & Lewis, D. A. (1989). After deinstitutionalization:
the present and future of mental health long-term care policy. *Journal of Social
Issues*, 45, 1–16.
Shanas, E. (1979). Social myth as hypothesis: the case of the family relations of old
people. *The Gerontologist*, 19, 3–9.
Shanas, E. (1980). Older people and their families: the new pioneers. *Journal of
Marriage and the Family*, 42, 9–15.
Shaver, P., & Hazan C. (1988). A biased overview of the study of love. *Journal of
Social and Personal Relationships*, 5 (4), 473–501.
Shea, D. G. (1994). Nursing homes and the costs of mental disorders. Unpublished
manuscript, Pennsylvania State University, College of Health & Human
Development.
Shea, D. G., Smyer, M. A., & Streit, A. (1993). Mental health services for nursing
home residents: what will it cost? *Journal of Mental Health Administration*, 20 (3),
223–35.
Sheikh, J. I. (1992). Anxiety and its disorders in old age. In J. E. Birren, R. B. Sloane,
& G. D. Cohen (eds), *Handbook of mental health and aging*, 2nd edn (pp. 409–32).
New York: Academic Press.
Shield, R. R. (1988). *Uneasy endings: daily life in an american nursing home.* Ithaca, NY:
Cornell University Press.

Shields, C. G. (1992). Family interaction and caregivers of Alzheimer's disease patients: correlates of depression. *Family Process*, 31, 19–33.

Shields, C. G., King, D. A., & Wynne, L. C. (1995). Interventions with later life families. In R. H. Mikesell, D. Lusterman, & S. H. McDaniel (eds), *Integrating family therapy: handbook of family psychology and systems theory* (pp. 141–58). Washington, DC: American Psychological Association.

Short, P. F., & Leon, J. (1990). *Use of home and community services by persons ages 65 and older with functional difficulties*. DHHS Publication no. PHS90-3466, National Medical Expenditure Survey Research Findings 5. Rockville, MD: Public Health Service, Agency for Health Care Policy and Research.

Shulman, K., & Post, F. (1980). Bipolar affective disorder in old age. *British Journal of Psychiatry*, 136, 26–32.

Shulman, K. I., & Tohen, M. (1994). Unipolar mania reconsidered: evidence from an elderly cohort. *British Journal of Psychiatry*, 164, 547–9.

Skinner, B. F. (1953). *Science and human behavior*. New York: Free Press.

Skoog, I., Nilsson, L., Palmertz, B., Andreasson, L., & Svanborg, A. (1993). A population-based study of dementia in 85-year-olds. *New England Journal of Medicine*, 328 (3), 153–8.

Sloane, R. B., Staples, F. R., & Schneider, L. S. (1985). Interpersonal therapy versus nortriptyline for depression in the elderly. In G. D. Burrows, T. R. Norman, & L. Dennerstein (eds), *Clinical and pharmacological studies in psychiatric disorders* (pp. 344–6). London: John Libbey.

Smith, A. D. (1996). Memory. In J. E. Birren & K. W. Schaie (eds), *Handbook of the psychology of aging*, 4th edn (pp. 236–50). San Diego: Academic Press.

Smyer, M. A. (1984). Life transitions and aging: implications for counseling older adults. *Counseling Psychologist*, 12 (2), 17–28.

Smyer, M. A. (1989). Nursing homes as a setting for psychological practice: public policy perspectives. *American Psychologist*, 44 (10), 1307–14.

Smyer, M. A. (ed.) (1993). *Mental health & aging*. New York: Springer.

Smyer, M. A. (1995a). Formal support in later life: lessons for prevention. In L. A. Bond, S. J. Cutler, & A. Grams (eds), *Promoting successful and productive aging* (pp. 186–202). Thousand Oaks, CA: Sage.

Smyer, M. A. (1995b). Mental disorders. In Task Force on Aging Research, *The threshold of discovery: future directions for research on aging* (pp. 103–24). Washington, DC: US Department of Health and Human Services.

Smyer, M. A., Brannon, D., & Cohn, M. D. (1992). Improving nursing home care through training and job redesign. *The Gerontologist*, 33 (3), 327–33.

Smyer, M. A., Cohn, M. D., & Brannon, D. (eds) (1988). *Mental health consultation in nursing homes*. New York: New York University Press.

Smyer, M. A., & Downs, M. G. (1995). Psychopharmacology: an essential element in educating clinical psychologists for working with older adults. In B. G. Knight, L. Teri, P. Wohlford, & J. Santos (eds), *Mental health services for older adults: implications for training and practice in geropsychology* (pp. 73–83). Washington, DC: American Psychological Association.

Smyer, M. A., & Gatz, M. (1986). Intervention research approaches. *Research on Aging*, 8, 536–58.

Smyer, M. A., Schaie, K. W., & Kapp, M. B. (1996). *Older adults' decision-making and the law*. New York: Springer.

Smyer, M. A., & Shea, D. G. (1996). Mental health among the elderly. In L. A. Vitt & J. Siegenthaler (eds), *Encyclopedia of financial gerontology* (pp. 365–71). Westport, CT: Greenwood Press.

Smyer, M. A., Shea, D., & Streit, A. (1994). The provision and use of mental health services in nursing homes: results from the national medical expenditure survey. *American Journal of Public Health*, 84 (2), 284–7.

Smyer, M. A., & Walls, C. T. (1994). Design and evaluation of interventions in nursing homes. In C. B. Fisher & R. M. Lerner (eds), *Applied developmental psychology*. Cambridge, MA: McGraw-Hill.

Smyer, M. A., Zarit, S. H., & Qualls, S. H. (1990). Psychological intervention with the aging individual. In J. E. Birren & K. W. Schaie (eds), *Handbook of the psychology of aging*, 3rd edn (pp. 375–403). San Diego: Academic Press.

Spayd, C. S. (1993). Psychological consultation in the nursing home: group brainstorming case example. Unpublished workshop material.

Spayd, C. S., & Smyer, M. A. (1996). Psychological interventions in nursing homes. In S. H. Zarit & B. G. Knight (eds), *A guide to psychotherapy and aging: effective clinical interventions in a life-stage context* (pp. 241–68). Washington, DC: American Psychological Association.

Spielberger, C., Gorsuch, R., & Lushene, R. (1970). *STAI manual for the state-trait anxiety inventory*. Palo Alto, CA: Consulting Psychologists Press.

Spitzer, R. L., Williams, J. B. W., Gibbon, M., & First, M. B. (1990). *Structured clinical interview for DSM-III-R (SCID)*. Washington, DC: American Psychiatric Press.

Spore, D. L., Horgas, A. L., Smyer, M. A., & Marks, L. N. (1992). The relationship of antipsychotic drug use, resident behavior, and diagnoses among nursing home residents. *Journal of Aging and Health*, 4 (4), 514–35.

Starr, B. D., Weiner, M. B., & Rabetz, M. (1979). *The projective assessment of aging method (PAAM)*. New York: Springer.

Stewart, A. L., Greenfield, S., Hays, R. D., Wells, K., Rogers, W. H., Berry, S. D., McGlynn, E. A., & Ware, J. E. (1989). Functional status and well-being of patients with chronic conditions: results from the medical outcomes study. *Journal of the American Medical Association*, 262 (7), 907–13.

Stone, A. A., & Porter, L. S. (1995). Psychological coping: its importance for treating medical problems. *Mind/Body Medicine*, 1 (1), 46–53.

Storandt, M., & VandenBos, G. R. (eds) (1994). *Neuropsychological assessment of dementia and depression in older adults: a clinician's guide* (pp. 33–59). Washington, DC: American Psychological Association.

Strahan, G. W., & Burns, B. J. (1991). Mental illness in nursing homes: United States, 1985. *Vital Health Statistics Series 13*, no. 105. Data from the National Health Survey; no. 97 DHHS publication; no. (PHS) 89-1758.

Sugar, J. A., & McDowd, J. M. (1992). Memory, learning, and attention. In J. E. Birren, R. B. Sloane, & G. D. Cohen (eds), *Handbook of mental health and aging*, 2nd edn (pp. 307–37). San Diego: Academic Press.

Sullivan, H. S. (1953). *The interpersonal theory of psychiatry*. New York: W.W. Norton.

Sundberg, N. D., Taplin, J. R., & Tyler, L. E. (1983). *Introduction to clinical psychology: perspectives, issues, and contributions to human service*. Englewood Cliffs, NJ: Prentice-Hall.

Sunderland, T., Lawlor, B. A., Martinez, R. A., & Molchan, S. E. (1991). Anxiety in the elderly: neurobiological and clincial interface. In C. Salzman & B. D. Lebowitz (eds), *Anxiety in the elderly: treatment and research* (pp. 105–21). New York: Springer.

Sunderland, T., Lawlor, B. A., Molchan, S. E., & Martinez, R. A. (1988). Depressive syndromes in the elderly: special concerns. *Psychopharmacology Bulletin*, 24, 567–76.

Susser, M. B., & Susser, E. (1996a). Choosing a future for epidemiology, I: Eras and paradigms. *American Journal of Public Health*, 86 (5), 668–73.

Susser, M. B., & Susser, E. (1996b). Choosing a future for epidemiology, II: From black box to Chinese boxes and eco-epidemiology. *American Journal of Public Health*, 86 (5), 674–7.

Swearer, J. M., Drachman, D. A., O'Donnell, B. F., & Mitchell, A. L. (1988). Troublesome and disruptive behaviors in dementia: relationships to diagnosis and disease severity. *Journal of the American Geriatrics Society*, 36, 784–90.

Taeuber, C. M. (1993). *Sixty-five plus in America*. Washington, DC: US Department of Commerce, Economics, and Statistics Administration, Bureau of the Census.

Tarrier, N., Beckett, R., Harwood, S., Baker, A., Yusupoff, L., & Ugarteburu, I. (1993). A trial of two cognitive behavioral methods of treating drug-resistant residual psychotic symptoms in schizophrenic patients, I: Outcome. *British Journal of Psychiatry*, 162, 524–32.

Task Force on Aging Research (1995). *The threshold of discovery: future directions for research on aging*. Washington, DC: US Department of Health and Human Services.

Taylor, J. R., Strassberg, D. S., & Turner, C. W. (1989). Utility of the MMPI in a geriatric population. *Journal of Personality Assessment*, 53, 655–76.

Teresi, J., Holmes, D., Benenson, E., Monaco, C., Barrett, V., Ramirez, M., & Koren, M. J. (1993). A primary care nursing model in long-term care facilities: evaluation of impact on affect, behavior, and socialization. *The Gerontologist*, 33 (5), 667–74.

Teri, L. (1996). Depression in Alzheimer's disease. In M. Hersen & V. B. Van Hasselt (eds), *Psychological treatment of older adults: an introductory text* (pp. 209–22). New York: Plenum.

Teri, L. Curtis, J., Gallagher-Thompson, D., & Thompson, L. W. (1994). Cognitive-behavior therapy with depressed older adults. In L. S. Schneider, C. F. Reynolds, B. D. Lebowitz, & A. J. Friedhoff (eds), *Diagnosis and treatment* of depression in late life (pp. 279–91). Washington, DC: American Psychiatric Press.

Teri, L., & Lewinsohn, P. M. (1982). Modification of the pleasant and unpleasant event schedules for use with the elderly. *Journal of Consulting and Clinical Psychology*, 50, 444–5.

Teri, L., Logsdon, R. G., Uomoto, J., & McCurry, S. M. (1997). Behavioral treatment of depression in dementia patients: a controlled clinical trial. *Journals of Gerontology*, 52B, P159–P166.

Teri, L., Logsdon, R., Wagner, A., & Uomoto, J. (1994). The caregiver role in behavioral treatment of depression in dementia patients. In E. Ligtht, G. Niederehe, & B. D. Lebowitz (eds), *Stress effects on family caregivers of Alzheimer's patients* (pp. 185–204). New York: Springer.

Teri, L., Truax, P., Logsdon, R., Uomoto, J., Zarit, S., & Vitaliano, P. P. (1992). Assessment of behavioral problems in dementia: the revised memory and behavior problems checklist. *Psychology and Aging*, 7 (4), 622–31.

Teri, L., & Wagner, A. (1992). Alzheimer's disease and depression. *Journal of Consulting and Clinical Psychology*, 3, 379–91.

Test, M. A., & Berlin, S. B. (1981). Issues of special concern to chronically mentally ill women. *Professional Psychology*, 12, 136–45.

Test, M. A., Burke, S. S., & Wallisch, L. S. (1990). Gender differences of young adults with schizophrenic disorders in community care. *Schizophrenia Bulletin*, 16, 331–44.

Thompson, L. W. (1996). Cognitive-behavioral therapy and treatment for late-life depression. *Journal of Clinical Psychiatry*, 57, 29–37.

Thompson, L. W., Futterman, A., & Gallagher, D. (1988). Assessment of late-life depression. *Psychopharmacology Bulletin*, 24 (4), 577–86.

Thompson, L. W., Gallagher, D., & Breckenridge, J. S. (1987). Comparative effectiveness of psychotherapies for depressed elders. *Journal of Consulting and Clinical Psychology*, 55, 385–90.

Thompson, L. W., Gallagher, D., & Czirr, R. (1988). Personality disorder and outcome in the treatment of late-life depression. *Journal of Geriatric Psychiatry*, 21, 133–46.

Thompson, L. W., Gallagher, D., Nies, G., & Epstein, D. (1983). Evaluation of the effectiveness of professionals and nonprofessionals as instructors of "coping with depression" classes for elders. *The Gerontologist*, 23, 390–6.

Thompson, L. W., Gallagher-Thompson, D., Futterman, A., Gilewski, M., & Peterson, J. (1991). The effects of late-life spousal bereavement over a 30 month interval. *Psychology and Aging*, 6, 434–41.

Torrey, E. F. (1995). Editorial: Jails and prisons: America's new mental hospitals. *American Journal of Public Health*, 85, 1611–13.

Troll, L. E., & Bengtson, V. L. (1993). The oldest-old in families: an intergenerational perspective. In L. Burton (ed.), *Families and aging* (pp. 79–89). Amityville, NY: Baywood Press.

Tune, L. E. (1991). Postoperative delirium. *International Psychogeriatrics*, 3, 325–32.

US Department of Commerce (1994). Americans with disabilities. *Statistical brief, January* (Publication no. SB/94-1). Washington, DC: US Government Printing Office.

US Department of Commerce (1995). Sixty-five plus in the United States. *Statistical brief* (SB/95-8). Washington, DC: US Government Printing Office.

US Senate Special Committee on Aging (1987-8). *Aging America: trends and projections.* Washington, DC: US Department of Health & Human Services.

Vaillant, G. E. (1977). *Adaptation to life.* Boston: Little, Brown.

Vaillant, G. E. (1993). *The wisdom of the ego.* Cambridge, MA: Harvard University Press.

Vaillant, G. E., & Vaillant, C. O. (1990). Natural history of male psychological health, XII: A 45-year study of predictors of successful aging at age 65. *American Journal of Psychiatry,* 147, 31–7.

Van Putten, T., & Marder, S. R. (1986). Low-dose treatment strategies. *Journal of Clinical Psychiatry,* 47 (suppl. 5), 12–6.

Vernberg, E. M., & Reppucci, N. D. (1986). Behavioral consultation. In F. V. Mannino, E. J. Trickett, M. F. Shore, M. G. Kidder, & G. Levin (eds), *Handbook of mental health consultation,* Publication no. (ADM) 86-1446 (pp. 49–80). Washington, DC: Department of Health & Human Services.

Verwoerdt, A. (1981). *Clinical geropsychiatry,* 2nd edn. Baltimore: Williams & Wilkins.

Vitaliano, P., Russo, J., Carr, J., Maiuro, R., & Becker, J. (1985). The ways of coping checklist: revision and psychometric properties. *Multivariate Behavioral Research,* 20, 3–26.

Watzlawick, P., Beavin, J. H., & Jackson, D. D. (1967). *Pragmatics of human communication. a study of interactional patterns, pathologies, and paradoxes.* New York: W. W. Norton.

Watzlawick, P., Weakland, J. H., & Fisch, R. (1974). *Change.* New York: W. W. Norton.

Weisse, C. S. (1992). Depression and immunocompetence: a review of the literature. *Psychological Bulletin,* 111 (3), 475–89.

Weissman, M. M., Bruce, M. L., Leaf, P. J., Florio, L. P., & Holzer, C. E. (1991). Affective disorders. In L. N. Robins & D. A. Regier (eds), *Psychiatric disorders in America* (pp. 53–80). New York: Free Press.

Welsh, K., Butters, N., Hughes, J., Mohs, R., & Heyman, A. (1991). Detection of abnormal memory decline in mild cases of Alzheimer's disease using CERAD neuropsychological measures. *Archives of Neurology,* 48, 278–81.

Whitchurch, G. G., & Constantine, L. L. (1993). Systems theory. In P. G. Boss, W. J. Doherty, R. LaRossa, W. R. Schumm, & S. K. Steinmetz (eds), *Sourcebook of family theories and methods* (pp. 325–55). New York: Plenum.

Wiener, J. M., Illston, L. H., & Hanley, R. J. (1994). *Sharing the burden: strategies for public and private long-term care insurance.* Washington, DC: Brookings Institution.

Williams, J. M., & Shadish, W. R. (1991). Practical psychological assessment in nursing homes by nursing personnel. In M. S. Harper (ed.), *Management and care of the elderly: psychosocial perspectives* (pp. 310–19). Newbury Park, CA: Sage.

Willis, S. L. (1996). Assessing everyday competence in the cognitively challenged elderly. In M. Smyer, K. W. Schaie, & M. B. Kapp (eds), *Older adults' decision-making and the law* (pp. 87–127). New York: Springer.

Wirshing, D. A., Wirshing, W. C., Marder, S. R., Saunders, C. S., Rossotto, E. H., & Erhart, S. M. (1997). Atypical antipsychotics: a practical review. *Medscape Psychiatry*, 2 (10) [electronic journal].

Wisocki, P. A. (1991). Behavioral gerontology. In P. A. Wisocki (ed.), *Handbook of clinical behavior therapy with the elderly client* (pp. 3–51). New York: Plenum.

Wolfe, R., Morrow, J., & Fredrickson, B. L. (1996). Mood disorders in older adults. In L. L. Carstensen, B. A. Edelstein, & L. Dronbrand (eds), *The practical handbook of clinical gerontology* (pp. 274–303). Thousand Oaks, CA: Sage.

Wolinsky, M A. (1990). *A heart of wisdom: marital counseling with older and elderly couples.* New York: Brunner/Mazel.

Wragg, R., & Jeste, D. V. (1989). An overview of depression and psychosis in Alzheimer's disease. *American Journal of Psychiatry*, 146, 577–87.

Wright, L. K., Clipp, E. C., & George, L. K. (1993). Health consequences of caregiver stress. *Medicine, Exercise, Nutrition, & Health*, 2, 181–95.

Xiong, W., Phillips, M. R., Hu, X., Ruiwen, W., Dai, Q., Kleinman, J., & Kleinman, A. (1994). Family-based intervention for schizophrenic patients in China: a randomised controlled trial. *British Journal of Psychiatry*, 165, 239–47.

Yassa, R., & Suranyl-Cadotte, B. (1993). Clinical characteristics of late-onset schizophrenia and delusional disorder. *Schizophrenia Bulletin*, 19, 701–7.

Yesavage, J. A., Brink, T. L., Rose, T. L., Lum, O., Huang, V., Adey, M., & Leirer, V. O. (1983). Development and validation of a geriatric depression screening scale: a preliminary report. *Journal of Psychiatric Research*, 17, 37–49.

Youngjohn, J. R., & Crook, T. H. (1996). Dementia. In L. L. Carstensen, B. A. Edelstein, & L. Dornbrand (eds), *The practical handbook of clinical gerontology* (pp. 239–54). Thousand Oaks, CA: Sage.

Zarate, C. A., & Tohen, M. (1996). Epidemiology of mood disorders throughout the life cycle. In K. I. Shulman, M. Tohen, & S. P. Kutcher (eds), *Mood disorders across the life span* (pp. 17–33). New York: Wiley-Liss.

Zarit, S. H., Eiler, J., & Hassinger, M. (1985). Clinical assessment. In J. E. Birren & K. W. Schaie (eds), *Handbook of the psychology of aging*, 2nd edn (pp. 725–54). New York: Van Nostrand Reinhold.

Zarit, S. H., & Knight, B. G. (eds) (1996). *A guide to psychotherapy and aging: effective clinical interventions in a life-stage context.* Washington, DC: American Psychological Association.

Zarit, S. H., Orr, N. K., & Zarit, J. M. (1985). *The hidden victims of Alzheimer's disease: families under stress.* New York: New York University Press.

Zarit, S. H., & Teri, L. (1991). Interventions and services for family caregivers. *Annual Review of Gerontology and Geriatrics*, 11, 287–310.

Zautra, A. J., Reich, J. W., & Newsom, J. T. (1995). Autonomy and sense of control among older adults: an examination of their effects on mental health. In L. A.

Bond, S. J. Cutler, & A. Grams (eds), *Promoting successful and productive aging* (pp. 153–70). Thousand Oaks, CA: Sage.

Zeiss, A. M., & Breckenridge, J. S. (1997). Treatment of late life depression: a response to the NIH consensus conference. *Behavior Therapy*, 28, 3–21.

Zeiss, A. M., & Steffen, A. (1996). Behavioral and cognitive-behavioral treatments: an overview of social learning. In S. H. Zarit & B. G. Knight (eds), *A guide to psychotherapy and aging* (pp. 35–59). Washington, DC: American Psychological Association.

Zeiss, A. M., Zeiss, R. A., & Dornbrand, L. (1992). Working with geriatric couples on sexual problems and concerns. Paper presented at the Gerontological Society of America, Washington, DC.

Zigler, E., & Glick, M. (1986). *A developmental approach to adult psychopathology*. New York: Wiley.

Zisook, S., Heaton, R., Moranville, J., Kuck, J., Jernigan, T., & Braff, D. (1992). Past substance abuse and clinical course of schizophrenia. *American Journal of Psychiatry*, 149, 552–3.

Zisook, S., & Shuchter, S. R. (1991). Depression through the first year after the death of a spouse. *American Journal of Psychiatry*, 148, 1346–52.

Zubin, J., & Spring, B. (1977). Vulnerability: a new view of schizophrenia. *Journal of Abnormal Psychology*, 86 (2), 103–26.

老化與心理健康

原　　著／Michael A. Smyer & Sarah H. Qualls
主　　編／余伯泉博士與洪莉竹博士
校　　訂／黎士鳴
譯　　者／王仁傑、李湘雄
執行編輯／黃碧釧
出 版 者／弘智文化事業有限公司
地　　址／新北市深坑區北深路三段 260 號 8 樓
電　　話／（02）8662-6826‧8662-6810
傳　　真／（02）2664-7633
總 經 銷／揚智文化事業股份有限公司
地　　址／新北市深坑區北深路三段 260 號 8 樓
電　　話／（02）8662-6826‧8662-6810
傳　　真／（02）2664-7633
製　　版／信利印製有限公司
版　　次／2006 年 10 月初版二刷
定　　價／400 元
弘 智 文 化 出 版 品 進 一 步 資 訊 歡 迎 至 網 站 瀏 覽 ：
http://www.ycrc.com.tw

ISBN 957-0453-38-9

國家圖書館出版品預行編目資料

老化與心理健康 / Michael A. Smyer, Sara H.
　Qualls作；王仁潔, 李湘雄譯. -- 初版.
-- 臺北市：弘智文化, 2001〔民90〕
　面；　　公分
參考書目：面
含索引
譯自：Aging and mental health
ISBN 957-0453-38-9（平裝）

1. 老人科　2. 老化　3. 老人心理學　4. 醫病
關係

417.7　　　　　　　　　　90013802